Grundlagen der Musiktherapie

Grundlagen der Musiktherapie

Theorie und Praxis der Behandlung psychischer Störungen und Behinderungen

von

Henk Smeijsters

aus dem Niederländischen
von Imelle Dohle

Hogrefe · Verlag für Psychologie
Göttingen · Bern · Toronto · Seattle

Dr. phil. Henk Smeijsters, geb. 1952. 1975-1982 Studium der Sozialwissenschaften (Agogik/Psychologie), Musikwissenschaft und Klavier. 1986 Promotion im Bereich der systematischen Musikwissenschaft (Musikpsychologie). 1986-1997 Dozent und Gastdozent an der Universität Nijmegen. 1988-1997 Dozent und Koordinator der Musiktherapieausbildung der Hogeschool Enschede sowie Forschungsleiter des Musiktherapeutischen Labors und Dozent an der Hogeschool Arnhem & Nijmegen. Seit 1997 Direktor der Kreativen Therapieausbildungen der Hogeschool Limburg in Sittard (Drama-, Musik-, Kunst-, Tanz- & Bewegungstherapie) und Direktor von CATARC (Creative Arts Therapie Advanced Research Center).
Arbeits- und Forschungsschwerpunkte: Indikation, Theoriebildung und Qualitative Forschung.

Die Deutsche Bibliothek - CIP - Einheitsaufnahme

Henk Smeijsters :
Grundlagen der Musiktherapie : Theorie und Praxis der Behandlung psychischer Störungen und Behinderungen / von Henk Smeijsters. Aus dem Niederländ. von Imelle Dohle. - Göttingen ; Bern ; Toronto ; Seattle : Hogrefe, Verl. für Psychologie, 1999
ISBN 3-8017-1189-7

Umschlagbild: Gabriele Woick, Göttingen
Gesamtherstellung: Dieterichsche Universitätsbuchdruckerei
W. Fr. Kaestner GmbH & Co. KG, D-37124 Rosdorf / Göttingen
Printed in Germany
Auf säurefreiem Papier gedruckt

ISBN 3-8017-1189-7

Vorwort

Während der letzten Jahre meiner Arbeit im Bereich der Musiktherapie, habe ich mich weniger auf die psychotherapeutischen Schulen innerhalb der musikthera-peutischen Methoden konzentriert - siehe mein Buch *Musiktherapie als Psychotherapie* (1994) - als auf die psychischen Störungen und Behinderungen, mit denen Klienten die Musiktherapeuten aufsuchen. Ich gehe davon aus, daß Musiktherapie sich als *Therapie* nur behaupten kann, wenn durch Methodik, Theorie und Forschung gezeigt werden kann, daß sie imstande ist, psychische Störungen zu lindern und die Möglichkeiten der Behinderten zu fördern.

In diesem Buch versuche ich einerseits, anhand von Fallstudien sowie quantitativen und qualitativen Forschungsergebnissen die Methodik der Musiktherapie diagnose-spezifisch zu systematisieren. Andererseits bietet das Buch einen übergreifenden theoretischen Ansatz auf der Basis von Schlüsselbegriffen wie Indikation und Analogie.

Dieses Buch ist ein Versuch zur Integration. Als qualitativer Forscher bin ich mir im klaren darüber, daß solch ein Versuch ein schwieriges Unterfangen ist. Die Komplexität und Unterschiedlichkeit der Klienten, der Musiktherapeuten und der Methoden können nicht ohne weiteres theoretisch generalisiert werden.

Dennoch habe ich mich zu diesem Versuch entschlossen, weil die Musiktherapie auch die Generalisierung braucht. Ich möchte jedoch betonen, daß dieses theoretische und methodische Modell immer wieder in der Praxis geprüft werden sollte. Das Buch bietet eine Art Bestandsaufnahme, die jederzeit mit neuen Erfahrungen ergänzt und von neuem kritisch durchdacht, weiter entwickelt und korrigiert werden sollte. Es geht mir nicht darum, die Unterschiede zu verwischen, sondern zu sehen, inwieweit das Gemeinsame herausgearbeitet werden kann.

Das Buch ist eine Wiedergabe meiner Vorträge, die ich an der "Katholieke Universiteit Nijmegen" gehalten habe. Es wurde 1995 erstmals in den Niederlanden veröffentlicht und fand einen guten Anklang, weil in den Niederlanden die Indikationsfrage eine sehr wichtige Rolle innerhalb der Behandlung einnimmt.

Ich habe das Buch vor allem für praktizierende Musiktherapeuten, Ausbilder und Studenten der Musiktherapie geschrieben. Denjenigen, die in multidisziplinären Teams mit Musiktherapeuten zusammenarbeiten, gibt das Buch möglicherweise eine Einsicht in die Diagnostik, Indikation, Theorie und Methodik der Musiktherapie.

Ich möchte mich bei meinen Kollegen und Studenten der Ausbildungen der Hogeschool Enschede, der Hogeschool van Arnhem & Nijmegen, der Hogeschool Limburg und bei den Kollegen, die meine Vorträge besucht haben, für ihre Fragen, Kommentare und Anreize bedanken. Zur Zeit arbeite ich als Direktor der Ausbildungen für Kreative Therapie an der Hogeschool Limburg an der weiteren Fundierung der Theorie der Analogie.

Nur durch einen Austausch unserer Erfahrungen und Gedanken kann eine Theorie der Musiktherapie zustande kommen. Ich hoffe, daß das Buch dem Leser genügend Anreize gibt, sich an der Diskussion zur Theorie der Musiktherapie zu beteiligen.

Ich möchte mich sehr herzlich bei der Übesetzerin Imelle Dohle bedanken, die eine hervorragende Arbeit geleistet hat und bei Frauke Farwick und Ruth Ense, die ihr hierbei zur Seite gestanden haben.

Dr. Henk Smeijsters, Heerlen Frühjahr 1999

Inhaltsverzeichnis

Einleitung

In diesem Buch wird anhand der wichtigsten Ergebnisse aus Forschung, Fallstudien und anderer relevanter Literatur ein theoretisches Modell für Musiktherapie entwickelt. Das Modell kann als Rahmen für die unterschiedlichen Gliederungen der Musiktherapie dienen und eine Richtung für weitere theoretische und empirische Forschung weisen.

Im Laufe der Jahre entwickelte sich durch die Literatur und die eigenen Forschungserfahrungen eine Theorie, die fortwährend, mit Hilfe von neuen Informationsquellen, verifiziert wurde. Obwohl Daten, die dieses Modell nicht unterstützten, nicht gemieden werden, kann nicht von einer strengen, sich auf Falsifikation gerichteten Prüfung gesprochen werden und die durchgeführte Arbeitsweise kann am besten als explorativ bezeichnet werden. An den Stellen, an denen Ergebnisse von unterschiedlichen Untersuchungen miteinander verglichen werden, enthält die Arbeitsweise Kennzeichen einer Metaanalyse.

Dieses Buch besteht aus zwei Teilen. Im ersten Teil werden in mehreren Kapiteln, Beschreibungen der Begriffe vorgestellt, die einen zentralen Platz in diesem Modell einnehmen: Indikation, Analogie, pathologisch-musikalische Prozesse und therapeutisch-musikalische Prozesse. Die Begriffe hängen eng miteinander zusammen.

Bei der Indikationsstellung wird behandelt, aufgrund welcher Kriterien Musiktherapie, im Hinblick auf die psychische Störung oder Behinderung als geeignete Therapie gesehen werden kann. Ein wichtiger Ausgangspunkt ist, daß Musiktherapie nur dann einen eigenen Beitrag in dem therapeutischen Prozeß leistet, wenn beim Stellen der Indikation von Kennzeichen ausgegangen wird, die spezifisch für Musik sind. Dieser Ausgangspunkt kommt in dem Begriff Analogie, der sich in pathologisch-musikalische und therapeutisch-musikalische Prozesse aufteilt, zum Ausdruck. Pathologisch-musikalische Prozesse weisen auf die Widerspiegelung der psychischen Störung oder Behinderung in den musikalischen Prozessen hin. Therapeutisch-musikalische Prozesse sind musikalische Prozesse, die psychische Prozesse, die zur Genesung oder Entwicklung führen, in Bewegung bringen.

Als weiterer Ausgangspunkt wird eine Perspektive gewählt, die die psychische Störung oder Behinderung zentral stellt. Von der Musiktherapie wird erwartet, daß sie einen Beitrag zur Behandlung der psychischen Störung oder zur Entwicklung der Behinderung von sich aus leisten kann. Die Kennzeichen der psychischen Störung oder der Behinderung werden betrachtet und die Art, wie musikalische Prozesse auf diese Kennzeichen einspielen können. Wie kann mit Hilfe von Musik auf die Gedankenwelt von schizophrenen Klienten eingegangen werden? Wie kann sie Gefühle von depressiven Klienten zum Ausdruck bringen? Wie kann Musik die für autistische Klienten kennzeichnenden stereotypen Verhaltensweisen beeinflussen? Wie kann sie bei geistig behinderten Klienten die kognitiven Funktionen, wie Konzentration und Gedächtnis, positiv beeinflussen?

Der Akzent liegt nicht auf einer Vorgehensweise mit dem Ausgangspunkt: "Das was du (noch) kannst". Das Ausgehen von dem, was der Klient (noch) kann, hat unterschiedliche Funktionen, wie beispielsweise das Verstärken des Selbstbildes, das sich auf die Zukunft richten, das Transformieren von einer depressiven Stimmung. Die Bedeutung hiervon wird keineswegs geleugnet. Der Ansatz, der in diesem Buch gewählt wurde, richtet sich jedoch mehr auf die Störung an sich. Hierbei handelt es sich dann beispielsweise um das Erfahren des schwachen Selbstbildes bzw. um die Auseinandersetzung mit dem, was der eigenen Zukunft im Weg steht, oder um das Durcharbeiten der Depression in der Musik.

In dem zweiten Teil werden anhand der im ersten Teil eingeführten Begriffe methodische Richtlinien entwickelt. Hierzu wurden zwei Störungen aus der Psychiatrie/Psychotherapie (Schizophrenie und Depression) und zwei Behinderungen (Autismus und die geistige Behinderung) gewählt. Es handelt sich um einen ersten Ansatz, die selbstentwickelten Begriffe bei der Arbeit mit unterschiedlichen psychischen Störungen und Behinderungen anzuwenden. Weil das Wissen auf diesem Gebiet am Anfang einer Entwicklung steht, wird in diesem Buch mit Sicherheit noch nicht das letzte Wort darüber geschrieben sein. Einerseits bedarf es noch mehr Forschung, um die Methodik für die hier beschriebenen psychischen Störungen und Behinderungen weiter zu entwickeln. Andererseits bestehen noch viele andere psychische Störungen und Behinderungen, bei denen die in diesem Buch gehandhabte Arbeitsweise angewendet werden sollte.

Das Buch zeigt eine Übersicht von dem, was von den betreffenden Gebieten zu diesem Zeitpunkt bekannt ist und kann, was die Wissenslücken betrifft, ein Ansatz zur Durchführung von weiteren Forschungsstudien sein, um diese fehlende Kenntnis zu ergänzen.

Literaturquellen werden am Ende eines jeden Kapitels wiedergegeben und beziehen sich auf das Thema des betreffenden Kapitels.

Es wurde eine männliche Schreibweise gewählt, weil eine Kombination von männlichen und weiblichen Formen die Lesbarkeit beeinträchtigt.

TEIL I

DER BEGRIFFSRAHMEN

1 Indikation

Die Arbeit mit Indikationen nimmt in der Welt der Krankenversicherungen ständig zu. War Musiktherapie in der Vergangenheit oft automatisch Teil des Behandlungsplanes in einer Einrichtung, können Musiktherapeuten sich jetzt nicht mehr einer Argumentation entziehen, die begründet, warum Musiktherapie in das Behandlungs-angebot aufgenommen werden soll. Begriffe wie "Transparenz", "Substitution", "Indikation" und "outputprizing" verdeutlichen, daß das, was sich innerhalb der Musiktherapie ereignet, für Nicht-Eingeweihte durchsichtig sein sollte und daß Musiktherapie gegenüber anderen Behandlungsmöglichkeiten abgegrenzt werden sollte (Substitution). Außerdem sollte so deutlich wie möglich angegeben werden, warum die Behandlung oder Entwicklung für diesen spezifischen Klienten indiziert ist und die Kosten gegenüber den Nutzen abgewogen werden (Smeijsters, 1995). Auch wenn diese gängigen Terminologien im heutigen Gesundheitssektor, betrachtet aus der wissen-schaftlichen Forschung über Therapien, in einigen Fällen vielleicht schwierig zu handhaben sind, haben sie in jedem Fall die wichtige Funktion, den Musiktherapeuten anzuregen, sein eigenes Handeln aufs neue kritisch zu reflektieren.

Dieses Kapitel behandelt vor allem die Indikationsfrage, die bei der Notwendigkeit anschließt, "maßgeschneiderte Behandlung" anzubieten: eine Behandlung oder Entwicklung anzubieten, die optimal auf die Problematik zugeschnitten ist. Wenn man richtige Indikationen formulieren will ist es nötig zu wissen, welchen Kriterien eine Indikation entsprechen sollte. Darum wird zuerst näher auf die Definition dieses Begriffes eingegangen. In diesem Zusammenhang stellen sich wichtige Fragen: wann wird von einer richtigen Indikation gesprochen? Welchen Kriterien sollte eine Indikation entsprechen?

Nachdem mehr Deutlichkeit über die Kriterien besteht, die für eine richtige Indikationsstellung gelten, wird inventarisiert, welche Indikationen durch Musiktherapeuten in der Praxis gehandhabt werden und welche Indikationen insbesondere für Musiktherapie in Frage kommen.

1.1 Indikation, eine Definition

Eine kurze, dem "Groot Woordenboek der Nederlands Taal" (Großen Wörterbuch der niederländischen Sprache) entnommene Definition von Indikation lautet folgendermaßen: eine Indikation ist das "geeignete Heilverfahren einer Krankheit". Wenn man diese Definition auf die Arbeitsgebiete der Musiktherapie anwendet, dann könnte sie heißen: die "geeignete" Therapie für eine psychische Störung oder die geeignete Entwicklungsform für eine Behinderung. Hieraus wird deutlich, daß die Definition durch ihren medizinischen Charakter geändert werden sollte. Weil in der Psychiatrie und Psychotherapie nicht immer, und in der Heilpädagogik häufig nicht von einem "Heilverfahren" und "Krankheit" gesprochen werden kann, wird im weiteren Verlauf das medizinische Modell verlassen.

Indikationsstellung betrifft die Wahl zwischen Behandeln oder Nicht-Behandeln und wenn der Entschluß zur Behandlung genommen ist, betrifft sie die Wahl zwischen den unterschiedlichen Behandlungsalternativen (Faas, 1993).

In den folgenden Abschnitten werden die unterschiedlichen Elemente der Definition näher ausgearbeitet.

Daß in der Definition von Störung oder Behinderung gesprochen wird, impliziert, daß bei einer Indikation angegeben werden sollte, auf welche psychische Störung oder Behinderung - wird fortan einfachheitshalber mit "Problem" bezeichnet - sie sich bezieht. Auch der Begriff der "maßgeschneiderten" Behandlung beinhaltet, daß man von einem Problem ausgeht. Die Musiktherapie, die durch den Musiktherapeuten angeboten wird, sollte bei dem Bedürfnis des Klienten, Hilfe für die Lösung seines Problems zu suchen, anschließen. Für einen Verkäufer in einem Geschäft ist es sinnvoll, den Kunden zu fragen, warum er kommt, um sein Bedürfnis einzuschätzen.

Dieser Gedankengang scheint einfach zu sein, aber mehr als einmal fehlt das Problem, der Grund, warum der Klient eigentlich in Therapie ist, in der Indikationstellung. Viele Indikationen geben zum Beispiel Hinweise auf Eigenschaften der Person, aber nicht auf das Problem. Obschon aus Untersuchungen deutlich wird, daß die Eigenschaften des Klienten für das Gelingen der Therapie wichtig sind, entbindet dieses den Musiktherapeuten nicht von der Notwendigkeit sich zu fragen, ob gerade die Musiktherapie zur Behandlung oder Entwicklung beitragen kann.

Ein Beispiel einer Indikation, bei der eine Eigenschaft einer Person zentral steht, ist die Erwägung, daß Musiktherapie indiziert ist, weil der Klient Musik mag. Diese Eigenschaft, die Vorliebe des Klienten für Musik, sagt weiter nichts über das Problem aus, warum er in Therapie ist und ob Musiktherapie zur Auflösung dieses Problems beitragen kann. Gibt man als Indikation für Musiktherapie nur den Grund an, daß der Klient Musik mag, bleibt undeutlich, was das Problem ist und wie Musiktherapie dieses Problem positiv beeinflussen kann.

Wenn jemand Musik mag, impliziert dieses keineswegs, daß Musiktherapie ohne weiteres Möglichkeiten zur Behandlung des bestehenden Problems bietet. Menschen mögen auch den Diskobesuch, das Autofahren und das Schwimmen. Bedeutet dieses, daß ihr Problem mit Hilfe dieser Aktivitäten behandelt werden kann?

Es ist vielleicht so, daß wenn Menschen auf etwas angesprochen werden, was wertvoll für sie ist, für kurze Zeit das Problem gemildert wird. Hierbei kann jedoch nicht von Therapie die Rede sein, sondern es kann besser von rekreativer und palliativer Begleitung gesprochen werden. Selbst wenn sich auf diese Art und Weise eine Eingangstür öffnet, wodurch ein therapeutischer Kontakt entsteht, ist Musik in diesem Fall nicht mehr als eines von vielen Hobbys, auf die eingespielt werden kann. Der Klient wird zugänglicher, wenn auf sein Hobby eingegangen wird und vielleicht ist auf diesem Wege in zahlreichen Fällen das Gefühlsleben des Klienten besser erreichbar, doch scheint es nicht richtig zu sein, hiervon ohne weiteres auszugehen.

Was in der Musiktherapie oft als Indikation angedeutet wird, ist eigentlich eine Voraussetzung, von der man meint, daß diese erfüllt sein sollte, damit die Behandlungsmethoden ihre Wirkung haben können, im Sinne von: Wenn der Klient keine Musik mag, kann die Musik ihre Arbeit nicht erfüllen. Dennoch kann man auch diese Voraussetzung, daß der Klient Musik mögen sollte, relativieren. Es gibt bekannte Beispiele von Klienten, die vor oder während der ersten Sitzung keinerlei Anzeichen zeigten, daß sie Musik mögen oder auf Musik reagieren (eventuell als Folgeerscheinung ihres Problems). Erst im Laufe der Zeit ließen sie äußerst subtile Reaktionen sehen, wodurch deutlich wurde, daß sie doch eine Empfindsamkeit für Musik hatten. Nicht immer kann zu Beginn der Musiktherapie mit Sicherheit festgestellt werden, wie die Beziehung von jemandem zur Musik ist oder werden kann. Hierbei kann eine Anamnese hilfreich sein. Sie beantwortet jedoch nicht die Frage, wie die Beziehung zur Musik sich in der Therapie entwickeln kann. Daß jemand Musik mögen sollte, ist darum weder eine Indikation, noch eine allgemeine Voraussetzung.

Die Gefahr, die sich darin verbirgt, wenn Vorliebe für Musik als Indikation angegeben wird, ist, daß das einzige, was Musiktherapie von anderen Therapien unterscheidet, die Tatsache ist, daß sie mit Klienten stattfindet, die sich zur Musik hingezogen fühlen. Die Liebhaber von Musik gehen zur Musiktherapie und die Liebhaber von "Zeichnen" und "Malen" gehen zur Kunsttherapie. Die Vorliebe zur Musik ist keine Indikation und das Fehlen dieser Vorliebe keine Kontra-Indikation[1].

Forschungen in der Spiel- und Familientherapie (De Bruyn, 1985; De Bruyn & van den Akker, 1992) ergeben, daß Indikationskriterien, die nicht Diagnose-gebunden sind und einen therapie-unabhängigen Charakter haben, überwiegen. Kennzeichen des Kindes oder der Erziehungssituationen, die die Behandlungsinterventionen positiv beeinflussen, scheinen hierbei ausschlaggebend zu sein. Hier gilt mehr oder weniger: geholfen wird demjenigen, dem geholfen werden kann und nicht demjenigen, dem geholfen werden sollte. Therapie wird von den Randbedingungen, die den Prozeß positiv beeinflussen, abhängig gemacht. Diese Situation entspricht ungefähr der Indikationsstellung, in der Vorliebe für Musik angeführt wird.

In der Definition wird ferner von (am besten) "geeignet" gesprochen. Das bedeutet, daß die am besten geeignete Behandlungs- oder Entwicklungsform gewählt werden sollte. Dieses Kriterium schließt bei dem an, was als "Substitution" angedeutet wird. Wenn jemand in ein Geschäft geht, um Seife zu kaufen, kann ein Verkäufer ihm nicht helfen, wenn dieser lediglich über die neue Kollektion Handtücher spricht. Der Musiktherapeut sollte also imstande sein, seine "Seife" zu verkaufen, wenn der Klient danach fragt. Wenn deutlich ist, was das Problem ist (siehe vorheriges Kriterium), sollte der Musiktherapeut eine Behandlung oder Entwicklung anbieten können, die dem Problem des

[1] Das bedeutet nicht, daß keine Kontra-Indikation bestehen würde. Eine Kontra-Indikation ist "ein Hinweis, der gegen das Verschreiben eines Heilmittels spricht". Für Klienten, die eine deutlich negative Beziehung zur Musik haben, oder Klienten die aufgrund neurologischer/physiologischer Ursachen negativ reagieren, ist Musiktherapie nicht indiziert. Außerdem ist Musiktherapie nicht indiziert, wenn die Indikations-Kriterien nicht erfüllt werden.

Klienten entgegenkommt. Der Musiktherapeut sollte nicht versuchen, Handtücher zu verkaufen, wenn der Klient diese nicht braucht.

Das Ausführen dieser Abwägung ist weniger selbstverständlich als es scheint. In der medizinischen Wissenschaft kann man bei einer Anzahl von Erkrankungen feststellen, daß zwischen Behandeln oder Nicht-Behandeln kaum ernsthaft abgewogen wird. Es wird immer eingegriffen, auch wenn der Zweck oder Effekt davon kaum nachzuweisen ist. Aber auch wenn die Behandlung oder Entwicklung möglich und wünschenswert ist, läßt die Auswahl an Alternativen oft zu wünschen übrig. Faas (1993) folgert in bezug auf die Jugendhilfe, daß zu wenig Alternativen in Erwägung gezogen würden. Es werde wohl festgestellt, daß eine Behandlung nötig sei, aber nicht warum "dieses Kind diese Behandlung" (Faas) nötig hätte.

Ist der Entschluß zu einer Behandlung oder Entwicklung genommen und sind mehrere Varianten möglich, dann sollte so gewählt werden, daß Subkriterien entstehen wie: die Behandlung oder Entwicklung geschieht besser, schneller und darum auch billiger und hat weniger negative Effekte. Konkret bedeutet dieses für die Musiktherapie, daß, wenn eine psychische Störung oder Behinderung schneller oder besser mit einer anderen Therapie behandelt oder entwickelt werden kann, Musiktherapie nicht indiziert ist. Der Musiktherapeut sollte darum nicht nur vertraut sein mit der Störung oder der Behinderung, auf die er die Musiktherapie richtet, sondern er sollte zugleich wissen, welche anderen Therapien bestehen und was ihre Wirkung ist, um somit abwägen zu können, ob andere Therapien vielleicht geeigneter wären. Um dieses durchführen zu können, ist es absolut notwendig, daß der Musiktherapeut am multidisziplinären Behandlungsteam beteiligt ist. Aber auch dann bleibt dieses ein schwieriges Kriterium, denn wer bestimmt, welche Therapie besser und schneller ist? Wissenschaftliche Forschung ist nur in einigen Fällen imstande, hierüber Aufschluß zu erteilen. Trotzdem sollte sich der Musiktherapeut in jedem Fall regelmäßig von den Resultaten jüngster Forschungen in Kenntnis setzen. Außerdem ist es wichtig, innerhalb des multi-disziplinären Teams nach einer Behandlung zu suchen, die am "glaubwürdigsten" ist. Innerhalb des multi-disziplinären Behandlungsteams kann auch besprochen werden, welchen spezifischen Beitrag Musiktherapie in dem gesamten Behandlungsplan leisten kann, denn in vielen Fällen wird es so sein, daß Musiktherapie nicht die vollständige Behandlung oder Entwicklung auf sich nehmen kann.

Das Kriterium einer am besten geeigneten Therapie könnte abgeschwächt werden, indem gesagt wird: "genauso geeignet wie". Musiktherapie hat ja eine Existenzberechtigung, wenn sie genauso geeignet ist wie andere Therapien. Leider ist es so, daß diese Formulierung die Position von Musiktherapie unzureichend verstärken würde, weil es viele andere, schon länger bestehende Therapien mit einem hohen Status gibt. Warum sollte eine Therapie hinzukommen, die genausoviel kann wie andere Therapien? Um die Position von Musitherapie zu verstärken, liegt es auf der Hand, aus strategischen Überlegungen nach Situationen zu suchen, in denen Musiktherapie etwas darüberhinaus zu bieten hat. Die Umstände, daß Therapien oft multi-disziplinär durchgeführt werden, verändern nichts an der Tatsache, daß Musiktherapie innerhalb des gesamten Behandlungsplans etwas hinzufügen sollte das spezifisch für Musiktherapie ist.

Ein drittes Kriterium, ebenfalls Teil der Definition, kann dem Wort “Heilverfahren” entnommen werden. Heilverfahren impliziert, daß von Heilen die Rede ist. Wird dieses auf die Zielgruppen von Musiktherapie angewendet, bedeutet es, daß Musiktherapie zur Verminderung der psychischen Beschwerden oder zu einer Verbesserung des Funktionieren des Behinderten führen sollte. Es sollte also etwas verbessert oder entwickelt werden, das bei dem durch Krankenversicherungen benutzten Ausdruck Gesundheitsförderung anschließt. Eine Folgerung, die hieraus gezogen werden kann, ist, daß in Situationen, in denen von Verbesserung oder Entwicklung nicht gesprochen werden kann, Musiktherapie zwar einsetztbar ist, aber an dem eigentlichen Ziel der Musiktherapie vorbeigeht. Der Klient kann Tabletten sammeln, weil er die Farbe schön findet. Aber das bedeutet nicht, daß diese Tabletten indiziert sind. Klienten “etwas mit Musik machen zu lassen” ist immer möglich, aber es bleibt die Frage, ob damit an dem Problem gearbeitet wird.

Der Musiktherapeut sollte nicht nur angeben können, auf welche psychische Störung oder Behinderung sich die Musiktherapie richtet, sondern ebenfalls, daß Verbesserung oder Entwicklung beabsichtigt wird. Möglicherweise befindet sich hier eine Trennlinie von Musiktherapie zu Formen der Beschäftigungstherapie.

Die Berechtigung von Musiktherapie, hängt nicht nur mit der Frage nach dem Tempo und der Qualität von der Veränderung zusammen, sondern auch mit der mehr inhaltlichen Frage, “wie erklärt werden kann”, daß Musiktherapie effektiv ist. Woher bezieht Musiktherapie ihre verbessernde oder entwickelnde Wirkung bei einer psychischen Störung oder Behinderung? Es ist die Frage nach dem Zusammenhang zwischen dem therapeutischen Prozeß und dem musiktherapeutischen Prozeß, oder aber die Frage nach den “spezifischen” Faktoren in der Musiktherapie. Spezifische Faktoren sind schätzungsweise für 15% des therapeutischen Effektes verantwortlich (Lambert, 1986). Nicht-spezifische Faktoren sind: spontane Genesung (40%), Placebo-Elemente (15%) und die therapeutische Beziehung (30%). Auch wenn es so scheint, daß Therapie zum großen Teil von nicht-spezifischen Faktoren abhängig ist, sollte der Musiktherapeut nicht aufhören, anhand von Forschungsergebnissen, Fallstudien und theoretischen Überlegungen “transparent” zu machen, warum Musiktherapie funktioniert.

Zusammenfassend kann festgestellt werden, daß der Musiktherapeut sich bei der Formulierung einer Indikation folgende Fragen stellen sollte:

1. Was sind die Kennzeichen der psychischen Störung oder Behinderung des spezifischen Klient? (maßgeschneiderte Behandlung)
2. Ist die Annahme angemessen, daß Musiktherapie innerhalb des gesamten Behandlungsplanes und im Verhältnis zu anderen Therapien einen eigenen spezifischen Beitrag liefern kann, wobei Dauer und Tiefgang der Behandlung oder Entwicklung gegenüber den Kosten der Behandlung abgewogen werden?
3. Richtet sich die Behandlung auf die Verbesserung einer psychischen Störung oder die Entwicklung einer Behinderung? (Gesundheitsförderung)
4. Ist es möglich, aufgrund von Forschungsresultaten, Fallstudien und theoretischen Überlegungen zu argumentieren, warum Musiktherapie einen Beitrag zur Behandlung oder Entwicklung leisten kann? (Transparenz)

Während der “3rd European Music Therapy Conference” in Aalborg 1995, wurde während “Round Table Meetings” über die oben genannten Kriterien diskutiert. Dabei stellte sich heraus, daß viele Musiktherapeuten noch zu wenig von dem ersten Kriterium ausgehen, aber daß dieses in Rücksprache mit anderen Therapeuten eine “conditio sine qua non” ist. Außerdem wurde deutlich hervorgehoben, daß die Indikationsstellung nicht nur von der Störung oder Behinderung abhängt, sondern auch von den Zielsetzungen und Phasen der Therapie.

Die Fähigkeit zur Argumentation, warum Musiktherapie indiziert ist, kristallisierte sich als wichtiger Aspekt heraus. Dabei wurde im besonderen betont, daß die Suche nach “Analogien” einen zentralen Platz einnehmen sollte. Im nachfolgenden Kapitel wird der Begriff Analogie weiter ausgearbeitet.

Ebenfalls wurde bemerkt, daß, wenn man von den Problemen des Klienten ausgeht und den damit verbundenen korrespondierenden musikalischen Prozessen, die Frage nicht vergessen werden sollte, ob der Klient genug Ressourcen hat, um behandelt werden zu können. Diese Frage kann nach meiner Ansicht, noch bevor unterschiedliche Therapien gegenüber einander abgewogen werden, als allgemeines Kriterium dienen bei der Überlegung, ob ein Klient behandelt werden kann oder nicht. In diesem Zusammenhang sollte jedoch auch betrachtet werden, ob zum Beispiel die “Vorliebe zur Musik” hierzugehört. Vielleicht ist es in einigen Fällen so, daß der Klient durch das Medium Musik mehr Ressourcen hat.

In der Diskussion ergab sich, daß das Kriterium in bezug auf die Frage, ob Musiktherapie im Vergleich zu anderen Therapien eine geeignetere Therapieform ist, ein schwierig zu handhabendes Kriterium ist, da kaum mit Hilfe von Zahlen zu beweisen ist, daß eine Therapie mehr Wirkung als die andere hat. Der aus der qualitativen Forschung entnommene Ausdruck “credibility” kann hierbei möglicherweise zu Ergebnissen führen.

In der Zukunft werden von den Niederlanden ausgehend Forschungen initiiert, die folgende Ziele haben: Präzisieren der Kriterien, Untersuchen der Verwendbarkeit der Kriterien und Beantworten der aus den Kriterien hervorgehenden Fragen in bezug auf spezifische Störungen und Behinderungen.

1.2. Indikationen für Musiktherapie

1.2.1 Indikationen, die Musiktherapeuten verwenden

Das Thema dieses Abschnittes ist die Art und Weise, wie sich, vor allem in den Niederlanden, das Denken hinsichtlich Indikationen entwickelte und welche Indikationen durch Musiktherapeuten unter anderem gehandhabt wurden und werden. Entsprechen Terminologie und die in der Praxis entstandenen Indikationen den vier, im vorherigen Absatz genannten Kriterien?

Nacheinander wird folgendes behandelt: die Entwicklung des Begriffes Indikation in der Literatur, die Indikationen, wie sie im Berufsfeld gehandhabt werden und Indikationen und ihre Entwicklung innerhalb der Ausbildung in der Kreativen Therapie. In den Niederlanden hat sich eine Situation entwickelt, in der Musiktherapie als eine Therapie innerhalb der "kreativen" Therapien erachtet wird. Wenn in diesem Kapitel von "Musiktherapie und anderen kreativen Therapien" gesprochen wird, geschieht dieses aus praktischen Erwägungen. In einem der folgenden Kapitel (2.5) wird vertreten, warum ein Unterschied zwischen Musiktherapie und Kreativer Therapie gemacht werden sollte.

Schalkwijk stellte sich 1984 die Frage "Warum Musiktherapie?" und führte diese zurück auf die Frage, was das "Spezifische" des Mediums Musik ist und das Spezifische der Zielgruppe. Mit anderen Worten: Musiktherapie ist dann indiziert, wenn die spezifischen Eigenschaften des Mediums Musik einen wichtigen Beitrag in der Behandlung oder Entwicklung einer bestimmten Zielgruppe leisten kann. Diese Beschreibung schließt an die im ersten Abschnitt formulierten Kriterien an.

Spezifisch bedeutet: kennzeichnend für Musik, zur Musik gehörend, eigentümlich an Musik. Die Frage, die sich hierbei stellt ist: Was ist so spezifisch an Musik?

Wenn man die kleine Anzahl Indikationen, die durch Schalkwijk (1984) aufgrund von Beitragen von Musiktherapeuten gegeben werden konnte, näher betrachtet, dann scheint dennoch, daß sie nur zum Teil das Kriterium der Spezifität erfüllen.

Das "intermediäre Objekt", mit dem Benenzon (1983) arbeitet, wurde beispielsweise der Arbeit Rojas Bermudes, der Marionetten gebraucht, entnommen. Die Eigenschaften, die Benenzon dem intermediären Objekt zuspricht, sind dann auch nicht spezifisch für ein Musikinstrument. Was wohl in die Richtung von Spezifität weist, ist die Bemerkung von Benenzon, daß im Gegensatz zu einer Marionette bei einem Musikinstrument der Klang aus dem Instrument und nicht aus dem Therapeuten kommt. Ein Instrument hat, wenn darauf gespielt wird, einen eigenen Klang und ist dadurch weiter vom Therapeuten entfernt und näher beim Klienten. Ein Musikinstrument ist also ein intermediäres Objekt mit eigentümlichen Eigenschaften.

Daraus ergibt sich, daß, wenn ein Musikinstrument als ein intermediäres Objekt bezeichnet wird, im Grunde genommen noch nicht der Anspruch der Spezifität erfüllt ist. Außerdem ist es so, daß von einer Indikation für Musiktherapie erst gesprochen werden kann, wenn das Eigentümliche des musikalischen intermediären Objekts bei dem Problem anschließt und aufgrund dessen eine notwendige Rolle in der Therapie spielt. Wenn beispielsweise ein größerer Abstand zwischen Klient und Therapeut nötig ist, ist es besser, ein Musikinstrument und keine Marionette zu verwenden.

Andere Indikationen, die Schalkwijk als Vorbild nimmt, erfüllen ebensowenig den Anspruch der Spezifität. Wenn ein Musikinstrument an psychische Bedürfnisse appelliert, unterscheidet es sich nicht von einem Topf Farbe oder einem Stück Ton. Auch hier sollte verdeutlicht werden, was der sogenannte "Appellwert" von Musik ist.

Waardenburg (1973) nennt viele Appelle, aber die Aktivitäten, die sie beispielsweise beim Notieren von Musik nennt, sind nicht wirklich spezifisch für Musik: ordnen, einteilen, besitzen, wiederholen, etwas zeigen. Man könnte diese Aktivitäten mit derselben Berechtigung beim Zeichnen aufführen. Sie sagt von Instrumenten, daß jedes

Instrument seinen eigenen spezifischen "Appellwert" besitzt. Hier verweist sie zwar auf das Eigentümliche, aber nennt daraufhin doch kulturgebundene Konnotationen, wie z.B. Würde, die nicht typisch für das Musikinstrument sind und auch bei anderen Gegenständen vorkommen.

Wenn Autoren doch das Spezifische von Musik angeben, dann ist hiermit noch nicht immer deutlich, wie das erklärt werden kann. Die Frage nach dem Spezifischen, die mit dem vierten Kriterium übereinstimmt, ist im Grunde genommen eine doppelte Frage. Sie besteht aus dem Teil "Was hat Musik darüberhinaus zu bieten?" und aus dem Teil "Woher kommt das?". Wenn beispielsweise davon ausgegangen wird, daß eine spezifische Eigenschaft von Musik ist, daß sie Regression ermöglicht, dann wird damit noch nicht die Frage beantwortet, woher das kommt.

Vielleicht ist die zweite Frage für einen Musiktherapeuten weniger von Bedeutung, weil er in erster Instanz Interesse an dem Wissen hat, was mit Musik möglich ist und nicht wie das kommt. Dennoch ist eine Antwort auf diese Frage zur Verstärkung des theoretischen Fundamentes des praktischen Handelns notwendig.

Machen wir einen kleinen zeitlichen Sprung und lassen wir mit Hilfe des von Adriaansz, Schalkwijk und Stijlen redigiertem Buch "Methoden van muziektherapie" (Musiktherapeutische Methoden) von 1986 die klinische Praxis in den Niederlanden zu Worte kommen, um zu untersuchen, welche Indikationen durch Musiktherapeuten erwähnt wurden. In der Psychiatrie wurden unter anderem folgende Indikationen genannt:

- der Klient hat das Bedürfnis, sich nonverbal zu äußern
- der Klient zeigt Interesse an Musik
- Probleme depressiver oder manischer Art
- Stimmungsschwankungen
- Probleme, Kontakte zu knüpfen
- soziale und familiäre Probleme
- Personen mit Beschwerden neurotischer Art, für die ein aufdeckender Ansatz indiziert ist

In der heilpädagogischen Behandlung und Entwicklung kamen Musiktherapeuten zu diesen Indikationen:

- Probleme im emotionalen Bereich
- Konzentrationsprobleme
- psychische Probleme
- Kommunikationsprobleme
- emotionale Probleme
- Störungen der Motorik
- Probleme in der emotionalen, sozialen und funktionalen Entwicklung
- Akzeptanzprobleme
- wenig Möglichkeiten haben
- Musik als Hobby haben

Diese Aufzählung ist möglicherweise nicht vollständig, jedoch repräsentativ.

Einige Musiktherapeuten heben die Beziehung, die der Klient mit Musik hat, wie z.B. das Interesse an Musik oder Musik als Hobby, hervor. Wir haben vorhergehend gesehen, daß dieses zwar bis zu einem bestimmten Grade als eine Voraussetzung für Musiktherapie gelten kann, aber nicht als Indikation bezeichnet werden kann.

Andere legen ihr Hauptaugenmerk auf das psychische Problem oder die Behinderung. Das Nennen des Problems ist eine sehr verbreitete Art der Indikationsstellung. Unter Indikationen werden häufig die Probleme verstanden, für die die therapeutische Methode in Frage kommt.

Hierbei wird lediglich das erste Kriterium für Indikation erfüllt. Die restlichen Fragen bleiben unbeantwortet. Das kommt teilweise dadurch, daß diese Fragen nicht unter Indikation, aber unter anderen Sparten wie "Ausgangspunkte" und "Zielsetzungen" behandelt werden.

Durch die Tatsache, daß jeder Musiktherapeut Zielsetzungen formuliert, die einen Bezug auf die eine oder andere Form von Verhaltensänderung haben, scheint in jedem Fall das dritte Kriterium erfüllt zu sein.

Bei dem zweiten und vierten Kriterium ist es nicht so einfach. Auf die Frage, ob Musiktherapie die am besten geeignete Behandlung oder Förderung der Entwicklung ist, was unter anderem durch schnellere und bessere Resultate als bei anderen Therapieformen deutlich wird, wird nur einmal von einem Musiktherapeuten klar geantwortet. Demgegenüber bleibt die Antwort einige Male in der Beschreibung dessen, was man als das Eigentümliche der Musitherapie erachtet, verborgen. Dieses wird durch Bemerkungen deutlich wie:

- weil Musik unfaßbar, flüchtig ist, erreicht sie Schichten des Gefühls, die durch das gesprochene Wort verdeckt bleiben
- Musik ruft Wertegebiete hervor, die verbal verborgen bleiben
- durch ihren nonverbalen Charakter ist Musik ein wichtiges Expressionsmittel
- beim Musizieren wird auf spielerische Art geübt

Hier wird Musik implizit gegenüber anderen, vor allem verbalen und trainingsgerichteten Therapien abgegrenzt. Der Hinweis in die Richtung anderer Therapien wird nicht nur implizit, aber auch relativ allgemein gegeben. Ist der Musiktherapeut wirklich genügend informiert über die Resultate von anderen Therapien? Wie weiß er, daß die musiktherapeutischen Resultate schneller auftreten und von einer besseren Qualität sind? Daß Musiktherapie die geeignete Behandlung oder Entwicklung anbietet, sollte durch empirische Angaben deutlich werden, die bestätigen, daß durch Musiktherapie Entwicklungen möglich sind, die durch andere Therapien nicht, im kleineren Maße oder erst nach einer längeren Zeit erreichbar sind. Es scheint so, als würde zu oft zur Verteidigung der Musiktherapie an Begriffe appelliert wie z.B. "nonverbal" und "Spiel", ohne wissenschaftlich zu belegen, daß dieser Ausgangspunkt notwendig ist und einen Effekt hat. Außerdem sind diese Begriffe unzureichend spezifisch. Jede andere kreative Therapie ist nonverbal und arbeitet mit Spiel.

Gründe, die zur Erklärung angegeben werden, daß Musiktherapie eine spezifische Rolle erfüllen kann, sind:

- der Klient kann einen einzigartigen Ausdruck finden, weil kein Produkt überbleibt, das durch andere imitiert oder beurteilt werden kann
- Musik übt einen unmittelbaren Appell auf das Erleben aus
- Musik ruft Wertegebiete hervor, weil der Komponist in der Musik eine emotionale Ladung verwebt, die mit Wertegebieten verbunden ist
- es entstehen Möglichkeiten zur Kommunikation, weil das Musizieren auf einfachem Niveau akzeptabel ist
- während des gemeinsamen Musizierens können soziale Fähigkeiten geübt werden, weil sie auch während des Musikmachens notwendig sind
- durch das Singen kann Sprache geübt werden
- mit Musik kann Struktur geboten werden, weil Musik selber geordnet ist
- Musik stimuliert Bewegung, weil sie selber bewegt

Eine erste Schlußfolgerung, die man hieraus ziehen kann, ist, daß hinter diesen Funktionen von Musik zwar Problemgebiete liegen wie mangelhafte Expression, blockiertes Erleben, Kommunikationsprobleme, Strukturierungsprobleme und Bewegungsprobleme, doch der Zusammenhang mit dem ersten Indikationskriterium verloren gegangen ist. Es ist nicht deutlich, ob die Probleme, so wie sie hier beschrieben werden, einen Bezug auf z.B. Depression, Manie, Stimmungswechsel und spezifische Behinderungen haben, oder ob es sich mehr um universelle Teilprobleme handelt, die bei unterschiedlichen Klientengruppen eine Rolle spielen. Das enge Band zwischen dem Spezifischen der Musik und der Diagnose ist jedoch von ausschlag-gebender Bedeutung für die Frage, ob Musiktherapie als eine "echte" Therapie betrachtet werden kann.

Die aus der undeutlichen Problemumschreibung abgeleiteten Ziele, wie das Fördern von Expression, der Kreativität oder der Kommunikation haben zwar einen Einfluß auf die Psyche, aber es bleibt die Frage, ob sie als Therapieziele für spezifische Probleme mit einem psychotherapeutischen oder heilpädagogischen Charakter gelten können (Strobel, 1990).

Eine zweite Schlußfolgerung, ausgehend von der Aufzählung, ist, daß die Fragen, was das Eigentümliche von Musik ist und wie dieses erklärt werden kann, nur summarisch beantwortet werden.

Werden eigentümliche Kennzeichen benannt, dann fehlt in einigen Fällen die Erklärung. Zum Beispiel: Musik übt einen unmittelbaren Appell auf die Erlebniswelt aus. Warum? Genausowenig hat man den Eindruck, daß die essentiellen Eigenschaften von Musik ausreichend zur Sprache kommen.

Die dritte Schlußfolgerung, die auch jetzt wieder gezogen werden kann, ist, daß was als eigentümlich angedeutet wird, oft nicht spezifisch für Musik ist. Bleibt nur bei Musik kein Produkt über? Eine Bewegung in der Dramatherapie ist ebensowenig ein Produkt und eine Zeichnung kann beseitigt werden. Noch stärker ausgedrückt: bleibt bei Musik kein Produkt über? Wieviele Musiktherapeuten arbeiten nicht mit Bandaufnahmen, die später abgehört werden?

In einer Untersuchung, die von Schalkwijk durchgeführt wurde, kam die klinische Praxis auch bei einer Zielgruppe, von der 1984 noch bemerkt wurde, daß nahezu keine Indikationsstellung bestand, zur Sprache: die Versorgung geistig Behinderter.

In der Zusammenfassung dieser Untersuchung (1988) werden unter der Sparte "Hilfeleistung wird mit deutlichen Gründen angeboten" die Fragen in bezug auf Indikationen ausgearbeitet. Es wird angenommen, daß der Hilfeleistende von den Beschwerden ausgehen sollte, die in der Frage nach einer Behandlung oder Entwicklung angegeben werden und er sollte abwägen, welche Hilfeleistungsform hierzu am besten geeignet ist.

Wir sehen, daß die ersten drei Kriterien erfüllt sind: es wird von einer Beschwerde gesprochen und von der am besten geeigneten Hilfeleistungsform, die eine Veränderung beabsichtigt. In den Beispielen, die zur Illustration angeführt werden, wie Kontaktabwehr und emotionale Probleme, wird zwar von der Beschwerde ausgegangen, aber es wird keineswegs deutlich, warum Musiktherapie erforderlich ist. Die Bemerkung von Schalkwijk, daß die Entscheidung, Musiktherapie anzubieten, oft intuitiv passiert, kennzeichnet diesen Umstand. Ein großes Gebiet liegt noch brach, was die Erklärung der auf Erfahrung beruhenden Intuition des Musiktherapeuten betrifft. Es fehlt die Form einer Methode, die eine Antwort auf die Frage gibt, was Musiktherapie kann, warum sie es kann und in welcher Situation sie zu schnelleren und besseren Ergebnissen führt. Durch eine dergleiche Methode wäre eine bessere Kommunikation mit anderen Disziplinen möglich.

Jetzt ist es noch häufig so, daß man bei bestimmten Problemen lediglich voraussetzt, daß sie für musiktherapeutische Behandlung oder Entwicklung in Betracht gezogen werden können. Es wird dabei nicht angegeben, "warum" Musiktherapie bei diesen Problemen die geeignete Behandlung oder Entwicklung bieten kann, obgleich aus Kommentaren von Musiktherapeuten deutlich wird, daß sie diese Abwägung machen:

- ".... er vermutete, daß die Arbeit mit Musik vielleicht eine Behandlungsform sein könnte, in der sowohl die Aggression als auch die Zurückgezogenheit bearbeitet werden könnten ....." (Schalkwijk, 1988, Seite 45)
- "....vielleicht, äußerte man, konnte Johan mit Musiktherapie derartig unterstützt werden, daß....." (S.57).

Dennoch bleibt es undeutlich, warum gerade Musiktherapie bei der Behandlung von Aggression, der Zurückgezogenheit, dem Unvermögen zur Formgebung, dem Fehlen von Wagemut in Frage kommt und warum Musiktherapie dieses besser als andere Therapien kann.

Manchmal wird auf andere Therapien, wie Bewegungstherapie und Logopädie, hingewiesen. Aber in diesem Gedankengang werden das zweite oder vierte Kriterium nicht erfüllt, da lediglich behauptet wird, daß das Arbeiten mit der Stimme und Bewegung AUCH in der Musiktherapie passiert.

Im Anschluß an die vorher besprochene Untersuchung wurde durch Dozenten der Fachgruppe Musiktherapie der Hochschule Nijmegen eine Einteilung in Indikations-Typen gemacht (Schalkwijk u.a., 1990).

Die angewandte Definition schließt bei der Zielgruppe an und das Besondere an der Musiktherapie ist, daß "... die spezifischen Kennzeichen des Klienten und die spezifischen Möglichkeiten der Musiktherapie miteinander in Beziehung gebracht (werden)." Es wird unterschieden zwischen eigentlichen und uneigentlichen Indikationen. Im Grunde genommen sind nur die eigentlichen Indikationen von Bedeutung, weil bei den uneigentlichen Indikationen der Zusammenhang zwischen dem Problem des Klienten und der Musik fehlt.

Eine eigentliche Indikation in der psychotherapeutischen Musiktherapie sollte, gemäß dieser Sichtweise, folgende Kriterien erfüllen:

- es besteht ein psychisches Leiden
- die Musik schließt bei dem konstatierten Bedürfnis des Klienten an
- die Bedürfnisse sind in Aspekten der Musik wiederzufinden
- der Klient kann durch die Musik Kontakt zu seinen Problemen bekommen
- der Klient hat Affinität mit Musik

Es fällt auf, daß von "Problem" und "Bedürfnis" gesprochen wird. Die Forderung, daß die Musik bei dem festgestellten Bedürfnis anschließen sollte, gehört jedoch, genauso wie die Forderung in bezug auf die Affinität, nicht zur Essenz der Indikation. Wenn eine Indikation als "geeignetes Heilungsverfahren für eine Krankheit" gilt, gehören lediglich das psychische Leiden und das mittels Musik in Kontakt treten mit dem psychischen Leiden zum Kern der Indikation. Die anderen Aspekte sind Voraussetzungen. Derselbe Gedankengang trifft, wenn auch in angepaßter Form, bei heilpädagogischen Indikationen zu.

Das, was oft als Kraft der Musiktherapie bezeichnet wird, wie die unvermeidliche Konfrontation mit sich selbst, das direkte Einströmen des Klanges bei dem Klienten und das "Spielerische", ist, mit Ausnahme des Klangaspektes, nicht spezifisch für Musik. Auch andere kreative Therapien konfrontieren den Klienten mit sich selber und finden in einer Spielsituation statt.

Das direkte Einströmen des Klanges sagt hingegen wohl etwas über das Spezifische von Musik aus. Dieses Kennzeichen ermöglicht auch eine ziemlich vollständige Indikation: Musik ist bei den Problemen indiziert, wo Menschen sich verschließen (Kriterium 1), weil Musik, im Gegensatz zu anderen Medien (Kriterium 2) direkt hereinströmt (Kriterium 4). Trotzdem ist diese Indikation nicht völlig zufrieden-stellend, denn die Problembeschreibung hat einen zu großen Umfang und es wird keine Erklärung gegeben, warum Musik direkt hereinströmt.

In dem Text wird weiterhin ein Beispiel von einem Mann beschrieben, der mit dem Umgang mit Regeln, Ordnung und Gesetzen Mühe hat. Aus sich selber heraus ist er nicht imstande, Veränderung in sein Leben zu bringen. Das Musizieren bietet, laut Autoren, die Möglichkeit, mit Regeln, Ordnung und Unordnung zu spielen. Es besteht nach Meinung der Autoren also auch eine Verbindung zwischen der Problematik des Klienten und dem musikalischen Geschehen, woraus sie schließen, daß Musiktherapie eine geeignete Behandlungs- oder Entwicklungsform ist.

Wiederum entsteht die Frage, ob dieses Problem nicht genausogut mit anderen kreativen Therapien erreicht werden kann, bei denen Regeln, Ordnung und Unordnung möglich sind. Ist Musik wirklich die geeignete Behandlungsform? Dieselbe Frage kann man bei dem heilpädagogischen Beispiel stellen, bei dem Musik das Strukturieren fördert. Eine entscheidende Antwort kann nur gegeben werden, wenn das Spezifische von Musik weiter ausgearbeitet wird.

Immer wieder taucht die Frage auf, was das Spezifische des Mediums in bezug auf das Problem des Klienten ist. Es wurde schon darauf hingewiesen, daß Musiktherapie genügend Existenzberechtigung haben würde, wenn sie genauso geeignet ist wie andere Therapien. Aber wenn der Musiktherapeut das kann, was andere auch können, wenn er bei Menschen, die für Musik offenstehen mit anderen Mitteln das gleiche macht wie andere Therapeuten, dann ist damit die Notwendigkeit des Bestehens von Musiktherapie noch nicht überzeugend bewiesen.

In dem folgenden Abschnitt wird versucht, eine vorläufige Antwort zu geben auf die Frage, woraus die spezifischen therapeutischen Möglichkeiten von Musiktherapie bestehen.

1.2.2 Spezifische therapeutische Möglichkeiten von Musik

Um diese Frage zu beantworten, werden bei der Inventarisierung der Möglichkeiten im psychiatrischen/psychotherapeutischen und heilpädagogischen Arbeitsbereich so oft wie möglich die Kriterien für Indikation benutzt. An dieser Stelle wird nicht beabsichtigt, eine ausführliche Beschreibung von Methoden zu geben.

Dafür sind - wie im zweiten Teil des Buches - für jede Störung und Behinderung detaillierte einzelne Kapitel notwendig. Dieser Abschnitt hat dahingegen einen illustrativen und ordnenden Charakter.

1.2.2.1 In der Psychotherapie oder Psychiatrie

“Haben wir Musiktherapie als Form von Psychotherapie überhaupt nötig?” fragt sich Strobel (1990). Verändern wir diese Frage in eine Annahme, daß Musiktherapie vielleicht nicht nötig ist, dann sollte nachgewiesen werden, daß die bestehenden verbalen Psychotherapien imstande sind, die vorkommenden psychischen Störungen wirksam zu behandeln. Neben der Zufügung “vorkommenden” sollte ebenfalls “behandelbare” Störung stehen müssen, denn in vielen Fällen wird eine Behandlung überhaupt nicht möglich sein. Die letzte Feststellung scheint jedoch leichter, als sie ist. Denn, wem zufolge ist ein psychisches Problem nicht behandelbar? Wird die Auffassung, ob ein Problem behandelbar ist oder nicht, nicht auch durch den Ausgangspunkt, den der Psychotherapeut wählt, mitbestimmt? Würde es nicht viel besser sein zu sagen: nicht behandelbar mit dieser oder jener Form von Psychotherapie? Die Gruppe der nicht zu behandelnden psychischen Probleme fällt somit auseinander in eine Subkategorie von Problemen, die mit keiner einzigen Therapie zu behandeln sind und eine andere Subkategorie von Problemen, die nicht mit der einen, jedoch mit der anderen Therapie behandelbar sind.

Die Frage nach der Existenzberechtigung von Musiktherapie besteht in dieser Weise aus zwei Teilfragen:

- gibt es psychische Probleme, die mit den bestehenden verbalen Psychotherapien nicht, schwierig oder unzureichend behandelt werden können?
- ist es möglich diese Probleme (zum Teil) mit Musiktherapie zu behandeln, oder ist Musiktherapie nicht dazu imstande?

Im Allgemeinen gilt für jede Therapie, daß sie erst dann Früchte abwirft, wenn eine Anzahl Voraussetzungen erfüllt werden[1]. Welche Voraussetzungen bestehen bei den gängigen verbalen Psychotherapien und bei welchen psychischen Problemen werden diese Voraussetzungen nicht erfüllt?

Nonverbalität

Verbale Psychotherapie kann im Allgemeinen als eine Form von Therapie betrachtet werden, in der mit Gesprächen oder Aktionen, die durch die gesprochene Sprache begleitet werden, gearbeitet wird. Da das Sprechen und Begreifen der Sprache eine enge Verbindung zum Bewußtsein und Denken haben, gehören zu den Voraussetzungen der verbalen psychotherapeutischen Behandlung das Verstehen der Sprache, das sich Ausdrücken können in Sprache und die Fähigkeit, formal und inhaltlich richtig zu denken.

Bei verbaler Therapie können also Schwierigkeiten auftreten bei Problemen wie Mutismus, Neologismen, Paraphasien, Perseverationen, Echolalien, Autismus, inkohärent und nicht-abstraktes Denken, Wahnen usw., weil hierbei das Sprechen und/oder Denken gestört ist. Viele von den genannten Symptomen findet man bei psychotischen Patienten (Vandereycken, Hoogduin, Emmelkamp, 1990), während Klienten mit autistischen Kennzeichen oder Hirnschäden einen Großteil der Zielgruppe bilden (David, 1988). Ihnen allen fehlt in der einen oder anderen Form das Vermögen zur Verbalisierung oder Abstraktion.

Musiktherapie könnte also eine Bedeutung in den Fällen haben, in denen man sich nicht auf ein gut funktionierendes Sprechen und Denken berufen kann. Dieses ist im Grunde genommen noch kein ausreichender Grund für eine musiktherapeutische Behandlung, weil auch andere kreative Therapien nonverbal sind. Es ist notwendig das Eigene von Musiktherapie als nonverbale Therapie auszuarbeiten.

Präverbalität

Neben den Problemen, die auf eine nonverbale Art behandelt werden sollten, bestehen auch Probleme, die einen präverbalen Ursprung haben. Das Nonverbale und das Präverbale fallen zwar mehr als einmal zusammen, sind aber nicht identisch. Nonverbal

---

[1] Hiermit sind Voraussetzungen gemeint, die eine Verbindung mit den Kennzeichen der Störung haben und die sich auf das erste Indikationskriterium beziehen.

bedeutet, daß der Klient im Sprechen und/oder Denken gestört ist. Nonverbalität verweist auf Symptome. Präverbalität verweist im Gegensatz dazu auf das frühere Entwicklungsstadium, wo der Ursprung der psychischen Störung zu finden ist. Dadurch daß es den Zeitraum vor der Sprachentwicklung betrifft, konnten Erfahrungen noch nicht verbal repräsentiert werden. Es bestehen also keine Worte. Die Kommunikation zwischen Mutter und Kind ist gekennzeichnet durch ein "musikalisches Feld" worin Rhythmus, Melodie, Tempo, Dynamik und Timbre wichtige Parameter sind (Stern, 1985).

Psychische Probleme werden durch genetische, neurologische, neurobiochemische und psychosoziale Faktoren verursacht. In vielen Fällen besteht eine Interaktion zwischen einer genetischen Veranlagung und psychosozialen Faktoren, die wegweisend für das Entstehen einer psychischen Störung sind. Der folgende Abschnitt handelt im wesentlichen von diesen psychosozialen Faktoren.

Das psychoanalytische Gedankengut bietet ein detailliertes Bild von psychosozialen Prozeßen aus den ersten beiden, zum großen Teil präverbalen Lebensjahren (Cullberg, 1988). Eine wichtige Entwicklung während der ersten fünf Monate ist die Entwicklung von der Symbiose zur Individuation. Wenn das Kind sich nicht zu einem selbständigen Indiviuum gegenüber der Außenwelt (der Mutter) entwickelt, kann es sich auch später unzulänglich von der Außenwelt abgrenzen. Das ICH ist so geschwächt, daß eine fiktive Erlebniswelt mit innerlichen Vorstellungen, die als real erfahren werden, entsteht. In diesem Fall wird von einer Psychose gesprochen. Hat die Individuation jedoch stattgefunden, dann kommt das Kind während der zweiten Hälfte des ersten Lebensjahres in eine Phase, in der es erfährt, daß die Mutter sowohl befriedigt, als auch frustriert. Dieses führt zu Gefühlen von Liebe und Aggression gegenüber der Mutter. Die aggressiven Gefühle werden durch die Angst begleitet, daß durch die Aggression das geliebte Objekt verlorengehen kann. Reagiert die Mutter unzureichend, ist sie nicht "gut genug", dann wird bei dem Kind der Eindruck vorherrschen, daß das eigene Schlechte über das Gute gesiegt hat und damit wird der Keim für eine schwere Depression in einem späteren Lebensalter gelegt. Der Mensch ist dann mehr oder weniger unbewußt davon überzeugt, durch seine Schlechtigkeit das Gute zu zerbrechen und wehrt sich gegen sein schlechtes ICH.

Im Gegensatz zur Depression entwickelt sich die narzistische Persönlichkeitsstörung wenn ein beeindruckendes Selbstbild entsteht. Dieses ist oft eine Folge der Tatsache, daß das Kind im Leben der (depressiven) Mutter eine für sie emotional unentbehrliche Rolle erfüllt.

Die Borderline Persönlichkeitsstörung hängt genauso wie die Depression mit aggressiven Impulsen zusammen, die die guten Bilder vernichten. Aber bei der Borderline Persönlichkeitsstörung entsteht "splitting", wodurch das Gute und das Schlechte voneinander getrennt werden und die Welt in gut und böse eingeteilt wird. Selbstunterschätzung und Omnipotenz bestehen nebeneinander. Die auffälligste Eigenschaft ist Aggressivität.

Die verbale psychotherapeutische Behandlung dieser Störungen geschieht noch häufig übereinstimmend mit der Behandlung, die für Neurosen entwickelt wurde, während gerade durch den präverbalen Charakter der Störung eine andere Vorgehensweise notwendig wäre (Cullberg, 1988). Die Möglichkeiten der sich auf Einsicht richtenden Therapien bei zurückkehrenden akuten Psychosen bleibt beschränkt und bei Klienten mit Problemen von paranoider Art ist es sehr schwer, verbal eine therapeutische Beziehung zustande zu bringen (Cullberg, 1988). Auch die gängigen analytischen und gruppendynamischen Therapien sind dann wenig erfolgreich (Van den Bosch, 1990).

Was die Behandlung von Depression im engeren Sinn betrifft, scheinen die verbale Psychoanalyse und "experiential" Therapie unzureichend spezifisch zu sein und Verhaltenstherapie und kognitive Therapie sich vor allem auf die weniger ernste dysthyme Störung zu richten (Van den Hoofdakker, Albersnagel, De Cuyper, 1990). Untersuchungen weisen darauf hin, daß es vor allem bei Depression im engeren Sinn darauf ankommt, welche Behandlungsform angeboten wird. Battegay (1991) hält bei schweren Depressionen die klassische analytische Behandlung für ungeeignet, weil hier von einer "slow motion" im Erleben gesprochen werden kann.

Die Behandlung von Borderline-Klienten verläuft mühsam und ist sehr langwierig, wobei nur wenige der Borderline-Klienten genesen (Cullberg, 1988). Bei Narzismuß ist die gängige psychotherapeutische Behandlung in vielen Fällen nicht möglich, weil die Klienten sich nicht in eine Abhängigkeit begeben (Cullber, 1988, Diekstra, 1990).

Daß bestimmte Störungen schwieriger zu behandelen sind, bedeutet natürlich noch nicht, daß sie darum mit Musiktherapie behandelbar sind. Es ist hier in jedem Fall Bescheidenheit geboten. Dennoch darf die Frage gestellt werden, ob die spezifischen Kennzeichen von Musiktherapie vielleicht bei dem Überwinden von einigen Einschränkungen bestehender Behandlungen helfen können.

Kennzeichnend für die genannten Störungen ist, daß sie auf unterschiedliche Arten mit dem Platz des Menschen innerhalb seiner Umgebung zusammenhängen. Die Psychose wird durch das Unvermögen, die innerliche Welt und die Außenwelt auseinanderzuhalten, gekennzeichnet. Bei der depressiven Person überwiegt das Gefühl, das Gute in der Umgebung vernichtet zu haben. Die Borderlinestörung wird durch eine aggressive Haltung gegenüber der Umwelt und dem Unvermögen Beziehungen anzuknüpfen und zu pflegen charakterisiert. Die Person mit einer narzistischen Persönlichkeitsstörung ist nicht zur Empathie und Abhängigkeit imstande.

In der musiktherapeutischen Improvisation widerklingt die allererste musikalische Mutter-Kind Beziehung und es ist möglich, den präverbalen Prozeß von der Symbiose zur Individuation zu rekonstruieren. Musik erinnert also an das "musikalische Feld" aus der präverbalen Lebensperiode. Diese Tatsache ist typisch für Musik, darum ist vor allem Musiktherapie bei derartigen präverbalen Störungen indiziert. Obwohl in der verbalen Psychotherapie das Sprechen des Psychotherapeuten eine musikalische Dimension besitzt, unterscheidet sich Musiktherapie von der verbalen Psychotherapie weil das "musikalische Feld" deutlich in den Mittelpunkt gesetzt wird.

Auch wenn Musik in dieser Lebensperiode nicht geklungen hätte, ermöglicht sie es durch ihre spezifischen Eigenschaften eine Verschmelzungserfahrung hervorzurufen. Eine der spezifischen Eigenschaften von Musik ist ihre Synchronizität, wobei mehrere Klänge zugleich klingen können und ineinander aufgehen können, miteinander verschmelzen können.

Wenn diese Klänge von unterschiedlichen Personen stammen, dann führt die Verschmelzung von Klängen zu einer Verschmelzung der Personen und somit zu einer Erfahrung von Symbiose. Diese Symbiose ermöglicht es zum Beispiel, in die Welt eines psychotischen Klienten einzutreten. Ausgehend von der Symbiose kann anschließend allmählich auf eine musikalische nicht-symbiotische Interaktion hingearbeitet werden, wobei jeder durch die Reaktion des anderen mit der musikalischen Umgebung außerhalb von sich selbst konfrontiert wird, eine Umgebung, die den Klienten zur unmittelbaren Reaktion auffordert. Weil es kein musikalisches Ereignis gibt, ohne eine Person die dieses Ereignis vollzieht und Musik kein von der Person im Raum isoliertes Produkt ist, bedeutet reagieren immer reagieren auf eine Person. Das was geschaffen wird, das musikalische Ereignis (der INHALT), entsteht durch eine Interaktion von Personen (BEZIEHUNG). Durch die Beziehung entsteht das musikalische Produkt. Man könnte sogar sagen, daß die musikalische Beziehung das musikalische Produkt ist. Die Tatsache, daß die Interaktion zwischen Personen das Produkt ist, unterscheidet Musiktherapie von einigen kreativen Theapien, bei denen die künstlerische Expression nicht die Folge von einer persönlichen Interaktion ist.

Zusammen Musizieren ist ein andauernder Prozeß von Verschmelzung und Auseinandergehen: Aufgehen in dem Spiel des anderen, Aufgehen des anderen in deinem Spiel, Abstand nehmen von dem Spiel des anderen oder der Abstand des anderen von deinem Spiel. Weil der Prozeß nicht auf einer verbalen sondern auf einer nonverbalen Ebene stattfindet, findet das, was präverbal geformt wurde, eine hiermit analoge Expression. Das Nonverbale ermöglicht eine handelnde Wiederholung und damit präverbale Problemlösung (Strobel, 1990).

In der musiktherapeutischen Interaktion ist es ebenfalls möglich im musikalischen Sinn, Prozesse von Befriedigung und Frustration zu erfahren und der Musiktherapeut kann durch musikalische Reaktionen die "gut genug" sind, beispielsweise den depressiven Klienten das Gefühl geben, daß das Gute nicht verloren geht. Der narzistische Klient kann in dem musikalischen Spiel seine Omnipotenz entfalten und allmählich dazu angesetzt werden die egozentrische Haltung fallen zu lassen und am musikalische Spiel des anderen empathisch teilzuhaben. Der Klient mit einer Borderline Persönlichkeitsstörung kann seine Aggression äußern, durch das Improvisieren zu einer Integration von "schwarz-weiß Bildern" kommen und durch die Teilnahme am Spiel des Musiktherapeuten selber eine musikalische Identität aufbauen.

Musiktherapieformen, in denen solche Prozesse eine Rolle spielen, finden wir unter anderem bei Reissenberger und Vosskuhler (1983), Frohne-Hagemann (1990), Maler (1990), Kappers (1990), Moser (1990) und Strobel (1990).

Hyperverbalität

Für viele der neurotischen Probleme gilt, daß auch sie mit Musiktherapie zu behandeln sind. Die interessanteste Frage hierbei ist jedoch, ob neurotische Probleme bestehen, die ganz besonders für die musiktherapeutische Behandlung geeignet sind, ob, mit anderen Worten, Musiktherapie zu einem schnelleren oder besseren Resultat führt. Bestehen neurotische Probleme, bei welchen auf einer anderen als der schon genannten Weise Kommunikation über die Sprache schwierig oder nicht geeignet ist?

Ohne auf diese Frage in diesem Rahmen tiefer einzugehen, wird darauf hingewiesen, daß das Reden therapeutisch nicht eingesetzt werden kann, wenn es als Abwehr dient, in den Fällen, wo Worte nicht das Beschreiben können, was ausgedrückt werden sollte oder wenn sie sogar Aggressionen hervorrufen. Abwehr mittels Reden (Intellektualisierung) oder Unvermögen über Gefühle zu reden finden wir z.B. bei Klienten mit psychosomatischen Störungen, Zwangsneurosen und Anorexia Nervosa (Van den Hurk & Smeijsters, 1991).

Daß Worte nicht ausreichend sind, ist eine strukturelle Tatsache (Höge, 1991). Es treten mehr psychische Prozesse auf, als in Worte zu fassen sind. Die Psyche umfaßt mehr als die verbalen Äquivalente, die hierzu zur Verfügung stehen. Daß Musik Zugang zu diesen nicht verbalisierbaren Erfahrungen hat, hat unter anderem mit psychologischen Faktoren sowie dem Verlauf in der Zeit, Parametern, die mit psychischen Prozessen korrespondieren und der Rolle, die musikalische Elemente in der allerersten Lebensphase spielen, zu tun (Smeijsters, 1991c, 1991d). Außerdem spielt die neurologische Tatsache, daß Musik linkshemisphärische und rechtshemisphärische Prozesse miteinander verbindet und dadurch zwischen der Sprache eigenen und der für die Sprache unzugänglichen symbolischen Prozesse hin- und herschalten kann, eine Rolle (Höge, 1991).

In der Musiktherapie ist es möglich, Elemente, die in anderen Therapien nur einzeln anwesend sind, miteinander zu verbinden. Aktive Musiktherapie arbeitet mit Klang und Bewegung. Dadurch werden Klänge hervorgerufen, die an Emotionen appellieren und werden durch das Spiel die mit den Emotionen verbundenen körperlichen Prozesse aktiviert.

Beispiele hiervon sind unter anderem bei Bock (1984), Crowe (1985) und den Therapeuten, die "experiential" Psychotherapie anwenden (Leijssen, 1986), zu finden.

1.2.2.2. In der Heilpädagogik

Selbstverständlich gelten in der psychotherapeutischen Behandlung von Behinderten die gleichen Beschränkungen in bezug auf das Verstehen und Sprechen von Sprache, das Bewußtsein und das Denken. Traditionelle Psychotherapie ist bei Behinderten folglich häufig nicht möglich.

Dieser Abschnitt handelt jedoch nicht von Psychotherapie, sondern von Heilpädagogik. Zu dieser Kategorie gehören Aktivitäten, die Rehabilitation oder Entwicklung des geistigen, körperlichen, sozialen und emotionalen Funktionierens beabsichtigen. In diesem Abschnitt steht vor allem die Funktionsentwicklung, die eine direkte Verbindung zur Behinderung hat, zentral und nicht so sehr die soziale und emotionale Entwicklung.

Die Kriterien zur Indikation entsprechen den Kriterien für Psychotherapie. Sie sollten jedoch etwas angepaßt werden. Dementsprechend wird "psychische Störung" durch "Behinderung" ersetzt und unter Veränderung wird nicht eine Form von Heilung verstanden, sondern Rehabilitation oder Entwicklung.

Die Kriterien beinhalten:
- in der Indikationsstellung wird auf eine spezifische Behinderung verwiesen
- es wird Rehabilitation oder Entwicklung angestrebt
- es wird angegeben, daß die beabsichtigte Veränderung mit Hilfe von Musiktherapie schneller passiert oder eine bessere Qualität besitzt
- es wird eine Erklärung gegeben, aufgrund welcher spezifischer musiktherapeutischer Faktoren Rehabilitation oder Entwicklung möglich ist.

Die Behinderung

Konzentrieren wir uns auf die Aspekte Sprache, Informationsverarbeitung und Motorik.

Die Sprache kann durch expressive Aphasie, Mundapraxie oder Dysarthrie gestört sein. Im ersten Fall wird von einer defekten Encodierung gesprochen, im zweiten Fall von einer Koordinationsstörung, im dritten Fall von einer motorischen Störung der Sprachorgane (Ansink, 1986).

Behinderungen, die mit einer gestörten Informationsverarbeitung zu tun haben, können einen unterschiedlichen Charakter haben. Hierzu gehören unter anderem Autismus, Kinder mit einer Aufmerksamkeitsdefizit-/Hyperaktivitätsstörung, geistige Behinderungen und Demenz. Autismus wird durch das Unvermögen, Information zu redundanten Mengen zu reduzieren, gekennzeichnet (Feuser, 1988). Die andauernde Entropie, die für ein autistisches Kind in der Information besteht, versucht es zu reduzieren, indem es sich auf dieselben Gegenstände fixiert und stereotype Handlungen ausführt. Kinder mit der Aufmerksamkeitsdefizit-/Hyperaktivitätsstörung haben ein geringes Konzentrationsvermögen, eine erhöhte Ablenkbarkeit und ein verringertes Einprägungsvermögen, weil das inhibierende System, das den Reizzustand vermindert, gestört ist.

Geistig Behinderte sind auf intellektuellem Gebiet weniger schnell imstande wichtige Stimuli zu entdecken, sie verarbeiten Information chaotisch und können nur schwierig Daten in das Langzeitgedächtnis weiterleiten (Van Gennep, 1987). Demenz wird im intellektuellen Gebiet vor allem durch ein vermindertes Funktioneren des Gedächtnisses gekennzeichnet (Knight, Buijssen, 1989). Dies äußert sich dadurch, daß jemand Schwierigkeiten hat, neue Information zu behalten und über alte Information zu verfügen.

Motorische Störungen sind unter anderem: Spastizität, eine Beschädigung der Pyramidebahnen, die zu einer erhöhten Spannung und verbogenen Körperteilen führt, Chorea und Athetose, beides Beschädigungen des extrapyramidalen Systemes, wobei schnelle, unerwartete schüttelnde Bewegungen und träge, drehende Bewegungen auftreten.

Rehabilitation und Entwicklung

Wenn Sprachprobleme Folge von Gehirnschädigungen sind, kann in der Rehabilitation versucht werden, andere, noch nicht beschädigte Gehirngebiete, zu stimulieren

(Smeijsters, 1991a, 1993; Smeijsters und De Bruijn, 1994). Ist bei Aphasie-Patienten durch eine Beschädigung des sogenannten Broca-Gebietes das Sprechen gestört, dann ist es möglich, Kommunikation wieder in Gang zu bringen, indem an noch intakte Gehirngebiete appelliert wird. Auf diese Weise wurden, als Ersatz zur Sprache, Therapien entwickelt, in denen mit visueller Vorstellung gearbeitet wird. Von Therapie kann im Grunde genommen nicht gesprochen werden, weil es das Sprechen an sich nicht verbessert. Probiert man jedoch das Sprechen soviel wie möglich wiederherzustellen, dann muß auch in diesem Fall ein Appell ausgeübt werden auf die noch funktionierenden Teile des Gehirns. Ist es möglich, eine bestimmte Form des Sprechens zu initiieren, indem andere Teile des Gehirns stimuliert werden? Welche Rolle kann Musik hierbei spielen?

Eine alternative Form des Sprechens ist das Hervorbringen von Worten während des Singens. Beim Singen werden Worte nicht willkürlich zu neuen Sätzen zusammengefügt, sondern sie sind an eine melodische und rhythmische Struktur gekettet. Gerade dieses Kennzeichen sorgt dafür, daß Aphasie-Patienten, die nicht mehr sprechen können, dennoch Worte produzieren können, wenn sie singen. Das Singen ist eine Handlungsweise, um intakte Gehirnzellen zu stimulieren und damit intakte alternative Sprachmuster zu ermöglichen. Musik kann die Menschen wieder zum Sprechen bringen, auch wenn das Aussprechen von Worten während des Singens nicht dasselbe ist, wie das Sprechen, welches sie früher beherrschten. Musiktherapie ist darauf ausgerichtet, standardisierte Lieder, standardisierte Muster zur Entwicklung zu bringen, die in der Kommunikation brauchbar sind.

Diese Tatsache kann zum Teil dadurch erklärt werden, daß die melodischen und rhythmischen Motive eine übergreifende Form besitzten. Es ist keine lose Aneinanderreihung der Tonhöhe und Tondauer. Beide Parameter besitzen Struktur, eine Gestalt. Die Melodie besteht aus größeren Teilen mit einem typisch steigenden oder fallenden Muster und der Rhythmus formt einen immer wieder zurückkehrenden größeren Baustein. Der Text, der mit der Melodie und dem Rhythmus zusammenläuft, bekommt dieselben gestaltmäßigen Kennzeichen und wird ebenso zu einer Aneinanderreihung von größeren Abschnitten, die mit der Melodie und dem Rhythmus synchron laufen. Weil der Text auf diese Weise zu einer Gestalt wird, kann er durch die holistisch funktionierende rechte Hemisphäre als Totalität produziert werden. Durch diese Kombination von Melodie, Rhythmus und Sprache ist Musik imstande, diesen Prozeß in Bewegung zu bringen. Therapien, in denen dieses Prinzip benutzt wird, sind die "Melodic Intonation Therapy" (Albert u.a., 1973) und die "Music Therapy Intervention" (Lucia, 1987).

Wird Musiktherapie mit Logopädie verglichen, dann scheint sie positivere Emotionen hervorzurufen und in einigen Fällen ist sie imstande, das Erleben während einer auf die Musiktherapie folgenden Logopädiesitzung positiv zu beeinflussen. Musiktherapie scheint, verglichen mit Logopädie, außerdem in einigen Fällen das Sprechen besser zu fördern (Romijn, van den Berk, Lameijer-Sterenberg, 1994).

Sprachprobleme, die mit der Motorik zusammenhängen, werden in dem noch folgenden Abschnitt Motorik besprochen.

Wenn die Informationsverarbeitung gestört ist, weil für das autistische Kind die Information zu wenig redundant ist, bei dem Kind mit der Aufmerksamkeitsdefizit-/Hyperaktivitätsstörung das inhibierende System gestört ist, der geistig Behinderte nicht in der Lage ist, wichtige Stimuli zu entdecken und Information chaotisch verarbeitet und bei dem dementen Klienten Information schwierig verfügbar ist, ist es wichtig, daß Information dosiert angeboten wird.

Das Verhalten von Kindern mit einer Aufmerksamkeitsdefizit-/Hyperaktivitätsstörung scheint gut beeinflußbar zu sein, wenn ablenkende Reize ausgeschlossen werden und die Aufgaben an den Konzentrationsbogen angepaßt werden (Ansink, 1986). Weil bei diesen Kindern die verbale Kommunikation nicht gestört ist, bestehen genug Maßnahmen, die neben der Musiktherapie schnell und wirkungsvoll arbeiten. Musiktherapie kann dennoch einen Beitrag leisten, weil mit Musik der Konzentrationsbogen, die Hyperaktivität und das Einprägungsvermögen zu beinflussen sind. Untersuchungen ergaben, daß die Ablenkbarkeit abnimmt, wenn vor einer Aufgabe Musik gehört wird (Morton, Kershner, Siegel, 1990). Eine andere Möglichkeit ist, daß Musik nicht nur der Lernsituation vorausgeht, sondern daß sie auch klingt, wenn das Gelernte aufgegerufen werden soll. Durch den "mood state-dependent recall" wird das Gelernte zuvor mit einer durch Musik hervorgerufenen Stimmung verbunden, woraufhin dieselbe Musik, indem sie die dazugehörige Stimmung hervorruft, das Gelernte hervorruft (Thaut & de l'Etoile, 1993).

Die Beeinflussung von Autismus ist im Allgemeinen schwieriger als die Beeinflussung der Aufmerksamkeitsdefizit-Hyperaktivitätsstörung (Hoekman, Kwakkel-Scheffer, 1987). Musiktherapie kann eine Rolle in der Behandlung von Autismus spielen, weil sie, indem sie stereotype Verhaltensmuster musikalisch unterstützt, imstande ist, der Sprache zu entweichen und Kontakt zu fördern. Der für Autismus kennzeichnende Widerstand gegen Veränderung kann allmählich durch minimale Veränderungen, die in der Musik eingebracht werden, überwunden werden. Musik ist ganz besonders dazu geeignet im richtigen Verhältnis bekannte und alte Information anzubieten. Während das gesprochene Wort hier seine Einschränkungen hat, weil ein Satz nicht in kleinen Schritten variiert oder ausgebreitet werden kann, ist dieses in der Musik kein Problem. Ein melodisches oder rhythmisches Motiv kann auf alle möglichen Arten verändert oder ergänzt werden, ohne daß das Ganze bedeutungslos wird.

Kann Musiktherapie auch zur Informationsverarbeitung bei geistig Behinderten beitragen? Welche Möglichkeiten bestehen in bezug auf Konzentration, Differenzierung, Gedächtnis und Symbolverarbeitung?

Wenn man die Informationsverarbeitung betrachtet, ist Musik ganz besonders dazu geeignet, das geistig-intellektuelle Funktionieren zu entwickeln. Musik ist ein Ereignis, das in der Zeit stattfindet und das in großen oder kleinen Bögen verlaufen kann. Musik hat einen deutlichen Anfang und Ende. Zwischen Anfang und Ende wird die Zeit durch die Musik bis ins kleinste Detail ausgefüllt, so daß der Zuhörer durch das, was in der Musik passiert, scheinbar an die Hand genommen wird. Außerdem erhöht sich der Konzentrationsbogen, wenn jemand in einem bestimmten Moment in der Musik, beispielsweise am Ende einer Phrase, einen Klang produzieren darf. Die Person muß, um dieses zu können, die Phrase, die die Antizipation am Ende ermöglicht, kontinuierlich verfolgen.

Eine Kombination von Aufmerksamkeit und Handlung ist möglich, wenn das Ausführen von Handlungen parallel zu Liedern verläuft, deren Anfang als Signal dient, das die Aufmerksamkeit schärft, deren Rhythmus die motorischen Bewegungen unterstützt und deren Text die Handlung steuert (Van Gennep, 1987).

Das häufige Singen von Liedern stimuliert bei geistig Behinderten das Gedächtnis und ermöglicht Worte zu erlernen, wenn sie während des Singens regelmäßig wiederholt werden. Weil das Wort in einem melodischen und rhythmischen Kontext angewendet wird (siehe z.B. Heimlich, 1980), wird das Lernen anziehender und dadurch auch effektiver.

Die schon erwähnte Untersuchung, in der gezeigt wird, daß die Ablenkbarkeit abnimmt, wenn vor einer Aufgabe Musik gespielt wird, ist auch bedeutungsvoll bei der Arbeit mit geistig Behinderten. Wenn es ihnen nicht möglich ist, schnell relevante Stimuli in einer Aufgabe zu entdecken, kann die Musik, die der Aufgabe vorausgeht, dieses Vermögen vielleicht vergrößern.

Bei dementen Personen gilt, daß sie imstande sind, Lieder aus ihrer Jugend zu singen, was zu erhöhter Aktivität und sozialem Engagement und zur Aktivierung von Bildern und Erinnerungen, die schwierig zugänglich sind, führt (Smeijsters, 1992c). Bei älteren Menschen, die keine Alzheimer Patienten sind, kann das Gedächtnis durch das Stellen von Fragen stimuliert werden (Wylie, 1990). In einem bestimmten Stadium der Alzheimer Krankheit scheint im Gegensatz dazu jedoch das Singen von Liedern ein höheres Ergebnis auf der "Mini-Mental-Status-Questionnaire" zur Folge zu haben (Smith, 1986). Information wird bei diesen Patienten nicht durch gestellte Fragen verfügbar, sondern mit Hilfe von Aktivitäten, die die Vergangenheit wieder lebendig machen. Dadurch daß ein bekanntes Lied aus der Vergangenheit gesungen wird, werden der Erfahrungskontext rundum des Liedes und die Kognitionen, die hierzu gehören, aktualisiert.

Bei der Besprechung von Aphasie wurde auf das Entstehen von Gestalten hingewiesen, wodurch eine Sprachproduktion durch die holistisch funktionierende rechte Hemisphäre möglich wird.

Bei der Motorik gibt es eine hiermit vergleichbare Situation. Spastizität kann dadurch beeinflußt werden, daß Bewegungen und Bewegungsmuster automatisiert werden. Zur Behandlung von Spastizität, Chorea und Athetose wurden innerhalb der Physiotherapie wichtige Therapien entwickelt, wie die Methoden von Bobath, Vojta und Mensendieck. Musiktherapie kann dazu einen Beitrag leisten, weil sie imstande ist, die Antizipation von Bewegungen und dadurch die Automatisierung zu verbessern.

Obschon bei den sogenannten rhythmischen Interventionstechniken (Thaut, 1988) vornehmlich mit rhythmischen Stimuli gearbeitet wird, kann man von der Musik als Ganzes sagen, daß sie durch ihren regelmäßigen Aufbau von Takt, Rhythmus, melodischer Linie und harmonischer Struktur die Vorhersagbarheit vergrößert. Es ist wichtig, daß externe Stimuli, wie das gesungene Lied oder das gespielte Stück, in Tempo, Rhythmus und musikalischem Aufbau gleichmäßig mit den auszuführenden Bewegungen verlaufen.

Entspricht Musik dem Gestaltsgesetz der Kontinuität, dann weiß der Zuhörer, was passieren wird. Verläuft sie synchron mit der auszuführenden Bewegung, dann macht sie gleichzeitig die Bewegung vorhersagbar. Ein auf die Bewegung bezogener, rhythmisch gesungener Text kann eine zusätzliche Unterstützung bieten.

Das rhythmisch strukturierte Spielen auf Musikinstrumenten wird bei motorischen Störungen als Folge eines Schlaganfalls angewendet.

Automatisierte Handlungen werden durch das extrapyramidale System gesteuert (Ansink, 1986). Dazu gehört neben dem Laufen auch das Sprechen. Beim Sprechen ist es nötig, daß die Muskeln, die das Sprechen ermöglichen, als automatisiertes Handlungsmuster funktionieren. Fehlt dieses Muster, dann wird die Artikulation schwieriger. Dann spricht man von Dysartrie. Eine Therapie für Dysartrie sollte auf das Wiederherstellen der automatischen Handlungen basieren. Es gibt Anzeichen dafür, daß dieses mit den gerade genannten rhythmischen Interventionstechniken möglich ist.

Für eine ausführliche Beschreibung der Anwendung von Musiktherapie in der Rehabilitation siehe De Bruijn (1994).

Literatur

Adriaansz, R., F. Schalkwijk & L. Stijlen (red)(1986). Methoden van muziektherapie. Intro, Nijkerk.

Albert, M. et al (1973). 'Melodic Intonation Therapy.' Archives of Neurology, 29.

Ansink, B.J.J. (1986). Neuropedagogiek. Boom, Meppel/Amsterdam.

Battegay, R. (1991). Depression. Psychophysische und soziale Dimension Therapie. Verlag Hans Huber, Bern.

Benenzon, R.O. (1983). Einführung in die Musiktherapie. Kösel Verlag, München.

Bosch, R.J. van den (1990). 'Schizofrenie en andere functionele psychotische stoornissen.' In: W. Vandereycken, C.A. L. Hoogduin, P.M.G. Emmelkamp (red), Handboek psychopathologie dl1. Bohn Stafleu Van Loghum, Houten/Antwerpen.

Bruijn M. de (red)(1994). Muziektherapie op maat. Toepassingen in de revalidatie van kinderen en volwassenen. Intro, Nijkerk.

Bruyn, E.E.J. de (1985). Psychodiagnostiek. Een systematische inleiding vanuit het klinische gezichtspunt. Lemniscaat, Rotterdam.

Bruyn, E.E.J. de & M.J.C. van den Akker (1992). 'Indicatiecriteria voor individuele speltherapie en gezinstherapie: theorie en praktijk.' Tijdschrift voor Orthopedagogiek, 32, 8291.

Crowe, B.J. (1985). 'Einzelmusiktherapie mit einem verhaltensgestörten Jungen.' Musiktherapeutische Umschau, 6, 313315.

Cullberg, J. (1988). Moderne psychiatrie. Ambo, Baarn.

David, E. (1988). 'Physiologische Grundlagen der Musiktherapie.' In: G. Hörmann (Hrsg), Musiktherapie aus medizinischer Sicht. Ferdinand Hettgen Verlag, Münster.

Diekstra, R.F.W. (1990). 'Persoonlijkheidsstoornissen.' In: W. Vandereycken, C.A.L. Hoogduin, P.M.G. Emmelkamp (red), Handboek psychopathologie dl1. Bohn Stafleu Van Loghum, Houten/Antwerpen.

Faas, M. (1993). 'Indicatiestelling in de jeugdhulpverlening. Onderzoek naar de uitvoeringspraktijk van de indicatiestelling voor dagbehandeling en residentiële hulpverlening.' Tijdschrift voor Orthopedagogiek, 32, 138150.

Feuser, G. (1988). 'Grundlegende Aspekte eines Verständnisses des "kindlichen Autismus".' Musiktherapeutische Umschau, 9, 2954.

FrohneHagemann, I. (1990). 'Integrative Musiktherapie als psychotherapeutische, klinische und persönlichkeitsbildende Methode.' In: I. FrohneHagemann (Hrsg), Musik und Gestalt. Junfermann, Paderborn.

Gennep, A.T.G. van (1987). 'Orthopedagogische hulpverlening aan geestelijk gehandicapten.' In: R. de Groot, K. Doornbos, J.D. van der Ploeg & P.A. de Ruyter (red), Handboek orthopedagogiek. WoltersNoordhoff, Groningen.

Heimlich, E.P. (1980). 'Paraverbal techniques: A new approach for communication with children having learning difficulties.' Journal of Learning Disabilities, 13, 9, 1618.

Hoekman, J., J.J.C. KwakkelScheffer (1987). 'Autisme.' In: R. de Groot, K. Doornbos, J.D. van der Ploeg & P.A. de Ruyter (red), Handboek orthopedagogiek. WoltersNoordhoff, Groningen.

Höge, H. (1991). 'Musikalisches Bewusstsein und therapeutische Wirkung: Was ist das Therapeutische an der Musik ?' In: KE. Behne, G. Kleinen & H. de la MotteHaber, Jahrbuch der Deutschen Gesellschaft für Musikpsychologie. Florian Noetzel Verlag/Heinrichshofen Bücher, Wilhelmshaven.

Hoofdakker, R.H. van den, F.A, Albersnagel en H. de Cuyper (1990). 'Stemmingsstoornissen.' In: W. Vandereycken, C.A.L. Hoogduin, P.M.G. Emmelkamp (red), Handboek psychopathologie dl1. Bohn Stafleu Van Loghum, Houten/Antwerpen.

Hurk, J. van den, H. Smeijsters (1991). 'Musical improvisation in the treatment of a man with obsessivecompulsive personality disorder.' In: K.E.Bruscia, Case studies in music therapy. Barcelona Publishers, Phoenixville.
Kappers, C (1990). 'Symbiose en individuatie in muziektherapie.' Tijdschrift voor Kreatieve Therapie, 9 (2), 4245.
Knight, B., Buijssen, H. (red) (1989). Psychotherapie met oudere volwassenen. Intro, Nijkerk.
Leijssen, M. (1986). 'Focusing in de praktijk van clientcentered therapie.' In: G. Lietaer, Ph.H. van Praag, J.C.A. G. Swildens (red), Clientcentered psychotherapie in beweging. Acco, Leuven/ Amersfoort.
Lucia, C.M. (1987). 'Toward developing a model of music therapy intervention in the rehabilitation of head trauma patients.' Music Therapy Perspectives, 4, 3439.
Maler, T. (1990). 'Das Lübecker MusiktherapieModell: Klinische Musikpsychotherapie auf der Grundlage der IchPsychologie.' In: I. FrohneHagemann (Hrsg), Musik und Gestalt. Junfermann, Paderborn.
Morton, L.L., J.R. Kershner, L.S. Siegel (1990). 'The potential for therapeutic applications of music on problems related to memory and attention.' Journal of Music Therapy, XXVII, 4, 195208.
Moser, J. (1990). 'Der Gong in der Behandlung früher Schädigungen.' In: I. FrohneHagemann (Hrsg), Musik und Gestalt. Junfermann, Paderborn.
Reissenberger, K., K. Vosskuhler (1983). 'Nähe und Distanz. Ein Problem bei psychotischen Patienten in der Musik und Bewegungstherapie.' Musiktherapeutische Umschau, 4, 23 30.
Romijn, C., P. van den Berk & B. LameijerSterenberg (1994). The function of music therapy in the treatment of aphasia patients. ITS, Nijmegen.
Schalkwijk, F. (1984). Grondslagen van muziektherapie. Dekker & v.d. Vegt, Nijmegen.
Schalkwijk, F. (1988). Muziek in de hulpverlening aan geestelijk gehandicapten. Intro, Nijkerk.
Schalkwijk, F., A. van der Aalst, P. van den Berk, M. RuttenSaris, H. Storm, R. Veen & F. Vodegel (1990). 'Indicaties voor muziektherapie.' In: F. Schalkwijk & C. Luttikhuis, Opstellen over kreatieve therapie. Hogeschool Nijmegen, Nijmegen.
Smeijsters, H. (1991a). De functie van muziek in de behandeling van emotionele problemen en taalproblemen bij afasiepatiënten. Onderzoeksvoorstel. Hogeschool Nijmegen, Nijmegen.
Smeijsters, H. (1991b). Emotionele problemen bij de ouder wordende mens en de behandeling ervan in de muziektherapie. Lezing Symposium Muziektherapie bij Ouderen. Hogeschool Enschede.
Smeijsters, H. (1991c). Kreatieve therapie Muziektherapie. Hogeschool Nijmegen, Nijmegen.
Smeijsters, H. (1991d/1994). Muziektherapie als psychotherapie. Van Gorcum, Assen Maastricht. Gustav Fischer Verlag, Stuttgart.
Smeijsters, H. (1992a). 'Indicatie en analogie. Kan muziektherapie beschouwd worden als een vorm van psychotherapie ?' Tijdschrift voor Psychotherapie, 18, 2, 88101.
Smeijsters, H. (1992b). 'Indicaties voor muziektherapie.' Tijdschrift voor Kreatieve Therapie, 11 (2), 4550.
Smeijsters, H. (1992c). Muziektherapie bij Alzheimerpatiënten. Lezing Contractcursus Grondslagen van Muziektherapie. Katholieke Universiteit, Nijmegen.
Smeijsters, H. (1993). Muziek in de revalidatie van afasiepatiënten. Lezing Contractcursus Grondslagen van Muziektherapie. Katholieke Universiteit, Nijmegen.
Smeijsters, H. (1995). 'Organiseren om te overleven.' Tijdschrift voor Kreatieve Therapie, 14 (1), 2730.
Smeijsters, H. & M. de Bruijn (1994). 'Muziektherapie bij patiënten met afasie'. In: M. de Bruijn (red). Muziektherapie op maat. Toepassingen in de revalidatie van kinderen en volwassenen. Intro, Nijkerk.

Smith, G.H. (1986). 'A comparison of the effects of three treatment interventions on cognitive functioning of Alzheimer patients.' Music Therapy, Vol. 6A1, 4156.

Strobel, W. (1990). 'Von der Musiktherapie zur Musikpsychotherapie.' Musiktherapeutische Umschau, 114, 313337.

Thaut, M.H. (1988). 'Rhythmic intervention techniques in music therapy with gross motor dysfunctions.' The Arts in Psychotherapy, 15, 127137.

Thaut, M.H. & S.K. de l'Etoile (1993). 'The effects of music on mood statedependent recall.' Journal of Music Therapy, XXX (2), 7080.

Vandereycken, W., C.A.L. Hoogduin, P.M.G. Emmelkamp (red) (1990). Handboek psychopathologie, dl 1. Bohn Stafleu Van Loghum, Houten/Antwerpen.

Waardenburg, W. (1973). Muziek. In: L. Wils (red), Bij wijze van spelen. Samsom, Alphen aan de Rijn/Brussel.

Wylie, M.A. (1990). 'A comparison of the effects of old familiar songs, antique objects, historical summaries, and general questions on the reminiscence of nursing home residents.' Journal of Music Therapy, XXVII1, 212.

2 Analogie

Wenn man Bücher oder Artikel über Musiktherapie zur Hand nimmt, begegnet man oft den Worten "Analogie", "Ähnlichkeit", "Übereinstimmung" und ähnlichen Begriffen. Eine Vielzahl Autoren arbeitet mit der Annahme, daß auf die eine oder andere Art musikalisches Verhalten eine Spiegelung des pathologischen Verhaltens ist. Diese Annahme liegt auch der musiktherapeutischen Behandlung zugrunde, wenn vorausgesetzt wird, daß das Beeinflussen des musikalischen Verhaltens das allgemeine Funktionieren verbessert. Die Anwesenheit oder Abwesenheit derartiger Übereinstimmungen von musikalischem und nicht-musikalischem Verhalten ist bei der Indikationsstellung mitbestimmend.

Wenn wir Begriffe wie "Ähnlichkeit", "Übereinstimmung", "Widerspiegelung" und "Entsprechung" unter den Begriff "Analogie" zusammenfassen, dann kann daraus geschlossen werden, daß dieser Begriff in der Musiktherapie eine wichtige Rolle erfüllt und vielleicht als einer der Kernbegriffe der Musiktherapie gelten kann. In dem folgenden Abschnitt wird dieses, versehen mit Kommentar, durch Beispiele aus der Literatur illustriert. Diese Beispiele bilden zugleich den Hintergrund für eine genaue Definition des Begriffes Analogie. Zwei Aspekte des Begriffes Analogie, die unterschieden werden, nämlich das "pathologisch-musikalische Verhalten" und die "therapeutisch-musikalischen Prozesse", bilden die Basis für einzelne Kapitel.

2.1 Literaturübersicht

Dem Begriff Analogie begegnet man, explizit oder implizit, an vielen Stellen in der Literatur.

Nach Boxill (1985) sollte die musiktherapeutische Sitzung analog zur häuslichen Situation sein, in der sich den Erfahrungen des täglichen Lebens soviel wie möglich angenähert wird. Das "continuum of awareness" in der Musiktherapie impliziert, so Boxill, daß jedes Ereignis, jede Person und jeder Gegenstand betreffend (in und um) Musiktherapie, ein Teil hiervon ist. Damit ähnelt Musiktherapie dem täglichen Leben, in dem jeden Moment etwas anderes passieren kann und es beinahe unmöglich ist, sich selber vor wechselnden Einflüssen zu verschließen.

Dieses finden wir auch in der Regulativen Musiktherapie von Schwabe (1987), in der mit geöffneten Fenstern gearbeitet wird und kein Versuch unternommen wird, alltägliche Geräusche auszuschließen. Dieser Auffassung zufolge liegt die Betonung nicht sosehr auf den der Musik eigenen Kennzeichen, sondern eher auf der Situation, in der die Musik erklingt.

Bei dem, was die “Phänomenologie der musikalischen Elemente” genannt wird, verhält es sich anders (Hegi 1986 S. 110 und 1991). Hiervon ist die Rede, wenn den musikalischen Elementen wie Melodie, Rhythmus, Dynamik, Tempo usw., psychologische, oft auf das emotionale Leben hinweisende Bedeutungen zugesprochen werden. Pavlicevic (1990) spricht in diesem Zusammenhang von “dynamic forms”, universellen Dimensionen, die wir auch in Gebärden, Bewegungen, Gesichtausdrücken und dem Sprechen antreffen. Musik besitzt, aus dieser Sichtweise betrachtet, die dynamischen Formen von Emotionen. Mit dynamisch sind das “in Bewegung sein”, die “shifts of feelings”, die Veränderungsprozesse im emotionalen Leben, wie schneller oder langsamer werden, lauter oder leiser werden, Veränderungen im Timbre und der Tonhöhe, gemeint. Wenn jedoch die Entwicklung, das verändernde Element, zuviel betont wird, wird die Tatsache übersehen, daß bei Emotionen nicht nur von Veränderung, aber auch von etwas Bleibendem die Rede sein kann. Emotionen haben einen “...sich selber aufrechterhaltenden Charakter” (Frijda, 1988). Zorn kommt beispielsweise in einer allmählich zunehmenden Lautstärke (crescendo) oder durch einen plötzlichen Ausbruch (sforzato) zum Ausdruck, wird aber auch von einer einigermaßen dauerhaften Periode gefolgt, in der mit kräftigen Worten (forte) Galle gespuckt wird. Die “phänomenologischen Elemente” und “dynamischen Formen” ergänzen sich folglich.

Wenn man von den “dynamischen Formen” ausgeht, dann arbeitet der Musiktherapeut dadurch, daß er sich auf die musikalischen Mittel richtet, zugleich an dem Emotionalen. Bei den Behauptungen von Pavlicevic, stellt sich jedoch die Frage, ob die durch den Musiktherapeuten gezeigten Reaktionen ausreichend sind, ohne daß dabei eine Interpretation der dynamischen Formen durchgeführt wird.

Auch Knill (1987, 1990) geht von den Kennzeichen des Musikalischen aus und verwendet dabei Ausdrücke wie “Stimmung”, “Verstimmt sein”, “Artikulation”, “Harmonie”, “Entwicklung”, “Transformation”, “Dissonanz” und “Motiv”. Er betont die Übereinstimmungen zwischen der musikwissenschaftlichen und der psychotherapeutischen Sprache und behauptet, daß psychische Prozesse mit Hilfe von musikalischen Begriffen beschrieben werden können. In seinem Artikel “Psychotherapie, als eine in der Musik fundierten Disziplin”, werden musikalische Prozesse nicht als psychische und psychotherapeutische Prozesse interpretiert, sondern wird umgekehrt das Psychische und Psychotherapeutische mit Begriffen, die der Musik entnommen werden, beschrieben.

Hier entsteht die Frage, ob derartige Begriffe im übertragenden Sinn zu sehr miteinander identifiziert werden. Ist denn beispielsweise die Verstimmung eines Instrumentes mit der psychischen Verstimmung vergleichbar? In dem ersten Fall kann von einem Wahrnehmungsprozeß gesprochen werden, in dem zweiten Fall von einem emotionalen Prozeß. Natürlich hängen Wahrnehmung und emotionales Erleben zusammen, es bleibt jedoch unklar, wie sich dieser Zusammenhang in diesem Fall verhält.

Es sollte gerade nachgewiesen werden, daß solche Analogien auf einer Übereinstimmung im Wesen der Prozesse selber beruhen. Ist dieses nicht der Fall, dann ist nicht von psychologischen, sondern von metaphorischem Denken die Rede.

Die morphologische Musiktherapie, wie von Tüpker (1988) beschrieben, kann als eine im psychologischen Denken verwurzelte Analogielehre betrachtet werden. Das Psychische wird, übereinstimmend mit der Psychologie von Salber, als "Gestaltformung und Gestaltveränderung" gesehen. Ein Beispiel zur Verdeutlichung: wir erfahren uns selber als eine Person mit bestimmten Kennzeichen und als dieselbe, die wir als Kind waren, während wir jedoch auch von uns selbst wissen, daß unsere Identität auf eine Aneinanderreihung von Momenten der Veränderung beruht, wodurch wir nicht mehr diejenigen sind, die wir als Kind waren.

In der Morphologie wird die musikalische Komposition als Analogie der psychischen Gestaltformung gesehen, weil Musik aus sich entwickelnden Themen besteht. Vergleichbar mit der Psyche ist ein Thema, daß auf variierte Weise wiederholt wird, sich selber ähnlich und doch anders. Weymann (1990), ein Vertreter der morphologischen Musiktherapie, bezieht sich in diesem Zusammenhang auf Langer (1942) mit der Behauptung, daß "...bestimmte Aspekte des sogenannten innerlichen Lebens...formelle Übereinstimmungen besitzen, die den Kennzeichen von Musik ähneln."

Vergleichbar mit Pavlicevic bemerkt Weymann, daß es nicht die Gefühle selber sind, die in der Musik zum Ausdruck kommen, sondern ihre "Form", ihre Gestalt in der Entwicklung. Die Gestaltformung und Gestaltveränderung, die aus dem Nicht-Logischen, Undeutlichen und Nicht-Artikulierten entstehen, bezeichnet er in der Therapie als "kunstanaloges Vorgehen". Seine Auffassung über den therapeutischen Prozeß zeigt viel Übereinstimmung mit der Wechselwirkung zwischen primären und sekundären Prozessen, wie sie in der Psychologie der Kreativität beschrieben werden. Analogie hat in diesem Fall einen Bezug zur Übereinstimmung des therapeutischen und kreativen Prozesses.

Wenn Bruscia (1989) schreibt, daß in der Musiktherapie das Lösen von "musikalischen Problemen" dem Lösen von Lebensproblemen gleichgesetzt wird, sollten wir uns fragen, ob es sich hier um einen Prozeß von Problemlösung handelt, der auch bei einem nicht-musikalischen Auftrag eine Rolle spielt, oder ob vorausgesetzt wird, daß das Lösen von Problemen mit den Kennzeichen, die beim Produzieren eines Musikstücks oder einer Improvisation typisch sind, übereinstimmt. Dieser Unterschied wird im weiteren bei der Definition von Analogie ausgeführt.

Zur Illustration folgen noch weitere Beispiele. Moser (1990) nimmt an, daß die Polaritäten des Gongs, die Verschmelzung mit dem Klang oder die Abgrenzung vom Klang, mit den allerersten Erfahrungen des Menschen vergleichbar sind.

Strobel (1990) betrachtet den musiktherapeutischen Dialog als eine regressive, der präverbalen Mutter-Kind Beziehung gleichenden Form von Kommunikation. Schmölz (1991) bezeichnet den musikalischen Dialog als Urform der menschlichen Kommunikation: geben und nehmen.

Loos (1986) nennt den Rhythmus buchstäblich eine Analogie des menschlichen Lebens und die Improvisation einen analogen Übungsraum. Frohne schreibt (1986): "Die Bausteine der Musik (Melodie, Klang, Rhythmus, Dynamik und Form) sind Analogien für unsere Art zu denken, zu fühlen und zu handeln, und in unseren Improvisationen, kommt zum Ausdruck, wie wir denken, fühlen und uns verhalten (S. 18)."

Maler (1989, 1990) schließt bei Frohne an und verwendet den Begriff Analogie im musikalischen, dem Spiel vorausgehenden Gespräch. In diesem Gespräch mit dem Musiktherapeuten beschreibt der Klient szenisch und plastisch seine innerliche Gefühlswelt. Diese Beschreibung stellt eine "Analogie" zur innerlichen Gefühlswelt dar und hat im weiteren Verlauf der Musiktherapie die Bedeutung einer Partitur. Der Klient beschreibt sich selber beispielsweise folgendermaßen: "Ich sitze eingeschweißt in einer heißen Glaskugel, die von einem hohen Berg herunter rollt", ein Bild, das anschließend in Form einer Improvisation gespielt werden kann.

In bezug auf die musiktherapeutische Behandlung von erworbenen neurologischen Behinderungen, spricht Jochims (1990) von Analogien zwischen der musiktherapeutischen Improvisation und dem Anpassungsprozeß, der nach einer plötzlich entstandenen körperlichen Behinderung, nötig ist:

"Da sind unübersehbare Analogien zwischen musiktherapeutischer Improvisation und der Adaptionsleistung an körperliche Behinderung: (der Behinderte) muß zu allererst loslassen können von alten Verhaltens- aber auch Wertvorstellungen, um frei zu sein für neue, veränderte Lebensformen (S. 116)."

Therapieformen, die in den Niederlanden zu den "kreativen Therapien" gehören, werden mit der Frage konfrontiert, welche Analogien zwischen den unterschiedlichen Medien bestehen. Aldridge, Brandt & Wohler (1990) suchten nach derartigen Übereinstimmungen zwischen Musiktherapie und Kunsttherapie, jedoch werfen die durch diese Autoren genannten Analogien eine Anzahl Fragen auf. Ein für die Musik charakteristisches Kennzeichen, wie das Tempo, ist für die Kunsttherapie nicht charakteristisch: schnell oder langsam zeichnen gehört nicht zum Wesen des Zeichnens, es sei denn in übertragenden oder futuristischen Sinn. Das gilt beispielsweise auch für Wiederholungen: Wiederholungen sind essentiell für Musik, aber wie notwendig sind sie in einer Zeichnung? Auch andere Analogien, die durch Aldridge u.a. dargestellt wurden, sind zweifelhaft. Ist das Entwickeln einer Idee vergleichbar mit dem Spielen einer melodischen Linie? Ist hell und dunkel analog zu laut und leise? Es erscheint sinnvoller, das Charakteristische eines einzelnen Mediums herauszuarbeiten als durch Übertragungen von Begriffen nach Übereinstimmungen zu suchen. Aufgrund von Überlegungen, die mit Indikationen zusammenhängen, ist der Einsatz von Kennzeichen wie hell, dunkel und Farbe der Kunsttherapie vorbehalten und Kennzeichen wie Tempo, Dynamik und Melodie der Musiktherapie[1]. Die hier aufgeführte Vorgehensweise schließt übrigens nicht aus, daß der künstlerische Ausdruck und der musikalische Ausdruck von Klienten miteinander zusammenhängen oder daß, wie bei der Synästhesie, Klänge Farben hervorrufen. Musiktherapie ist jedoch nur dann indiziert, wenn es sich um die Veränderung von musikalischen Elementen im Verhalten handelt.

Es würde zu weit führen, alles aus der Literatur heranzuziehen, worin Analogie erwähnt wird. Ich beschränke mich auf die folgenden ergänzenden Hinweise: Aldridge (1989), Pavlicevic & Trevarthen (1989), Pavlicevic (1990), Gregg (1991), Lecourt (991), Miller (1991), Robbins & Robbins (1991), Timmermann u.a. (1991), Wigram (1991), Frohne-Hagemann (1992), Langenberg, Frommer & Tress (1992), Smeijsters

---

[1] Die Bezeichnungen "Tonmalerei" und "Klangfarben" zeigen dieselbe Undeutlichkeit des Begriffs auf.

(1993a), Lehtonen (1994). Es handelt sich hierbei um eine Auswahl. Einige der schon genannten Beispiele werden in dem folgenden Kapitel weiter ausgearbeitet.

Die Beispiele lassen annehmen, daß das Konzept Analogie eine wichtige Rolle in der theoretischen Fundierung von Musiktherapie erfüllt, daß der Begriff als solcher jedoch nicht eindeutig beschrieben ist.

Einen ersten Ansatz zur Definition finden wir bei Schalkwijk u.a. (1990). Obwohl der Text von Indikationen handelt, ist auch von Analogien die Rede. Indikation und Analogie hängen ja eng zusammen. Wenn die Autoren schreiben, daß eine eigentliche Indikation in der Musiktherapie unter anderem durch die Tatsache gekennzeichnet ist, daß die Musik bei dem festgestellten Bedürfnis des Klienten anschließt, daß die Bedürfnisse des Klienten in Aspekten von Musik wiederzufinden sind und daß der Klient durch die Musik mit der Störung oder Behinderung in Kontakt gebracht werden kann, wird implizit vorausgesetzt, daß sich das Spezifische von Musiktherapie in der Übereinstimmung zwischen dem Psychischen und dem Musikalischen verbirgt. Diese Parallele, durch uns als "Analogie" angedeutet, wird im Folgenden genauer definiert.

2.2 Analogie

Eine Analogie ist eine Übereinstimmung. Wenn man von einer analogen Situation spricht, zeigt diese ein Übereinstimmung mit anderen Situationen. Das Wort kann auf Gleichheit, auf eine vollständige Identität, auf das in bestimmter Hinsicht einander gleich sein oder auf das einander Ähneln hinweisen. Vor allem die letzte Bedeutung ist hier wichtig, weil eine Therapiesituation keine vollständige Ähnlichkeit mit der alltäglichen Situation vorweist. Dieser Gedankengang impliziert, daß der Klient sich während der Musiktherapie so in Musik ausdrückt, wie er sich auch in andere Situationen ausdrückt. Aber während es einerseits die Expression derselben Person betrifft, ist andererseits von "Analogie" die Rede. Musikalisches Verhalten ist ja nicht vollständig identisch mit dem nicht-musikalischen Verhalten aus der alltäglichen Wirklichkeit.

Spielt der Klient beispielsweise einen Konflikt mit seinem Vater dadurch aus, daß er mit Hilfe von Instrumenten selber sowohl die Sohn- als auch die Vaterrolle auf sich nimmt, dann ist diese Situation, trotz der Übereinstimmung, nicht identisch mit der Situation, in der er dem Vater tatsächlich gegenüber tritt.

Wäre die Therapie ein Duplikat der alltäglichen Wirklichkeit, dann würde ihr das Vermögen zur Veränderung fehlen und sie keine Wirkung haben. Würden in der Therapie nur Ereignisse kopiert werden, dann würde es sich nicht um Therapie handeln, genausowenig wie der Wiederholungszwang zur Heilung führt. In der therapeutischen Situation wird sich der Wirklichkeit so gut wie möglich genähert, aber auch Abstand von dieser Wirklichkeit genommen. Gerade darum wird ein anderes Erleben und ein anderes Verhalten in bezug auf die Wirklichkeit möglich. Es ist das Andersartige, dasjenige was in der Therapie der Wirklichkeit hinzugefügt wird oder wodurch die Wirklichkeit anders beleuchtet wird, das zur Heilung führt. In jeder Therapie wird dieses Zwischengebiet auf eine eigene Art und Weise gestaltet.

Wenn man, wie Kris (1989), die Therapiesitzung mit einem Theaterstück oder einem Film vergleicht, dann kann gesagt werden, daß sie, genau wie das Theaterstück oder der Film, zugleich wirklich und unwirklich ist. Was auf der Bühne passiert, könnte in Wirklichkeit passieren, aber es ist nicht wirklich, weil es auf der Bühne stattfindet. Die Beziehungen zwischen den Personen sind, obwohl der Wirklichkeit entnommen, ausgedacht und nicht wirklich ein Teil des täglichen Lebens. Als Zuschauer sehen wir nicht wirklich Mörder und Opfer, sondern die Schauspieler spielen, daß sie Mörder und Opfer sind. Wenn das Stück zu Ende ist, geht jeder Schauspieler seinen eigenen Weg und objektiv hat sich auch in dem Leben des Zuschauers nichts verändert. Schauspieler und Zuschauer taten einige Stunden so, "als ob" die Handlung wirklich passierte. Dadurch waren sie imstande, die Handlung aktiv und passiv so zu erleben, als wäre sie echt. Der Schauspieler mordete und der Zuschauer konnte mit seinen Gedanken und Gefühlen diesen Mord nachvollziehen und damit die Gefühle von Aggression, Rache und Wut unbewußt entladen. Letzteres kann man aufgrund der enormen Anziehungskraft annehmen, die blutige Schauderszenen auf Menschen haben, trotz der Tatsache, daß dasjenige was passiert, offiziell mißbilligt wird. Die Kraft des Theaters, und auch der Therapie, verbirgt sich in der Tatsache, daß beide unwirklich sind, aber der Wirklichkeit ähneln und daß Handlungen und Erlebnisse erlaubt sind, die in der Wirklichkeit nicht erlaubt sind.

Aktive Musiktherapie unterscheidet sich in einigen Punkten von einem Schauspiel. Der Klient ist nicht nur Zuschauer, sondern er nimmt an der Handlungsweise des "Tun als ob" teil. Indem man selber daran teilnimmt, wird die Inaktivität aufgegeben und man kommt der Wirklichkeit ein Stück näher.

Das Handeln bringt den Klienten einen Schritt näher zur Wirklichkeit, denn auch wenn von einer künstlichen Situation gesprochen werden kann, muß in dieser künstlichen Situation doch tatsächlich gehandelt werden. Der Kontext an sich ist anders, die Tat des Handelns unterscheidet sich selber wenig von dem Handeln in einem anderen Kontext. Die unterschiedlichen Möglichkeiten Kontakt zu suchen oder abzuwehren, eine Initiative von jemanden aufzugreifen oder zu durchkreuzen, sind nahezu dasselbe wie in der Realität, aber sie laufen jetzt über das musikalische Medium ab.

Während die Handlung auf der Bühne häufig eine Kopie der wirklichen Handlung ist, ist der musikalische Kontext der Musiktherapie keine Kopie der alltäglichen Handlung. Menschen kommunizieren in Wirklichkeit nicht mit Musikinstrumenten. Außerdem kommt der "als ob"-Charakter sowohl in der aktiven als auch in der rezeptiven Musiktherapie zum Ausdruck, wenn musikalische Klänge und Strukturen das Symbol für ein Ereignis außerhalb der Musiktherapie sind. Was das angeht, kann Musik mit einem Traum oder einem Märchen verglichen werden, worin auf symbolische Weise Wünsche und Frustrationen zum Ausdruck kommen. "Als ob" bedeutet hier, daß ein Ereignis übersetzt wird, in ein Symbol umgewandelt wird.

Zusammenfassend kann gesagt werden, daß während eines Schauspiels und einer Musiktherapiesitzung Wirklichkeit und Unwirklichkeit ineinander verschlungen sind. Dieses Gleichgewicht zwischen Unterschieden und Übereinstimmungen mit der Wirklichkeit, die Nähe und der Abstand zur Wirklichkeit, ist kennzeichnend für eine Analogie in der hier verwendeten Bedeutung. Das Gleichgewicht zwischen Wirklichkeit und Unwirklichkeit kommt bei der aktiven Musiktherapie anders zustande als bei einem Theaterstück. Bei dem Theaterstück handelt der Zuschauer nicht und ist, aus Distanz, Zeuge einer beinahe wirklichen Szene. In der Musiktherapie handelt der Klient tatsächlich innerhalb des unwirklichen Kontextes des musikalischen Mediums. Sowohl in der aktiven, als auch in der rezeptiven Musiktherapie wird von Symbolisierung gesprochen. Wenn wir versuchen Analogie zu definieren, dann gelten als erste Kennzeichen die Nähe und der Abstand zur Wirklichkeit. Eine Kopie von der Wirklichkeit ist keine Analogie, genausowenig wie etwas, daß keine Ähnlichkeit mit der Wirklichkeit aufweist.

Wenn wir weiter danach suchen, was für die Übereinstimmung ausschlaggebend ist, können wir feststellen, daß die Übereinstimmung nicht willkürlich auf einer oberflächlichen Beziehung beruht, aber auf einer Gleichheit in essentiellen Kennzeichen basiert. Das musikalische Verhalten und die musikalischen Klänge und Strukturen, in denen das Verhalten resultiert, gleichen bei einer Analogie im wesentlichen dem psychischen Ereignis.

Eine wirkliche Handlung findet in einem musikalischen Kontext statt und Aspekte wie Form, Rhythmus, Tempo und Kraft des musikalischen Klanges, bilden ein symbolisches Äquivalent zu den expressiven Kennzeichen einer wirklichen Handlung oder wirklichen Erlebens.

Das musikalische Geschehen verdient nur dann die Qualifikation Analogie, wenn das, was in der Musik vor sich geht, im wesentlichen eine Spiegelung des alltäglichen Geschehens ist. Es sollte mehr sein als nur eine Übereinstimmung der Worte. Die Art der Phänomene sollte dieselbe sein. In den folgenden Abschnitten wird in Stichpunkten einiges zusammengefaßt.

Von Analogie in der Musiktherapie kann die Rede sein wenn:

1) Nähe und Abstand zur Wirklichkeit besteht (nicht spezifisch für Musiktherapie).
2) Nähe die Folge der Tatsache ist, daß das Geschehen in der Musiktherapie in seiner Essenz dem Geschehen außerhalb der Musiktherapie gleicht, was sich zeigt in:
   a) der Tatsache, daß eine nicht-musikalische Handlung innerhalb eines musikalischen Kontextes stattfindet (nicht-spezifisch); z. B. wenn sich jemand außerhalb der Musiktherapie in einer Isolierung befindet und in der Musiktherapie nicht mitmacht. Dieses ist nicht-spezifisch, weil es auch in anderen Therapieformen möglich ist.
   b) der Tatsache, daß musikalische Elemente wie Melodie, Takt, Rhythmus, Tempo, Dynamik, Klangfarbe, musikalischer Zusammenhang, musikalische Form und musikalische Interaktion ein symbolisches Äquivalent der nicht-musikalischen Handlung sind (spezifisch); z.B. wenn jemand nicht imstande ist, seine Gefühle zu äußern und musikalisch sehr fade spielt (keine Variation in Dynamik, Tempo, Rhythmus, Melodieaufbau, Intervallgröße etc.). Kennzeichen wie Dynamik, Tempo, Rhythmus und dergleichen sind spezifisch für Musik.

3) musikalische Prozesse möglich sind, die Übereinstimmungen mit psychischen Prozessen vorweisen, die zu einer Entwicklung oder Verbesserung führen; z.B. das Finden des Gleichgewichts zwischen Symbiose und Individuation, dadurch daß mit Hilfe von Klang miteinander verschmolzen oder Abstand genommen werden kann.

Punkt 2 kann mit dem Begriff "pathologische- musikalische Prozesse" zusammengefaßt werden. Der Unterschied zwischen den Punkten a und b kann noch folgendermaßen erläutert werden: bei einer nicht-spezifischen Analogie kann der Klient zum Beispiel sowohl lauter als auch leiser spielen. Sein Verhalten ist nicht an denselben musikalischen Ausdruck gebunden. Bei einer spezifischen Analogie wird das Spiel des Klienten kontinuierlich, z.B. durch eine starke Dynamik, gekennzeichnet.

Punkt 3 kann unter dem Begriff "therapeutisch-musikalische Prozesse" zusammengefaßt werden.

Wenn wir auf die in der Einleitung angewandten Beispiele von Analogien in der Musiktherapie zurückkommen, dann fällt auf, daß die Ansätze unterschiedlich sind.

Einige Musiktherapeuten begründen die Analogie mit einer Übereinstimmung von Worten, wie beispielsweise in dem Wort "Stimmung" sichtbar wird. Die Seiten eines Instrumentes sollten in der richtigen Tonhöhe und in dem richtigen Verhältnis zueinander gestimmt sein. Wenn das nicht der Fall ist, klingt das Instrument falsch. Bei einem Menschen sprechen wir von einer Gemütsstimmung. Ein Instrument sollte richtig gestimmt sein und ein Mensch befindet sich am liebsten in einer guten Stimmung. Aber kann hier von einer Analogie, mit der oben beschriebenen Bedeutung, gesprochen werden? Wie schon festgestellt wurde stellt sich die Frage, ob die Stimmung eines Instrumentes im wesentlichen eine Übereinstimmung mit der Stimmung eines Menschen hat. Oder kann in diesem Fall nur von einer übertragenden, bildlichen Übereinstimmung, ohne essentielle Äquivalenz, gesprochen werden?

Auch bei der Lösung von "musikalischen Problemen", stellte sich schon dieselbe Frage. Ist das Lösen von musikalischen Problemen mit dem Lösen von Lebensproblemen vergleichbar? Musikalische Probleme sind keine Lebensprobleme, also werden die Lebensprobleme als solche nicht in der Musiktherapie geübt. Oder weist das Lösen von musikalischen Problemen vielleicht doch essentielle Übereinstimmungen mit dem Lösen von Lebensproblemen auf?

Wenn davon ausgegangen wird, daß es nicht so viel ausmacht mit welchem Medium das Lösen von Problemen stattfindet, dann wird von einer nicht-spezifischen Analogie (Kriterium 2a) gesprochen.

Die Musiktherapeuten, die musikalische Elemente analysieren und mit einer psychologischen Bedeutung versehen, arbeiten übereinstimmend mit dem Kriterium 2b der Analogie-Definition.

Als zusätzliche Bemerkung muß jedoch gesagt werden, daß Störungen nicht immer im musikalischen Verhalten zum Ausdruck kommen. Der Klient kann in der Musik eine andere Seite seiner Persönlichkeit zum Ausdruck bringen, ein Idealbild oder ein noch vorhandenes Vermögen. Je nachdem welche Bedeutung diese musikalische Expression im Hinblick auf die gesamte Persönlichkeit hat, kann, wenn das Verhalten nicht als Abwehrmechanismus funktioniert, möglicherweise von einem spontan erscheinenden, therapeutisch-musikalischen Prozeß gesprochen werden und nicht von musikalischer Pathologie.

2.3 Diagnose, Indikation und Analogie

Zwischen Analogie, Diagnose und Indikation bestehen enge Zusammenhänge. Die Punkte 2a und 2b der Analogie befinden sich an der Basis der musiktherapeutischen Diagnose, weil diese erst dann möglich ist, wenn die Störung aus dem musikalischen Verhalten und/oder den musikalischen Elementen abgelesen werden kann.

Punkt 3 der Analogie hängt mit der Indikation zusammen. Musiktherapie ist indiziert, wenn der Musiktherapeut musikalische Situationen anbieten kann, die zu einer Verminderung von psychischen Störungen oder zur Entwicklung bei einer Behinderung beitragen. Dieses sollte aufgrund der Tatsache passieren, daß die musikalischen Prozesse eine Analogie zu den psychischen Prozessen bilden, die zur Heilung oder Entwicklung führen.

Die Anforderungen, die bezüglich der Indikation gestellt werden, sind größer als die Anforderungen bezüglich der Diagnose. Die psychische Störung sollte nicht nur in der Musik widergespiegelt werden, sondern auch mit Musik zu behandeln sein.

Im dritten Kapitel werden zur Illustration einige Beispiele von pathologisch-musikalischen Prozessen, im vierten Kapitel von therapeutisch-musikalischen Prozessen gezeigt.

Die pathologisch-musikalischen und therapeutisch-musikalischen Prozesse, definiert im Verständnis der Analogieauffassung, bilden zugleich den Hintergrund zur musiktherapeutischen Behandlung von psychischen Störungen oder Behinderungen, die im zweiten Teil dieses Buches thematisiert werden.

2.4 Das Besondere des Mediums Musik

In diesem Abschnitt werden unterschiedliche Funktionen betrachtet, die Musik im therapeutischen Sinn haben kann. Die Bestandsaufnahme fällt nicht gänzlich unter das Thema Analogie und ist nicht immer spezifisch. Eine Funktion kann auf einer Analogie beruhen, wie bei Symbolisierung, aber kann auch eine Folge von anderen psychischen Prozessen sein, wie bei Assoziation. In einer Vielzahl von Fällen bietet Musik zugleich dieselben Möglichkeiten wie andere künstlerische Medien. Diese Funktionen sind in der Musiktherapie anwendbar, aber ihre Existenzberechtigung entnimmt die Musiktherapie dem Maße, in dem sie der Auffassung von Analogie entspricht und den damit zusammenhängenden Funktionen (siehe auch Smeijsters 1990a, 1990b, 1991, 1993b).

Symbolisierung

Ein Symbol ist ein Bild, Klang oder Objekt, daß an die Stelle einer Sache, Person, Ereignis oder Erfahrung tritt. Es ist die Wirklichkeit, die eine andere Wirklichkeit sichtbar oder hörbar darstellt. Das Symbol weist auf einen tieferen Inhalt hin und ist mehr und anders als das, was die konkrete Vorstellung suggeriert. Auf diese Art und Weise ist Musik eine Wirklichkeit, die eine andere Wirklichkeit darstellen kann.

Gerade die Tatsache, daß sie keine andere Wirklichkeit ist, sondern eine andere Wirklichkeit darstellt, ermöglicht es der Musik, die andere Wirklichkeit zuzulassen. Es kann also von Abstand und Nähe gesprochen werden. Der Klient kann dadurch, daß er sich außerhalb der Wirklichkeit bewegt, die andere Wirklichkeit ausdrücken. So wie das kleine Kind mit seinem Spielzeug Situationen nachspielt, kann auch der Klient mit musikalischen Klängen Ereignisse und Erfahrungen nachspielen.

Assoziation

Musik setzt Gefühle dadurch frei, daß sie bestimmte Assoziationen hervorruft. Das bedeutet, daß bei einer Person bestimmte Vorstellungen oder Gedanken auftreten. Hierbei funktioniert Musik als eine Art von Stichwort. Die Assoziationen sind möglich, weil in der Vergangenheit eine Verbindung zwischen Musik und anderen Angelegenheiten entstanden ist.

Die Assoziationen können einen Bezug zu Dingen, Personen oder Erlebnissen haben die eine wichtige Rolle im Leben eines Menschen spielen. Diese sogenannten Wertegebiete besitzen eine Gefühlsdimension, sie werden als positiv oder negativ erfahren.

Struktur

Musik verläuft innerhalb der Zeit und regt das Ordnen von Information innerhalb der Zeit an.

Die geistige Informationsverarbeitung hat mit Zeit zu tun. Wir speichern bekannte Informationen in unserem Gehirn, greifen zukünftiger Information vor und legen Verbindungen zwischen Gegenwart,Vergangenheit und Zukunft. Diese kognitive Zeitfunktion findet ein Spiegelbild in der Musik.

Musik beinhaltet außerdem einen bestimmten Aufbau und Zusammenhang von Einzelteilen. Sie ist keine lose Aufeinanderhäufung von Elementen.

Dieser Aspekt der musikalischen Struktur kommt der Gewohnheit des Menschen, wie er wahrnimmt und sich bewegt, entgegen. Der Mensch gruppiert, übereinstimmend mit den Gestaltgesetzen, die Information die ihn erreicht immer in ein größeres Ganzes. Auf diese Art und Weise werden die unzähligen Eindrücke, die uns erreichen, übersichtlicher.

Die Musik ist erfüllt von derartigen größeren Ganzen. Wir finden in der Musik rhythmische und melodische Motive, Abwechslungen in Legato und Staccato, Forte und Piano, unterschiedliche Abschlüsse, unterschiedliche Gruppierungen von Instrumenten usw..

Mit anderen Worten: Musik ist Ausdruck unseres Strukturierungsvermögens. Der Klient kann, indem er Musik hört, wieder mit diesem Vermögen in Kontakt treten. Er kann dieses Vermögen wiederfinden, in dem er Musik hört oder in dem er selbst musiziert.

Neben dem Kognitiven besitzt auch das Affektive eine Zeitdimension. Gefühle verlaufen innerhalb der Zeit, es sind nicht nur Eindrücke eines Momentes. Sie nehmen in ihrer Heftigkeit zu und ab, verändern unser Zeiterleben und sind oft die Folge von plötzlich auftretenden Veränderungen in der Zeit. Liebe kennt Momente von Verliebtheit, ein stärker werdendes Verlangen nach der geliebten Person, ein Klimax während der Anwesenheit des anderen und eine darauffolgende Abnahme der Intensität. "Überraschung" ist das durch ein plötzlich abweichendes Erlebnis im Zeitverlauf berührt werden. "Kummer" besteht aus Momenten von Leugnen, Bosheit und Traurigkeit.

In der Musik verändert sich der Klang auf ähnliche Art innerhalb der Zeit. Dieses erklärt, warum Musiktherapeuten Klang und Gefühl einander gleichstellen: ein Klang ruft ein Gefühl hervor, und es ist möglich, ein Gefühl in Klang auszudrücken.

Musik ist, weil sie die Zeit ordnet, auch imstande das Timing motorischer Prozesse zu verbessern. Sie macht es der betreffenden Person möglich, in Gedanken den Moment vorauszusehen, in dem ein bestimmter Teil einer motorischen Handlung stattfinden soll. So ordnet der geordnete kognitive Prozeß den motorischen Prozeß.

Bewegung

Musik bringt Menschen in körperliche Bewegung. Sie fangen an zu tanzen oder können, während die Musik erklingt, Hände und Füße nicht länger still halten. Dieses Phänomen ermöglicht es, mit Hilfe des Körpers, Erfahrungen und Gefühle, die in bestimmten Stellen des Körpers feststecken, aufs neue erleben zu lassen und anschließend zu verarbeiten.

Die Bewegung, die Musik bei Menschen auslöst, hat auch einen physiologischen und neurologischen Charakter. Die Absonderung von Hormonen und Neurotransmittern und die damit zusammenhängenden vegetativen Reaktionen, sind durch Musik beeinflußbar.

Sprache des Gefühls

Die musikalischen Parameter weisen einen Zusammenhang mit unterschiedlichen Gemütszuständen auf. Eine starke oder schwache Dynamik, ein schnelles oder langsames Tempo können eine Spiegelung von den Kennzeichen bestimmter Gemütszustände sein. Kummer wird zum Beispiel häufig dadurch geäußert, nicht besonders aktiv zu sein, sich nicht in einem schnellen Tempo vorwärtszubewegen und mit einer geringen Lautstärke zu sprechen. Weil nahezu all diese Qualitäten auch von musikalischer Art sind, ist es möglich den Kummer in einer musikalischen Aktivität oder einer

Musikwahl zum Ausdruck zu bringen. Hierin verbirgt sich das expressive Vermögen von Musiktherapie.

Kommunikation

Aktive Musiktherapie ermöglicht es, daß zwischen zwei Personen ein Dialog mit musikalischen Mitteln entsteht. Vor allem in Fällen in denen die verbale Kommunikation als bedrohlich empfunden wird, Mißtrauen auslöst oder unzureichend ist, bietet die Musik die Möglichkeit auf indirekte Weise Kontakt zu schließen. Dabei fungieren das Musikinstrument und die Musik als intermediäres Objekt.

Anstatt jemanden mit einem Satz anzusprechen, wird demjenigen ein musikalisches Motiv zugespielt, so daß es durch den nicht genau zu definierenden Inhalt sicherer für denjenigen ist, der das Motiv spielt und gleichzeitig denjenigen, der das Motiv empfängt zwingt, den Kontakt auf eine andere Weise als vorher aufzugreifen. Durch diese experimentelle Situation können neue Interaktionsmuster entstehen und der Klient kann etwas von sich selber zum Ausdruck bringen, ohne verbale Abweisung fürchten zu müssen.

Weil Musizieren häufig ein Zusammenspiel ist, treten in dem Zusammenspiel die unterschiedlichen Interaktionsmuster zwischen den Menschen in den Vordergrund. Die Art und Weise wie Menschen miteinander umgehen, wird sprichwörtlich unter die Lupe genommen.

Auch musikalische Vorlieben und die persönlichen Bedeutungen, die diese Vorlieben begleiten, sagen etwas über die Person aus. Dadurch daß der Klient ein Musikstück auswählt, kommuniziert er über etwas Persönliches.

Die Musik oder ein Musikinstrument können ebenfalls ein "transitional object" sein, wodurch der Klient imaginär mit der abwesenden Person in Kontakt tritt.

Siehe als Beispiel für die im letzten Abschnitt behandelten Aspekte von Musik als therapeutisches Medium auch Strobel (1990). Er nennt: nonverbale Kommunikation, die zurückführt auf den präverbalen Mutter-Kind Dialog, Transformation ("korrigierende Neuerfahrung auf einer Symbolebene"), präverbales Handeln und Problemlösung ("Probehandeln"), nonverbales Durcharbeiten bei Patienten, die hierzu verbal nicht imstande sind, symbolischer Ausdruck als Brücke zum Verbalen, Symbiose, der Erfahrung von der Totalität und Katharsis.

2.5 Analoger Prozeß versus Kreativer Prozeß

Veranlaßt durch die in den ersten beiden Kapiteln entwickelten Ideen in bezug auf Indikation und Analogie entsteht die Frage, wie das Analoge-Prozeßmodell sich gegenüber dem Kreativen-Prozeßmodell verhält.

Das Kreative-Prozeßmodell ist ein in den Niederlanden herausgearbeitetes Modell, das an einigen Ausbildungen gelehrt wird und sich teils auf die Freudschen Entwicklungsstufen bezieht, teils auf Konzepte von Kreativität aus der humanistischen Psychologie und teils auf die Phasen der Kreativität im schöpferischen Prozeß.

Übereinstimmend mit der Definition von Indikation und Analogie ist meines Erachtens Musiktherapie indiziert, wenn ein musikalischer Prozeß einen psychischen Prozeß hervorruft, der zur Heilung oder Entwicklung führt.

Wenn Musiktherapie als kreative Therapie umschrieben wird, hat dieses jedoch zur Folge, daß entweder das Indikationsgebiet verringert wird, oder der Begriff Kreativität erweitert wird oder daß mit dem Begriff angedeutet wird, daß nicht die Störung oder Behinderung zentral steht, sondern andere Aspekte der Person.

Wenn man die Zielsetzung von Musiktherapie als das Anschließen an das kreative Vermögen beschreibt und als das Stimulieren der kreativen Gestaltung des Klienten, dann verkleinert man damit das Indikationsgebiet und beschränkt man sowohl die musikalischen, als auch die psychischen Prozesse auf einen einzigen Prozeß (den kreativen Prozeß). Zu einer kreativen Gestaltung zu kommen ist jedoch nicht bei jeder Störung oder Behinderung indiziert. Ein Beispiel kann dieses verdeutlichen. Bei einem Klienten mit stereotypischem Verhalten (Zwangsneurose, Autismus, geistige Behinderung) können kreative Prozesse, die das Verhalten betreffen, indiziert sein. Ist es jedoch sinnvoll einen manischen Klienten oder einen Klienten mit unverarbeiteter Trauer kreativer zu machen?

Wenn keine Verkleinerung des Indikationsgebietes beabsichtigt ist, dann kann, wenn vorausgesetzt wird, daß auseinandergehende psychische Störungen und Behinderungen als ein "kreatives Problem" zu beschreiben sind und mit kreativen Prozessen behandelt werden können, von einer Undeutlichkeit des Begriffs gesprochen werden. Diese Auffassung findet wenig Anklang in der offiziellen Psychopathologie.

Wenn letztendlich die Auffassung gewählt wird, in der man sich nicht auf die Störung oder Behinderung, sondern auf das "gesunde Vermögen" des Klienten richtet, dann nimmt man der kreativen Therapie ihren therapeutischen Charakter, denn Therapie richtet sich, übereinstimmend mit der Definition der Indikation, auf die Störung oder die Behinderung an sich. Daß das Ansprechen des gesunden Vermögens einen Einfluß auf das Problem haben kann, wird nicht geleugnet, aber daß die Beschäftigung mit dem gesunden Vermögen automatisch einen Einfluß auf die Störung oder Behinderung hat, ist zu bezweifeln. Das Beispiel Trauer kann dieses verdeutlichen: um mit dem beschäftigt sein zu können, was der Klient noch kann, ist zuerst ein Prozeß von emotioneller Verarbeitung nötig.

Das Arbeiten mit dem gesunden Vermögen ist indiziert, wenn Klienten das Gefühl haben nicht viel zu können (ein unzureichendes Selbstwertgefühl). Aber ist die Arbeit mit dem gesunden Vermögen beispielsweise auch bei der Verbesserung von Konzentration und Gedächtnis bei geistig Behinderten indiziert? Der Therapeut richtet sich dann doch gerade auf die Behinderung. In der Arbeit mit autistischen Klienten, wobei das Verhalten des Klienten vom Therapeuten übernommen wird, kann genausowenig von der Arbeit mit dem gesundem Vermögen gesprochen werden, sondern eher vom Spiegeln des gestörten Verhaltens.

Der Gebrauch des Wortes “kreativ” ist dementsprechend problematisch, weil es das Indikationsgebiet verkleinert, oder eine unzulässige diagnostische Verschwommenheit impliziert, oder in vielen Fällen nicht wirklich therapeutisch ist.

Läßt man den Grundsatz, daß es in der kreativen Therapie um kreative Formgebung geht weiterhin außer acht und versucht man Therapien miteinander zu verbinden, indem man auf die Anwesenheit eines als kreativ bezeichneten Mediums weist, dann hat diese Umschreibung nicht mehr Wert als die Definition von verbalen Psychotherapien als Therapien, die mit Worten arbeiten. Auch dann bleibt das Wort “kreativ” unzureichend.

Bezeichnend für die Berechtigung einzelner Therapieformen sind die sogenannten spezifischen Faktoren, die zur therapeutischen Wirkung beitragen. Wenn man von “Musik”-Therapie sprechen will, dann sollte deutlich gemacht werden, daß es die musikalischen Prozesse sind, die einen spezifischen Beitrag leisten können. Abgesehen von den schon genannten Einschränkungen, die an dem Begriff “kreativ” gekoppelt sind, ist das Wort Musiktherapie nur dann gerechtfertigt, wenn deutlich ist, daß das therapeutisch wirksame Prinzip dieser Therapie auf musikalischen Prozessen beruht.

Dasselbe gilt mutatis mutandis für die Kunsttherapie, Dramatherapie, Tanztherapie und Gartentherapie. Jede Therapieform sollte ihre Existenzberechtigung auf die spezifischen Kennzeichen des eigenen Mediums gründen. Mit anderen Worten: auf die Weise, wie sich Störungen und Behinderungen in Bild und Skulptur, in der dramatischen Handlung, Tanz und Gartengestaltung äußern. Genauso wie für die Musiktherapie gilt für diese Therapien, daß sie manchmal mit kreativen Prozessen arbeiten, aber daß abhängig von der Störung oder Behinderung, auch noch andere Prozesse, neben den kreativen Prozessen, herangezogen werden.

Eine Übereinstimmung zwischen Musiktherapie, Kunsttherapie, Dramatherapie, Tanztherapie und Gartentherapie besteht darin, daß diese Therapieformen innerhalb des eigenen Mediums manchmal von kreativen Prozessen Gebrauch machen. Viel wichtiger als diese Übereinstimmung ist die Tatsache, daß jede dieser Therapien ihre Existenzberechtigung den analogen Prozessen entnimmt. Dieses Element ist zugleich verbindend, als auch unterscheidend: der analoge Prozeß ist ein gemeinschaftliches Konzept, aber die konkrete Umsetzung hiervon ist mediumspezifisch, weil es sich gerade um dasjenige handelt, was analog ist an der Musik, dem Bild und der Skulptur, der dramatischen Handlung, dem Tanz und der Gartengestaltung.

Literatur

Aldridge, D. (1989). 'A phenomenological comparison of the organization of music and the self.' The Arts in Psychotherapy, 16 (2), 91-97.

Aldridge, D., G. Brandt & D. Wohler (1990). 'Toward a common language among the creative art therapies.' The Arts in Psychotherapy, 17, 189-195.

Beknopte handleiding bij de diagnostische criteria van de DSM-IV (1995). Swets & Zeitlinger, Lisse.

Boxill, E.H. (1985)' Music therapy for the developmentally disabled. Pro-ed, Austin-Texas.

Bruscia, K.E. (1989)' Defining music therapy. Barcelona Publishers, Phoenixville-PA.

Frijda, N.H. (1988). De emoties. Bert Bakker, Amsterdam.

Frohne, I.(1986). 'Vorwort.' In: F. Hegi, Improvisation und Musiktherapie. Junfermann-Verlag, Paderborn.

Frohne-Hagemann, I. (1992). 'Integrative Therapie bei Menschen mit depressiven Zuständen - Legitimation und Konzepte.' Dokumentation der 1 Fachtagung Musik und Depression. Fritz Perls Institut, Hückeswagen-Beversee.

Gregg, G.S. (1991). Self-representation: life narrative studies in identity and ideology. Greenwood Press, New York.

Hegi, F. (1986). Improvisation und Musiktherapie. Junfermann-Verlag, Paderborn.

Hegi, F. (1991). Die Kunst der musiktherapeutischen Improvisation. Lezing K.U. Nijmegen.

Jochims, S. (1990). 'Krankheitsverarbeitung in der Frühphase schwerer neurologischer Erkrankungen.' Psychotherapie, Psychosomatik und medizinische Psychologie, 40, 115-122.

Knill, P. (1987). 'Auf dem Weg zu einer Theorie musikorientierter Psychotherapie.' Musiktherapeutische Umschau, 1, 3-14.

Knill, P. (1990). 'Das Kristallisationsprinzip in einer musikorientierten Psychotherapie.' In: I. Frohne-Hagemann (Hrsg.), Musik und Gestalt. Junfermann-Verlag, Paderborn.

Kris, E. (1989). De esthetische illusie. Boom, Meppel.

Langenberg, M., J. Frommer & W. Tress (1992). 'Qualitative Methodik zur Beschreibung und Interpretation musiktherapeutischer Behandlungswerke.' Musiktherapeutische Umschau, 13 (4), 258-278.

Langer, S. (1948). Philosophy in an new key. Mentor Books, New York.

Lecourt, E. (1991). 'Off-beat music therapy: a psychoanalytic approach to autism.' In: K.E. Bruscia (ed), Case studies in music therapy. Barcelona Publishers, Phoenixville-PA.

Lehtonen, K. (1994). 'Gibt es Entsprechungen zwischen den Strukturen von Musik und denen der Psyche ?' Musiktherapeutische umschau, 15 (1), 9-24.

Loos, G. (1986). Spiel - Räume. Gustav Fischer Verlag, Stuttgart.

Maler, T. (1989). Klinische Musiktherapie. Verlag Dr. R. Krämer, Hamburg.

Maler, T. (1990). 'Das Lübecker Musiktherapie-Modell: Klinische Musikpsychotherapie auf der Grundlage der Ich-Psychologie.' In: I. Frohne-Hagemann, Musik und Gestalt. Junfermann-Verlag, Paderborn.

Miller, H.O. (1991). 'Group improvisation therapy: the experience of one man with schizophrenia.' In: K.E. Bruscia (ed), Case studies in music therapy. Barcelona Publishers, Phoenixville-PA.

Moser, J. (1990). 'Der Gong in der Behandlung früher Schädigungen.' In: I. Frohne-Hagemann, Musik und Gestalt. Junfermann-Verlag, Paderborn.

Pavlicevic, M. (1990). 'Dynamic interplay in clinical improvisation.' Journal of British Music Therapy, 4 (2), 5-9.

Pavlicevic, M. & C. Trevarthen (1989). 'A musical assessment of psychiatric states in adults.' Psychopathology, 22, 325-334.

Robbins, C. & C. Robbins (1991). 'Creative music therapy in bringing order, change and communicativeness to the life of a brain-injured adolescent.' In: K.E. Bruscia (ed), Case studies in music therapy. Barcelona Publishers, Phoenixville-PA.

Schalkwijk, F. (red), A. v.d. Aalst, P. v.d. Berk, M. Rutten-Saris, H. Storm, R. Veen & F. Vodegel (1990). 'Indicaties voor muziektherapie.' In: F. Schalkwijk, C. Luttikhuis (red), Opstellen over kreatieve therapie. Hogeschool Nijmegen.

Schmölz, A. (1991). 'Musiktherapie bei psychosomatisch Erkrankten.' In: A. Willeit (Hrsg), Puer Musica et Medicina. Internationales, interdisciplinäres Symposium, Kongressakte, 127-132.

Schwabe, C. (1987). Regulative Musiktherapie. Gustav Fischer, Stuttgart.

Smeijsters, H. (1990a). 'Functies van muziek bij scholieren en studenten muziektherapie.' Tijdschrift voor Kreatieve Therapie, 3, 74-81.

Smeijsters, H. (1990b). Kreatieve therapie - muziektherapie. Hogeschool Nijmegen.

Smeijsters, H. (1991/1994). Muziektherapie als psychotherapie. Van Gorcum, Assen Maastricht. Gustav Fischer Verlag, Stuttgart.

Smeijsters, H. (1992). 'Indicatie en analogie: kan muziektherapie beschouwd worden als een vorm van psychotherapie?' Tijdschrift voor psychotherapie, 18, 2, 88-101.

Smeijsters, H. (1993a). 'Het onuitsprekelijke verklankt.' Rekenschap. Humanistisch Tijdschrift voor Wetenschap en Cultuur, 40 (4), 227-232.

Smeijsters, H. (1993b). 'Listener responses on a graded scale between opposite semantic descriptors of 30 musical excerpts.' In: R.R. Pratt (ed), Music therapy and music education for the handicapped. MMB Music-Inc, St. Louis-MO.

Smeijsters, H. (1993c). 'Music therapy and psychotherapy.' The Arts in Psychotherapy, Vol. 20-3, 223-229.

Smeijsters, H. (1995). 'Organiseren om te overleven.'Tijdschrift voor Kreatieve Therapie, 14 (1), 27-30.Strobel, W. (1990). 'Von der Musiktherapie zur Musikpsychotherapie.' Musik-therapeutische Umschau, 11, 313-338.

Timmermann, T., N. Scheytt-Hölzer, S. Bauer & H. Kächele (1991). 'Musiktherapeutische Einzelfall-Prozess-forschung - Entwicklung und Aufbau eines Forschungsfeldes.' Psychotherapie, Psychosomatik und medizinische Psychologie, 41, 385-391.

Tüpker, R. (1988). Ich singe was ich nicht sagen kann. Gustav Bosse, Regensburg.

Weymann, E. (1990). 'Kunstanaloges Vorgehen in der Musiktherapie.' In: I. Frohne-Hagemann (Hrsg.), Musik und Gestalt. Junfermann-Verlag, Paderborn.

Wigram, T. (1991). 'Music therapy for a girl with Rett's syndrome: balancing structure and freedom.' In: K.E. Bruscia (ed), Case studies in music therapy. Barcelona Publishers, Phoenixville-PA.

3 Pathologisch-musikalische Prozesse

Der im vorigen Kapitel gemachte Unterschied zwischen pathologisch-musikalischen und therapeutisch-musikalischen Prozessen wird in diesem und dem folgenden Kapitel anhand einiger Beispiele illustriert. In diesem Kapitel liegt der Akzent auf den pathologisch-musikalischen Prozessen, mit anderen Worten darauf, wie die psychische Störung oder Behinderung in dem musikalischen Verhalten hörbar wird. Schmölz (1991a) spricht von: "..ein klingendes diagnostisches Zustandsbild...".

Zuerst folgen einige Beispiele, die als Ausarbeitung des zweiten Kapitels dienen. Dann wird anhand von Forschungsergebnissen näher auf die Beziehung zwischen der Störung und dem musikalischen Verhalten eingegangen. Zum Schluß werden einige Beispiele aus der Praxis der rezeptiven und aktiven Musiktherapie beschrieben.
Der Akzent liegt in diesem Kapitel auf psychischen Störungen.

3.1 Beispiele von pathologisch-musikalischem Verhalten

3.1.1 Fragmentierte Gestaltung

Ein Beispiel, das sich dem Kriterium Nr. 2a aus dem zweiten Kapitel anschließt, basiert auf der Idee aus der morphologischen Musiktherapie, daß die Gestaltbildung in der Musik der psychischen Gestaltbildung entspricht (Tüpker, 1988; Weymann, 1990).

Laut der morphologischen Psychologie werden psychische Prozesse durch das Entstehen oder Verwandeln von Gestalten gekennzeichnet. Eine Gestalt ist eine bestimmte Ordnung, eine Struktur. Ohne Ordnung und Struktur könnte der Mensch nicht leben, die Welt würde chaotisch und unvorhersehbar sein. Darum ordnet der Mensch die Informationen (aus) seiner Umgebung, teilt die Welt "in Schubladen" ein. Die "Schubladen" selber bilden eine Gestalt, aber auch das Netz zwischen den "Schubladen" stellt eine zusammenhängende Gestalt dar. Den "Schubladen" werden, aufgrund von Erfahrung und Überzeugung, Eigenschaften zugeordnet. Auf diese Weise können Dinge definiert, differenziert, erklärt, beurteilt usw. werden. Da fortwährend neue Informationen hinzugefügt werden und sich dadurch auch alte Informationen einer Neuordnung unterziehen, wird nicht nur von Ordnung, sondern auch von Verwandlung gesprochen.

Die Morphologie unterscheidet sechs Faktoren, die zur Gestalt oder Verwandlung führen[1]:

1. *Aneignung*. In der Musiktherapie: ein musikalisches Motiv übernehmen. Pathologisch: nicht imstande sein, sich etwas zu eigen zu machen oder sich etwas zu eigen machen und nicht mehr davon lösen können.
2. *Umbildung*. In der Musiktherapie: imstande sein zu variieren. Pathologisch: Chaos, das fortdauernde Verändern, ohne daß eine zusammenhängende Form entsteht.
3. *Einwirkung*. In der Musiktherapie: Musik machen, die andere berührt oder fasziniert. Pathologisch: langweilig Musik machen oder Musik machen, die andere über-herrscht.
4. *Anordnung*. In der Musiktherapie: das aufeinander Abstimmen von Teilstücken, unterschiedliche oder übereinstimmende musikalische Formelemente in eine richtige Beziehung zueinander setzen. Pathologisch: Ein Mangel an ausgeglichener Ab-wechslung, Mangel an Form.
5. *Ausbreitung*. Das Übersteigen von bestehenden Erfahrungen durch Wünsche und Ideale. In der Musiktherapie: wenn in dem, was klingt, verborgene Dinge ihren Ausdruck finden. Pathologisch: Mangel an Phantasie oder eine ungezügelte Phantasie.
6. *Ausrüstung*. Das Besitzen von Fähigkeiten und das Einsetzen von Anstrengung um diese Fähigkeiten zu erlangen. In der Musiktherapie: das geeignete Instrument und die geeignete Spielweise wählen, um ein Gefühl auszudrücken. Pathologisch: nicht die geeigneten musikalischen Elemente gebrauchen.

Es wird angenommen, daß psychische Probleme und Symptome aufgrund dieser sechs Faktoren beschrieben werden können. Da diese sechs Faktoren auch in der Musiktherapie eine wichtige Rolle spielen, besteht laut der morphologischen Musiktherapie eine wesentliche Übereinstimmung zwischen dem Agieren in der Musiktherapie und der psychischen Gestaltgebung im Allgemeinen. Bei dieser Vorgehensweise ist eine "Interpretation" nicht nötig, weil die musikalischen Prozesse als psychische Prozesse aufgefaßt werden.

Gemäß Tüpker (1988) ist die ästhetische Gesetzmäßigkeit eine allgemeine Gesetzmäßigkeit der psychischen Gestaltung. Der Musiktherapeut behandelt die pathologische Gestaltformung dadurch, daß entgegengesetzte musikalische Gestalten angeboten werden. Er denkt und handelt in der Musik und behandelt dadurch die psychischen Prozesse.

Tüpker beschreibt ein Beispiel eines Klienten, der in der Improvisation fortwährend das, womit er beschäftigt war, plötzlich abbrach und mit etwas vollkommen Neuem begann. Der Bezug zu dem Vorherigen ging dabei vollständig verloren. Zwischen den Stücken, die sich stark voneinander unterschieden, improvisierte er Übergänge, in denen er ohne Zusammenhang Themen miteinander verknüpfte. Das Spiel wurde durch

---

[1] Einige der Störungen stehen im Zusammenhang mit den Kontaktstörungen, so wie sie in der Gestalttherapie unterschieden werden. Siehe auch später in diesem Kapitel.

Mangel an Kontinuität, Vorhersagbarheit und Zusammenhang gekennzeichnet, es hing lose aneinander.

Sein Sprechen war durch starre Muster, die keine Entwicklung durchliefen, gekennzeichnet. Im Gegensatz dazu traten in der Musiktherapie während “Accelerandi” Entladungen auf, in denen der Klient seinen Impulsen, die er nicht mehr in der Hand hatte, völlig ausgeliefert war.

In dem Spiel, in dem er immer wieder die Themen abbrach, wurde laut Tüpker sein Aufenthalt in einem Heim sichtbar. Dort mußte er sich zum wiederholten Male auf neue Beziehungen einstellen, weil die Begleiter in diesem Heim häufig wechselten und es darum nicht möglich war, feste Beziehungen aufzubauen. Der alte Kontakt wurde immer wieder abgebrochen und durch neue Kontakte ersetzt.

Schon als Baby wurde der Klient durch unterschiedliche Betreuer versorgt, wodurch er nicht imstande war, gegenüber einer einzigen Person die Integration von Befriedigung und Frustration, guten und schlechten Eigenschaften, zu vollziehen (Tüpker bezieht sich hier auf M. Klein). Diese Eigenschaften blieben, ohne jeglichen Zusammenhang, lose nebeneinander stehen. Dadurch war der Klient genausowenig imstande, Eigenschaften von sich selber miteinander zu verbinden. Dieses kam in dem Unvermögen, das starre Verhalten (das Sicherheit gewährleisten sollte) und die Ausbrüche (die durch den Musiktherapeuten als ein Zeichen von Erneuerung aufgefaßt wurden) miteinander zu vereinigen, zum Ausdruck.

Der Gestaltfaktor, mit dem die musikalische Improvisation, das Verhalten in dem Heim und das tiefer liegende Krankheitsbild beschrieben werden kann, ist insbesondere der Zweite der sechs Faktoren. Die sofortige Umformung eines Motivs, ohne daß es sich entwickeln konnte, wodurch zwischen dem Neuen und Alten kein Übergang und keine Einheit entstehen konnte, war für die musikalische Improvisation, für sein Leben im Heim und für sein Krankheitsbild kennzeichnend. Es bestand keine Integration, das eine lebte in dem anderen nicht weiter.

Die Beziehung zwischen den sechs Faktoren und der musiktherapeutischen Improvisation ist deutlich. Es besteht auch kein Zweifel daran, daß die Gestaltfaktoren in der menschlichen Psyche eine Rolle spielen. Was jedoch nachgewiesen werden sollte ist, daß die bestehenden Krankheitsbilder, mit einer Kombination von diesen Faktoren ausreichend beschrieben werden können.

Vergleicht man die Gestaltfaktoren mit Krankheitsbildern wie sie im DSM-IV (1995) beschrieben werden, dann scheinen einige Krankheitsbilder hierzu mehr geeignet zu sein, als andere.

Nehmen wir als Beispiel die autistische Störung (299.00). Kennzeichen wie:

- Mangel an sozio-emotionaler Gegenseitigkeit,
- Fehlen von verschiedenen entwicklungsgemäßen Rollenspielen oder sozialen Imitationsspielen,

- umfassende Beschäftigung mit einem oder mehreren stereotypen und begrenzten Interessen oder auffällig starres Festhalten an bestimmten nichtfunktionalen Gewohnheiten oder Ritualen oder ständige Beschäftigung mit Teilen von Objekten.

Diese Kennzeichen sind in dem ersten Gestaltfaktor enthalten (“Aneignung”).

Den dritten und sechsten Gestaltfaktor (bzw. “Einwirkung” und “Ausrüstung”) finden wir bis zu einem bestimmten Maße in der Major Depression (296.2x - Einzelne Episode und 296.3x - Rezidivierend), die unter anderem gekennzeichnet ist durch:

- Deutlich vermindertes Interesse oder Freude an allen oder fast allen Aktivitäten.
- Müdigkeit oder Energieverlust an fast allen Tagen.
- Gefühle der Wertlosigkeit oder übermäßige und unangemessene Schuldgefühle.
- Verminderte Fähigkeit zu denken oder sich zu konzentrieren oder verringerte Entscheidungsfähigkeit.

Der dritte Gestaltfaktor kann sich beispielsweise auf die Aufmerksamkeits-/Hyperaktivitätsstörung beziehen, überwiegend hyperaktiv und impulsiv, (314.01) mit Kennzeichen wie:

- ist häufig “auf Achse” oder handelt oftmals, als wäre er/sie “getrieben”,
- redet häufig übermäßig viel,
- platzt häufig mit den Antworten heraus, bevor die Frage zu Ende gestellt ist,
- kann nur schwer warten, bis er/sie an der Reihe ist,
- unterbricht und stört andere häufig.

Der erste, vierte (“Anordnung”) und sechste Gestaltfaktor hat einen Bezug zur Zwanghaften Persönlichkeitsstörung (301.4):

- beschäftigt sich übermäßig mit Details, Regeln, Listen, Ordnung, Organisation oder Plänen,
- verschreibt sich übermäßig der Arbeit und Produktivität unter Ausschluß von Freizeitaktivitäten und Freundschaften,
- ist übermäßig gewissenhaft, skrupulös und rigide in Fragen von Moral, Ethik und Werten,
- zeigt Rigidität und Halsstarrigkeit.

Es sollte noch genau untersucht werden, ob die sechs Faktoren Störungen ausreichend beschreiben können.

3.1.2 Die Bedeutung von musikalischen Elementen

Der Akzent liegt hierbei auf dem Kriterium 2b der Definition von Analogie: die Tatsache, daß musikalische Elemente wie Melodie, Rhythmus, Tempo, Dynamik und Form ein symbolisches Äquivalent der expressiven Kennzeichen einer nicht musikalischen

Handlung sind. Beispiel: Zorn (eine nicht musikalische Handlung) wird gekennzeichnet durch lautes Sprechen, darum kann Dynamik symbolisch Zorn ausdrücken. Hegi (1986, S. 110) spricht in diesem Zusammenhang von der “Phänomenologie” der musikalischen Elemente.

Auch bei anderen Musiktherapeuten, beginnend bei Holthaus (1970), entdecken wir die Auffassung, daß ein solcher Zusammenhang zwischen musikalischen Verhaltensweisen und Kennzeichen der Störung besteht. Holthaus nahm an, daß z.B. das Maß, in dem der Klient schnell und langsam und laut und leise abwechseln kann, Aufschluß über Persönlichkeitsstörungen gibt.

In dieser Auseinandersetzung wird an dieser Stelle auf die Arbeit von Hegi (1986, 1991) hingewiesen. Seine Phänomenologie beruht auf folgenden Annahmen:

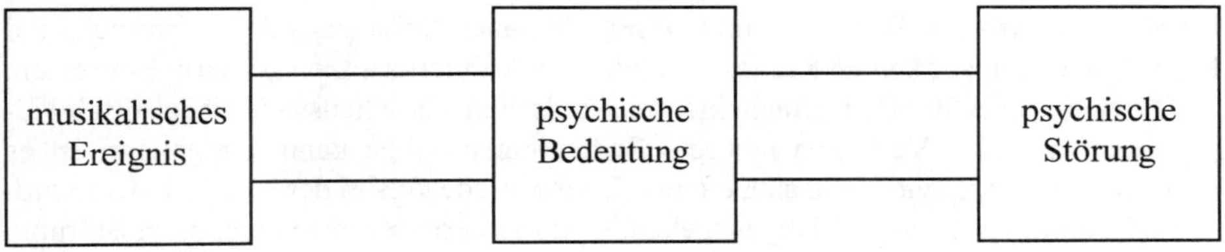

Dem musikalischen Ereignis wird eine psychische Bedeutung zugesprochen, die als Kennzeichen für eine bestimmte psychische Störung gesehen wird. Hegi ordnet bestimmten melodischen und rhythmischen Figuren eine feste Bedeutung zu, wie “Aufwärts-Tendenz = Glück”, “Abwärts-Tendenz = Traurigkeit”, “starrer Puls = psychotisch”, “kein Rhythmus = neurotisch”, “verändernd = Borderline”, “schnell/unregelmäßig = Manie”, “keine Energie = Depression”.

Als erstes kann hierzu bemerkt werden, daß es wichtig ist, darauf zu achten, welche Perspektive man als Ausgangspunkt einnimmt. Wenn man beispielsweise sagt “verändernd = Borderline”, dann wird dabei vergessen, daß veränderndes musikalisches Spiel auch eine Äußerung einer Nicht-Borderline Störung (z.B. Manie) sein kann. Der Gedankengang stimmt jedoch, wenn die Reihenfolge der Begriffe umgedreht wird: “Borderline = verändernd” und dieses interpretiert wird wie: es besteht im großen Maße die Wahrscheinlichkeit, daß das Spiel eines Klienten mit einer Borderline Persönlichkeitsstörung, fortwährend seinen Charakter verändert.

Daß “verändernd” auch auf andere Störungen hinweisen kann, ist eine Folge der Tatsache, daß dasselbe musikalische Verhalten unterschiedliche psychische Bedeutungen haben kann. Ein stark dynamisches Spiel kann beispielsweise bedeuten, daß jemand keinen Kontakt will und durch das Spiel einen Abstand zu Menschen behält. Es kann aber auch bedeuten, daß jemand gerade nach Aufmerksamkeit verlangt. Diese Angelegenheit wird noch komplizierter, weil sich auch psychische Bedürfnisse unterschiedlich in Musik manifestieren können. Heal (1991) bemerkt beispielsweise, daß “keinen Kontakt schließen wollen” dadurch ausgedrückt werden kann, daß sehr laut oder gerade sehr leise gespielt wird.

Da dasselbe musikalische Verhalten unterschiedliche psychische Bedeutungen haben kann und eine psychische Bedeutung in unterschiedlichen musikalischen Verhaltensweisen zum Ausdruck kommen kann, sollte das Schema folgendermaßen aussehen:

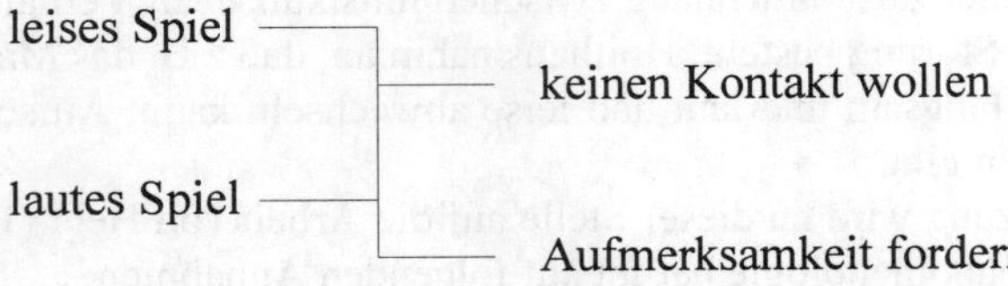

Keinen Kontakt zu wollen kann durch leises oder lautes Spiel ausgedrückt werden, und lautes Spiel kann auf keinen Kontakt wollen oder Aufmerksamkeit fordern, hinweisen.

Die Suche nach der Bedeutung einer musikalischen Verhaltensweise ist also schwierig, wenn dasselbe Verhalten mehrere Bedeutungen haben kann. Umgekehrt ist es schwierig vorauszusagen, wie sich ein psychisches Bedürfnis in der Musik äußern wird.

Es ist darum notwendig, daß, ausgehend von mehreren Kennzeichen einer Störung, die musikalischen Verhaltensweisen in diesem Licht interpretiert werden. Ob ein musikalisches Verhalten eine bestimmte psychische Bedeutung hat, kann sich nur im Zusammenhang mit anderen musikalischen Verhaltensweisen zeigen. Die musikalischen Verhaltensweisen müssen zusammen mit mehreren einer Störung zugehörigen Symptomen korrespondieren. Genausowenig wie man schlußfolgern darf, daß bei der Anwesenheit von Impulsivität von einer Borderline Persönlichkeitsstörung gesprochen werden kann, ist es ebensowenig möglich, ein isoliertes, allein stehendes musikalisches Verhalten zu interpretieren.

Von einer Borderline Persönlichkeitsstörung kann laut DSM-IV (301.83) gesprochen werden bei:
Ein tiefgreifendes Muster von Instabilität in zwischenmenschlichen Beziehungen, im Selbstbild und in den Affekten sowie von deutlicher Impulsivität. Der Beginn liegt im frühen Erwachsenenalter und manifestiert sich in den verschiedenen Lebensbereichen.

Mindestens 5 der folgenden Kriterien müssen erfüllt sein:

1. Verzweifeltes Bemühen, tatsächliches oder vermutetes Verlassenwerden zu vermeiden.
2. Ein Muster instabiler, aber intensiver zwischenmenschlicher Beziehungen, das durch einen Wechsel zwischen den Extremen der Idealisierung und Entwertung gekennzeichnet ist.
3. Identitätsstörung: ausgeprägte und andauernde Instabilität des Selbstbildes oder der Selbstwahrnehmung.
4. Impulsivität in mindestens zwei potentiell selbstschädigenden Bereichen (Geldausgaben, Sexualität, Substanzmißbrauch, rücksichtsloses Fahren, "Freßanfälle").

5. Wiederholte suizidale Handlungen, Selbstmordandeutungen oder -drohungen oder Selbstverletzungsverhalten.
6. Affektive Instabilität infolge einer ausgeprägten Reaktivität der Stimmung (z.B. hochgradige episodische Dysphorie, Reizbarkeit oder Angst, wobei diese Verstimmungen gewöhnlich einige Stunden und nur selten mehr als einige Tage andauern).
7. Chronische Gefühle von Leere.
8. Unangemessene, heftige Wut oder Schwierigkeiten, die Wut zu kontrollieren (z.B. häufige Wutausbrüche, andauernde Wut, wiederholte körperliche Auseinandersetzungen).
9. Vorübergehende, durch Belastungen ausgelöste paranoide Vorstellungen oder schwere dissoziative Symptome.

Die Eigenschaften 4, 6, 8 sind möglicherweise direkt in musikalischen Parametern wie Dynamik, Tempo und Form hörbar (Hummelen, 1992; Hakvoort, 1993; Smeijsters, 1995). In der musikalischen Form kann beispielweise von "musikalischem Sprunghandeln" die Rede sein (über "Sprunghandeln" in der Kunsttherapie siehe Visser und Hummelen, 1988). Die Kennzeichen 1, 2, 3, 7 können indirekt oder direkt in der Musiktherapie zum Ausdruck kommen. Der Versuch, dem Verlassenwerden zuvorzukommen, kann sich beispielsweise darin äußern, Mühe mit dem Beenden der Improvisation, der Sitzung und dem Beenden der Therapie zu haben. Auf eine direktere Art kann es während des Zusammenspiels von Musiktherapeut und Klient, das einen stark verschmelzenden oder eben distanzierten Charakter haben kann, zu hören sein.

Idealisierung kann in der Identifikation mit dem Musiktherapeuten durch musikalische Imitation seines Spiels zum Ausdruck kommen. Herabsetzung wird darin sichtbar, daß der Klient auf den Musiktherapeuten wütend wird, der, aus der Sicht des Klienten, nicht imstande ist, das zu spielen, wonach er, der Klient, ein dringendes Bedürfnis hat und folglich "... nichts davon begreift..." (de Backer, 1993).

Konzentrieren wir uns auf den Zusammenhang zwischen Kennzeichen der Borderline Persönlichkeitsstörung und typisch musikalischen Verhaltensweisen. In dem folgenden (hypothetischen) Schema wird die Arbeit von Hegi, Moser (1990) und Visser & Hummelen (1988) verarbeitet.

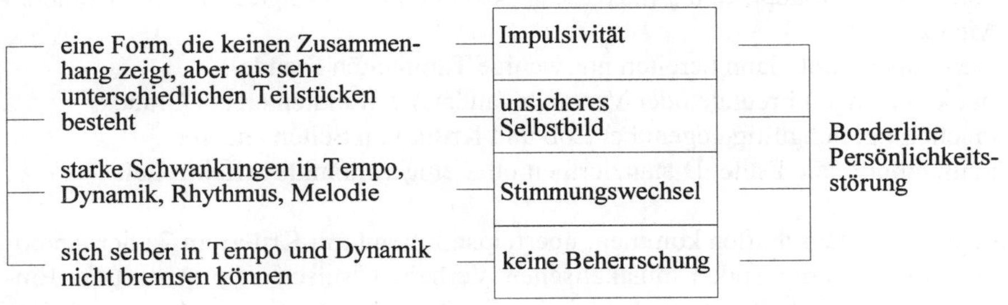

Die Interpretation in bezug auf musikalische Verhaltensweisen sollte folgendermaßen lauten: wenn von einer unzusammenhängenden Form, starken Schwankungen in Tempo, Dynamik, Rhythmus und Melodie und vom Unvermögen, sich selber in Tempo und Dynamik zu bremsen, die Rede ist, kann dieses möglicherweise auf eine Borderline Persönlichkeitsstörung hinweisen. Und umgekehrt: eine Borderline Persönlichkeitsstörung kommt im musikalischen Verhalten wahrscheinlich durch eine unzusammenhängende Form, in starken Schwankungen in Tempo, Dynamik, Rhythmus und Melodie und im Unvermögen, sich selber im Tempo und Dynamik bremsen zu können, zum Ausdruck.

Übereinstimmend mit dem DSM-IV sollten Musiktherapeuten aufgrund von Untersuchungen die Schlußfolgerung ziehen können, daß eine bestimmte Anzahl von diesen Kennzeichen vorhanden sein sollten.

Wenn wir das Schema nicht nur horizontal, sondern auch vertikal auf Beständigkeit untersuchen, bekommen die einzelnen musikalischen Verhaltensweisen ihre Bedeutung innerhalb eines Kontextes.
Jede Linie kann als das Prüfen einer Hypothese aufgefaßt werden.

In dem Vorangegangenen wurde schon ein Unterschied zwischen Symptomen, die direkt oder indirekt in der Musik zum Ausdruck kommen, gemacht. Wenn wir als zweites Beispiel die schizoide Persönlichkeitsstörung als Ausgangspunkt nehmen, dann scheint dieses auch hier der Fall zu sein.

Laut DSM-IV (301.20) wird eine Person mit einer Schizoiden Persönlichkeitsstörung gekennzeichnet durch:

Ein tiefgreifendes Muster, das durch Distanziertheit in sozialen Beziehungen und eine eingeschränkte Bandbreite des Gefühlsausdrucks im zwischenmenschlichen Bereich gekennzeichnet ist. Die Störung beginnt im frühen Erwachsenenalter und tritt in den verschiedensten Situationen auf. Mindestens 4 der folgenden Kriterien müssen erfüllt sein:

1. hat weder den Wunsch nach engen Beziehungen noch Freude daran, einschließlich der Tatsache, Teil einer Familie zu sein,
2. wählt fast immer einzelgängerische Unternehmungen,
3. hat, wenn überhaupt, wenig Interesse an sexuellen Erfahrungen mit einem anderen Menschen,
4. wenn überhaupt, dann bereiten nur wenige Tätigkeiten Freude,
5. hat keine engen Freunde oder Vertraute, außer Verwandten ersten Grades,
6. erscheint gleichgültig gegenüber Lob und Kritik von Seiten anderer,
7. zeigt emotionale Kälte, Distanziertheit oder eingeschränkte Affektivität.

Einige dieser Eigenschaften kommen, überreinstimmend mit Kriterium 2a der Analogie, in auseinandergehenden musikalischen Verhaltensweisen zum Ausdruck. Einzelgängerisches Verhalten kann beispielsweise in der Distanz zu anderen und dem Nichtübernehmen musikalischer Elemente (welche das auch sein mögen) zum Ausdruck kommen. Was der Klient, der sich im Abseits hält, spielt, paßt auf keine Weise in das Spiel des anderen.

Bei der Phänomenologie der musikalischen Elemente handelt es sich jedoch um die Frage, inwieweit das Psychische in den spezifisch musikalischen Verhaltensweisen wiedergespiegelt wird, mit anderen Worten, ob eine psychische Erscheinung mit mehr oder weniger beständigem musikalischen Verhalten parallel verläuft.

Bei einigen Kennzeichen der schizoiden Persönlichkeitsstörung ist dieses der Fall. So kann beispielsweise die eingeschränkte Affektivität in einer ähnlichen musikalischen Erscheinungsform auftreten: eingeschränktes Spiel mit wenig dynamischen, melodischen, rhythmischen und temporalen Veränderungen, Motive, die sich nicht entwickeln und durch kleine Intervalle und begrenzten Umfang gekennzeichnet sind. Auch hier gilt wieder, daß das musikalische Verhalten im Zusammenhang mit der Störung gesehen werden sollte.

Ob die unterschiedlichen Störungen durch derartige Kombinationen von musikalischen Verhaltensweisen voneinander unterschieden werden können, ist bis auf weiteres eine offene Frage. Umfassende Forschungen sind noch notwendig, um für die unterschiedlichen psychischen Störungen eine zuverlässige und valide Kombination von musikalischen Verhaltensweisen festzustellen.

3.2 Theorie und Forschung in bezug auf pathologisch-musikalisches Verhalten

Im vorangehenden Abschnitt wurden die phänomenologischen und morphologischen Ansätze zur Illustration davon angeführt, wie in musiktherapeutischen Methoden das musikalische Verhalten als Spiegel des allgemeinen pathologischen Verhaltens aufgefaßt wird.
Der folgende Abschnitt bezieht sich auf Forschungsergebnisse.

3.2.1 Zusammenhänge zwischen Musik und Persönlichkeit in der Musikrezeption

Bevor auf den Zusammenhang zwischen psychischer Störung und musikalischem Verhalten eingegangen wird, ist es sinnvoll, auf musikpsychologische Forschung hinzuweisen, mit der Absicht, einen Zusammenhang zwischen Musik und Persönlichkeit festzustellen. Es handelt sich hierbei nicht um Persönlichkeitsstörungen.

3.2.1.1 Musikalische Vorlieben und Persönlichkeit

In der Musikpsychologie stand zum wiederholten Male die Frage im Mittelpunkt, ob eine Beziehung zwischen Musik und Persönlichkeit besteht. So eine Beziehung kann auf unterschiedliche Weise zum Ausdruck kommen, beispielsweise in der Vorliebe, die Menschen für bestimmte Kompositionen haben, oder in bestimmten Assoziationen, die sie bei Musik erfahren. Der Gedanke, daß neurotische und psychotische Störungen in musikalischen Vorlieben und Assoziationen zum Ausdruck kommen, kann als Fortsetzung hiervon betrachtet werden.

Der Zusammenhang zwischen Unsicherheit und musikalischer Vorliebe war schon in den fünfziger Jahren ein Forschungs-Thema. Fisher & Fisher (1951) untersuchten Studenten und stellten aufgrund von Zeichnungen zuerst das Maß an Unsicherheit fest. Anschließend bestimmten sie die musikalischen Vorlieben. In ihrer Untersuchung zeigte sich, daß die Gruppe, die dieselbe Vorliebe für aufregende Musik (z.B. "Ein Heldenleben" von R. Strauss) und nicht aufregende Musik hatte (z.B. "The grand canyon suite" von F. Grofé), nur zum kleinen Teil aus unsicheren Personen bestand. In den Gruppen, die extrem viel oder wenig aufregende Musik wählten, war die Anzahl unsicherer Personen im Gegensatz dazu relativ groß. Persönliche Unsicherheit kann also sowohl mit der Wahl für sehr dramatische Musik als auch sehr undramatische Musik zusammengehen. Dieser Befund wurde durch eine Untersuchung von Payne (1967) jedoch nicht bestätigt. Sie stellte fest, daß Personen, die bei einem Persönlichkeitsfaktor wie Neurotizismus eine hohe Punktzahl erreichten, vor allem Musik aus der Romantik, mit einem dramatischen und emotionellen Charakter, bevorzugten. Das Extreme (hoher Punktestand) war bei dieser Untersuchung nur an einer Seite vertreten.

Cattell & Anderson (1953) nahmen an, daß ein Zusammenhang zwischen den Vorlieben von Menschen für bestimmte Musik und ihrer Persönlichkeit besteht. Zusammen mit Saunders (1954) entwarf Cattell einen Musiktest mit 11 unterschiedlichen Faktoren, das heißt 11 unterschiedliche Kombinationen von Vorlieben/Abneigungen, basiert auf einer Untersuchung mit 120 Musikfragmenten, bei 196 Personen ohne und 188 Personen mit psychischen Problemen. Die ersten fünf Faktoren werden in der Tabelle 1 wiedergegeben.

Tabelle 1	Faktoren aufgrund musikalischer Vorlieben	
	Person bevorzugt	Person lehnt ab
FAKTOR I	Art Tatum Bebop-Tea for two Ragtime Populair-Cocktail lounge	
FAKTOR II	Chopin-Scherzo Schumann-Toccata Debussy-Ce qu'a vu le vent d'Ouest Jazz-langsam	
FAKTOR III	Bebop-Tea for two Debussy-La fille aux cheveux de lin Mendelssohn-Violinkonzert Teil 2	Tarrier's song by Irish quarry workers

FAKTOR IV	La comparsa	Jazz-langsam Populair-Cocktail lounge Art Tatum Schubert-Der Tod und das Mädchen
FAKTOR V	Goodbye Mr. Czerny	Schönberg, op. 11-1 Schubert-Der Tod und das Mädchen Jazz-langsam

(Quelle: Cartell & Saunders, 1954)

Diese Faktoren wurden anschließend durch allgemeinere musikalische Ausdrücke beschrieben und es entstand eine Annahme, mit welchen Persönlichkeitsfaktoren ein Musikfaktor korrespondieren könnte (siehe Tabelle 2).

Tabelle 2	Kennzeichen von Musikfaktoren und Persönlichkeitsfaktoren, die einander potentiell zugeordnet werden können
FAKTOR I	rhythmisch, schnelles Tempo, diskordante Harmonie, freudvoll, agitiert (Faktor F: Surgency, enthusiastisch)*
FAKTOR II	sentimental, introspektiv, farbige Harmonie (Faktor I: Premsia, imaginativ)
FAKTOR III	Wärme und Zärtlichkeit (Faktor A: Affectothymia, warmherzig; oder H: Parmia, sozial)
FAKTOR IV	mehr Abneigung als Vorliebe (Faktor M: Autia, bohemistisch)
FAKTOR V	Konventionalismus und Konservatismus

* Faktoren aus den 16 "Personality Factor Questionnaire"
(Quelle: Cattell & Saunders, 1954)

Der folgende Schritt war der tatsächliche Vergleich der Musikwahl mit den Antworten der "16 Personality Factor Questionnaire". Dieses geschah bei 157 Personen ohne psychische Probleme. Bei 8 der 11 Musikfaktoren war es möglich, eine Verbindung mit den Persönlichkeitsfaktoren zu legen.

Die fünf obenstehenden Faktoren werden in Tabelle 3 wiedergegeben:

Tabelle 3	Die Beziehung zwischen Musikfaktoren und Persönlichkeitsfaktoren
Musikfaktor	Persönlichkeitsfaktoren
I	dominant-enthusiastisch-sachlich-argwöhnisch-radikal-selbstsuffizient (Faktoren E, F, I, L, Q1, Q2)
II	vertrauend-entspannt (Faktoren L und Q4)
III	sozial (Faktor H)
IV	bohemisch-selbstsuffizient (Faktor M und Q2)
V	konventionell-depressiv-traditionell (Faktore M, O, und Q1)

(Quelle: Cattell & Saunders, 1954)

Es ist auffällig, daß die Vorhersagen nicht immer stimmen und ein Musikfaktor keinem einzigen Persönlichkeitsfaktor entspricht, aber es ist deutlich, daß sehr wohl eine Verbindung zwischen musikalischer Vorliebe und Persönlichkeitskennzeichen besteht.

Kündig (1961) untersuchte mit dem Farbpyramidentest von Pfister die Persönlichkeitskennzeichen von Liebhabern von Bach, Mozart, Beethoven und Schubert und kam zu dem Schluß, daß viele der Liebhaber von Bach (55%) zu der endogenen Kategorie gehören (in dem Farbtest Grün, Blau, Violett), introvertiert sind, viel reflektieren und ihre Erfahrungen kontrollieren und steuern. Nur 29% der Bachliebhaber gehören zu der Stimulations-Kategorie (Rot, Orange, Gelb), gekenn-zeichnet durch Extraversion, Spontanität und gefühlsmäßiger Reaktion. Bei Mozart war dieser Prozentsatz 43% beziehungsweise 36%, bei Beethoven 43% und 38%. Liebhaber von Schubert sind mehr extrovertiert als introvertiert, der Prozentsatz liegt bei 34% bzw. 41%.

Über die Zuverlässigkeit und Validität des Farbtestes bestehen Undeutlichkeiten, darum können die Resultate nur mit einer großen Zurückhaltung verwendet werden.

Ein anderer in der Musikpsychologie entwickelter Test, in dem die musikalische Vorliebe eine Rolle spielt, ist der sogenannte Syndrom-Test von Crickmore (1968). Dieser Test ist eine auf der Gestalttheorie basierende Methode, um den Genuß, den Menschen durch Musik erleben, festzustellen. Die Musik wird aufgrund eines "Syndroms", das aus sieben Urteilen besteht, beurteilt:

G	Genuß, auf einer Skala von 1 (starke Abneigung) bis 7 (gefällt sehr gut) anzugeben
I	Interesse, zu beurteilen mit + (interessiert) o (gleichgültig), - (langweilig)
St	Glück, zu beurteilen mit +, o, -

Sp	Entspannung, +, o, -
V	der Wunsch zu reden, +, o, -
Be	Befriedigung, +, o, -
Bi	geistige Vorstellungen, +, o, -

Der erste Teil von Beethovens fünfter Symphonie wurde beispielsweise folgendermaßen beurteilt:

G	I	St	Sp	V	Be	Bi
6	+	+	-	-	+	o

Crickmore stellte fest, daß dieser Syndrom-Test unabhängig ist von den Persönlichkeitsfaktoren aus der "Maudsley Personality Inventory". Der Untersucher schließt hieraus, daß der Genuß von Musik eine spezifische menschliche Aktivität ist, die nicht mit anderen Persönlichkeitseigenschaften zusammenhängt, eine Angabe, die den Annahmen und Befunden von Cattell widerspricht.

Es gibt noch viele Beispiele, die zeigen, daß Forschungsergebnisse einander manchmal zu widersprechen scheinen. Gundlach (1935) folgerte beispielsweise, daß Musikstücke von Zuhörern auf dieselbe Weise beurteilt wurden, während Sopchak (1955) feststellte, daß die gefühlsmäßige Reaktionen auf dieselbe Musik bei unterschiedlichen Menschen sehr auseinanderlief.

In der Untersuchung von Gundlach wurde der Zuhörer gebeten, eine "objektive Haltung" einzunehmen. In der Untersuchung von Sopchak wurde die Aufgabe gestellt, die Gefühle, die erfahren wurden, aufzuschreiben. Weil zwischen kognitiven und affektiven Urteilen keine direkte Verbindung besteht, ist in diesem Fall der Unterschied in der Fragestellung für den Unterschied des Ergebnisses verantwortlich.

Auch der Gegensatz zwischen der Untersuchung von Cattell und Crickmore kann die Folge einer unterschiedlichen Fragestellung sein. Außerdem stellt sich die Frage, ob die unterschiedlichen musikalischen Vorlieben in dem musikalischen Material von Crickmore, überhaupt ausreichend zum Ausdruck kommen. Anders gesagt: vielleicht gab es zu wenig sich unterscheidende musikalische Faktoren, um mit Persönlichkeitsfaktoren in Wechselbeziehung stehen zu können.

Auf einen Zusammenhang zwischen musikalischer Begabung und Persönlichkeit wird an dieser Stelle nicht eingegangen. Siehe hierzu Shuter-Dyson (1982).

3.2.1.2 Konnotationen von Musik und Persönlichkeit

Nach dem Zusammenhang zwischen Musik und Konnotationen wurde musikpsychologisch viel geforscht. Die Untersuchungen von Gundlach (1935), Hevner (1936), Rigg (1964) und Reinecke (1982) über Konnotationen von musikalischen Elementen, Musikstücken und musikalischen Begriffen können hierbei als Beispiel dienen (für eine Übersicht siehe Böttcher & Kerner, 1978 und Rösing, 1983). In diesem Zusammenhang wurde gleichzeitig nach Beziehungen zwischen Konnotationen, Persönlichkeit und psychischer Problematik gesucht. Die Forschung wurde vor allem mit Hilfe des Polaritätsprofils durchgeführt.

In den Niederlanden besteht die folgende Standardversion des Polaritätsprofils (Visser, 1982):

EVALUATION	angenehm glücklich gut nett	unangenehm unglücklich schlecht unfreundlich
POTENZ	groß stark schwer laut	klein schwach leicht leise
AKTIVITÄT	aktiv schnell fesselnd schnell erregt	passiv langsam langweilig ruhig

Dadurch, daß die Antworten, die bei jeder Polarität gegeben werden, miteinander verbunden werden, entsteht eine vertikale, geschlängelte Linie.

Das Polaritätsprofil bietet folgende Möglichkeiten:

- man kann die Konnotationen von musikalischen Begriffen miteinander vergleichen, z.B. Begriffe wie "Klassik" oder "Pop",
- man kann die Profile von einzelnen Personen miteinander vergleichen,
- es ist möglich, die konnotativen Bedeutungen eines spezifischen Musikstückes festzustellen und mit den Konnotationen von anderen Musikstücken zu vergleichen,
- das Polaritätsprofil kann als Effektmesser dienen,
- Polaritätsprofile können mit Persönlichkeitsmerkmalen in Beziehung gebracht werden.

Der Faktor Evaluation (anziehen/abstoßen; künstlerisch/nicht-künstlerisch; intelligent/dumm etc.) wurde durch Rittelmeyer genutzt (1969), der mit 10 Polaritäten Musik von Schubert, Webern und Berio beurteilen ließ. Die Persönlichkeitskennzeichen von den beurteilenden Personen wurden anhand eines Persönlichkeit-Fragebogens festgestellt.

Bei 81 Studenten und Schülern berechnete der Untersucher Korrelationen zwischen den musikalischen Urteilen und den Persönlichkeitsmerkmalen. Er entdeckte, daß autoritäre Persönlichkeiten moderner Kunstmusik abweisend gegenüberstehen. Sie bezeichnen moderne Werke als "Unsinn", "verwirrt" und die Komponisten, die sie geschaffen haben, als "nicht ganz richtig im Kopf".

Gembris (1990) untersuchte die Vorliebe für bestimmte musikalische Kennzeichen anhand von Konnotationen. Zuvor kommt er zu der Schlußfolgerung, daß oft kein Zusammenhang zwischen musikalischen Vorlieben und Persönlichkeitsmerkmalen gefunden wird, als Folge der Tatsache, daß musikalische Vorlieben stimmungsgebunden sind und Persönlichkeitsfaktoren nicht. Letztere sind, laut Gembris, Generalisationen mehrerer Situationen.

Wenn es tatsächlich so ist, daß der fehlende Zusammenhang eine Folge von Gebundenheit von musikalischen Vorlieben an der Stimmung ist, kann trotzdem nicht ausgeschlossen werden, daß bei derselben Stimmung die Vorlieben von Persönlichkeitsmerkmalen abhängig sind. Das würde zugleich erklären, warum bei derselben Stimmung unterschiedliche konnotative Profile gefunden werden.

In der Untersuchung von Gembris, in der nach einer Antwort auf diese Fragen gesucht wurde, wurde tatsächlich festgestellt, daß bei "Freude" und "Wut" bestimmte Vorlieben[1] Persönlichkeitsmerkmalen entsprechen (gemessen durch den Freiburger Persönlichkeitsinventar, FPI). Zum Beispiel: diejenigen, die bei "Freude" gerne schnelle, dynamische, lebhafte, aggressive und aufregende Musik wünschen, erreichen eine hohe Punktzahl auf den Skalen Aggression und Emotionalität des FPI's. Diejenigen, die bei "Wut" leise, friedliche, ruhige und gefühlvolle Musik wünschen, erreichen bei dem FPI eine sehr hohe Punktzahl auf der Skala Hemmung und eine ziemlich niedrige Punktzahl auf der Skala Extraversion. Bei "Kummer" und "Zufriedenheit" wurde kein Zusammenhang gefunden zwischen Antwortmustern und Persönlichkeitsmerkmalen.

In der Untersuchung von Gembris wurden anschließend der gemittelte Punktestand über die vier Stimmungen mit den Persönlichkeitsmerkmalen korreliert. Die Korrelationen zwischen .27 und .44 ergaben, daß, je zufriedener jemand ist, desto lebendiger ist die Musik, die er wünscht, und je negativer die Lebenseinstellung ist, desto trauriger ist die gewünschte Musik, je aggressiver und emotional labil das Verhalten ist, desto aggressiver ist die gewünschte Musik und je gehemmter die Person ist, desto weniger lebendig ist die gewünschte Musik.

Wir erkennen, daß, wenn die musikalischen Vorlieben von mehreren Situationen zusammengefaßt werden, ein Zusammenhang zwischen der musikalischen Vorliebe und der Persönlichkeit auftritt.

Tatsächlich bestätigt diese Untersuchung zwei Annahmen: der Zusammenhang zwischen musikalischer Vorliebe und Persönlichkeit ist von der Stimmung abhängig und es besteht ein allgemeiner Zusammenhang zwischen der Persönlichkeit und der gewünschten Musik, unabhängig von der Stimmung. Diese augenscheinlich gegensätzlichen Ergebnisse können folgendermaßen zusammengefügt werden: es besteht ein Zusammenhang zwischen bestimmten Persönlichkeitsmerkmalen und der musika-

---

[1] N.B. Bei "Freude", "Kummer", "Zorn" und "Zufriedenheit" wurden mehrere Typen musikalischer Vorlieben gefunden. Siehe hierzu das Kapitel über Depression.

lischen Vorliebe, ein Zusammenhang, der bei einigen Stimmungen stärker und bei anderen Stimmungen weniger stark oder gar nicht zum Ausdruck kommt. Die Tatsache, daß der Zusammenhang bei der einen Stimmung stark und bei der anderen Stimmung weniger stark auftritt, erklärt die nicht sehr hohe allgemeine Korrelation.

3.2.2 Musik, Neurose und Psychose

3.2.2.1 Musikalische Vorliebe

Der folgende Schritt der Untersuchung von Cattell u.a. bestand daraus, daß der Musiktest einer Gruppe Neurotikern und Psychotikern vorgelegt wurde. Die Gruppe der psychotischen Klienten bestand aus Alkoholikern und Klienten mit Schizophrenie, manischen und paranoiden Kennzeichen (Cattell und Anderson, 1953; Cattell und McMichael, 1960).

Aus der Zusammenfassung der Untersuchungsergebnisse durch Perret-Gentil und Naef (1971) ergab sich, daß Alkoholiker und Paranoiker rhythmische, schnelle, harmonisch gefärbte, emotionale Musik ablehnten.

Die psychologische Bedeutung, die diesem Ergebnis zugesprochen wurde, war "frustrierte Emotionalität" (Nervosität, Labilität, Erschöpfung, Mißtrauen, negative Gefühle).

Alkoholiker erreichten, genauso wie schizophrene Klienten, auch bei einem anderen Faktor niedrigere Punkte als Nicht-Klienten. Ein niedriges Ergebnis bedeutete hier, daß schnelle, abwechselnde, stimulierende Musik mit einer positiven Stimmung abgelehnt wurde. Manische Klienten erreichten im Gegensatz dazu ein höheres Ergebnis als Nicht-Klienten. Der niedrige Punktestand beschreibt "Mangel an Selbstvertrauen und Zweifel" (Konventionalität, Zweifel, Mangel an Selbstvertrauen, "irgendwo dazu gehören wollen"), der hohe Punktestand "hypomanische Selbstbezogenheit" (Unkonventionaltät, starke Gefühlsentladung, Mangel an einfühlendem Vermögen und dem Vermögen, auf andere Rücksicht zu nehmen). Alkoholiker und schizophrene Klienten bevorzugten ein langsames Tempo, Moll-Tonarten, gefühlvolle und phantasiereiche konsonante Harmonien.

Obschon das Bild, welches durch diese Untersuchung entsteht, noch unvollständig und undeutlich ist - sowohl der Unterschied zwischen den Musikfaktoren untereinander, als auch die psychologischen Interpretationen werfen Fragen auf - scheint es so, daß die psychische Störung in der musikalischen Vorliebe zum Ausdruck kommt. Dieses bedeutet unter anderem, daß:

- die Musikwahl einen diagnostischen Wert hat
- der Musiktherapeut Einsicht erhält in das musikalische Erleben des Klienten
- der Musiktherapeut die richtige Musik anbieten kann
- die musiktherapeutische Behandlung ihren Ausgangspunkt in dem spezifischen musikalischen Erleben finden kann.

Aus aktueller Forschung (im Kapitel über Depression wird hierauf noch näher eingegangen) wird deutlich, daß depressive Personen im Umgang mit ihrer Depression, unterschiedliche "Strategien" handhaben können.

Wichtig ist die Frage, wann die eine oder andere Strategie angewandt/verfolgt wird. Unterschiedliche Strategien können mit der Art der Störung zusammenhängen. Die Bedeutung einer detaillierten Unterscheidung wird durch eine Untersuchung von Reinecke (1973) illustriert. Er entdeckte einen beträchtlichen Zusammenhang zwischen den Polaritätsprofilen von Nicht-Klienten und Klienten mit einer akuten Psychose (Korrelation: .976), aber große Unterschiede hinsichtlich Klienten mit einer chronischen Psychose (Korrelation in der Nähe von Null).

In diesem Zusammenhang ist ferner eine Untersuchung von Werbik (1971) bedeutungsvoll. Ein Element, das Musik dramatisch macht, ist das Maß, in dem ihr Verlauf voraussagbar ist. Werbik stellte fest, daß im Allgemeinen eine umgekehrte U-Kurve zwischen "Aktivierung" und "Genuß" besteht, das heißt, daß, wenn ein Musikstück nicht ganz voraussagbar, aber genausowenig ganz unvoraussagbar ist und der Zuhörer dadurch mäßig aktiviert wird, er die Musik am meisten genießen kann (Grafik 1).

Grafik 1. Der Zusammenhang zwischen dem Maß von "Aktivierung" und dem Maß von Genuß

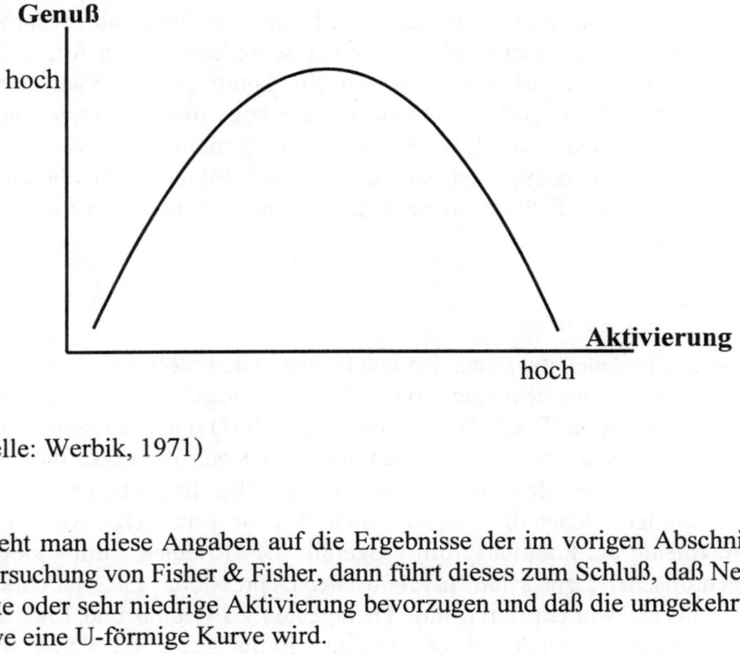

(Quelle: Werbik, 1971)

Bezieht man diese Angaben auf die Ergebnisse der im vorigen Abschnitt genannten Untersuchung von Fisher & Fisher, dann führt dieses zum Schluß, daß Neurotiker sehr starke oder sehr niedrige Aktivierung bevorzugen und daß die umgekehrte U-förmige Kurve eine U-förmige Kurve wird.

Grafik 2. Der Zusammenhang zwischen dem Maß von "Aktivierung" und dem Maß von Genuß bei neurotischen Klienten

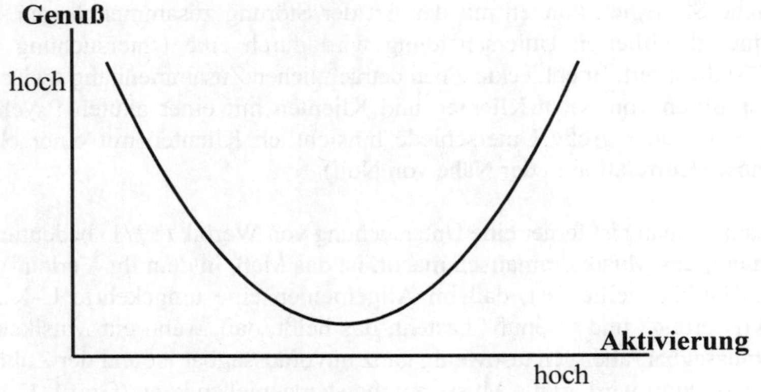

Sie wählen äußerst vorhersagbare (nicht dramatische) oder sehr unvorhersagbare (dramatische) Musik. Hierzu sollte jedoch gesagt werden, daß der dramatische Aspekt nicht ausschließlich durch das Maß der Unvorhersagbarheit bestimmt wird.

Außerdem kann auch von einer emotionalen und kognitiven Dimension gesprochen werden. Etwas angenehm oder unangenehm zu finden ist von emotionaler Art, während etwas vorhersagen oder nicht vorhersagen können, ein kognitiver Prozeß ist. Obschon innerhalb der Theorien der kognitiven Dissonanz, der kognitiven Therapie und der musikalischen Emotionstheorie von L.B. Meyer (1956) angenommen wird, daß Emotionen von Kognitionen abhängig sind, würde es zu weit führen, anzunehmen, daß Emotionen bei Musik ausschließlich auf das Maß, in dem die Musik vorhersagbar ist, zurückzuführen wäre.

3.2.2.2 Musizieren

Forschungsarbeiten, in denen zwischen den unterschiedlichen Störungen genau differenziert wird, sind die Untersuchungen von Steinberg & Raith (1985a und 1985b), Steinberg, Raith, Rossnagl & Eben (1985), Steinberg, (1987) und Steinberg, Krause, Lerch & Raith (1987). Klienten und Personen aus einer Kontrollgruppe, die ein Instrument spielen konnten, wurden aufgefordert, Musikstücke, die sie beherrschten, zu spielen. Von Beurteilern, denen die Diagnose nicht bekannt war, wurde während des Hörens der Fragmente ein Polaritätsprofil ausgefüllt. Die Klienten - mit endogener Depression, neurotischer Depression, psychotischer Depression, Schizophrenie und maniforme Psychose - wurden durch ihre Therapeuten zu Beginn und Ende einer psychiatrischen Behandlung mit der "Brief Psychiatric Rating Scale" (BPRS) beurteilt. Das Polaritätsprofil, mit einer hohen Reliabilität hatte folgende Form:

1	fließend, beherzt, lebendig	stockend, starr, zaghaft
2	bestimmt, stabil, klar, präzise	uneindeutig, schwankend, verschwommen, amorph
3	fein, sauber, zart, tonschön	grob, unsauber, robust, insensibel
4	rhythmisch	unrhythmisch
5	friedlich	aggressiv
6	gefühlvoll, intensiv, spannungsreich	ausdruckslos, langweilig, belanglos
7	ausdrucksreich, nuancenreich	ausdruckslos, undifferenziert
8	professionell	dilettantisch
9	logisch, geordnet, einheitlich	widersprüchlich, zufällig, zerfallend
10	ernst, tief	verspielt, oberflächlich
11	beherzt, expressiv	verhalten, zaghaft
12	melodiös	unmelodiös

Der Untersuchung ging die Annahme voraus, daß eine psychische Krankheit und auch ihre Genesung einen Einfluß auf das Musizieren hat, weil die Integration der kognitiven, emotionalen und motorischen Fertigkeiten zerstört ist. Da die Klienten mit sich selber verglichen wurden und ihnen keine Gelegenheit zum Üben gegeben war, können die Resultate nicht einem Unterschied in musikalischer Schulung oder dem zwischenzeitlichem Üben zugeschrieben werden. Weil die Anzahl der Fehler sich zwischen dem Beginn und dem Ende einer Therapie kaum voneinander unterschieden, kann ebenfalls der Schluß gezogen werden, daß die psychische Genesung nicht in der Fehlerfrequenz zum Ausdruck kommt.

Es viel hingegen auf, daß:

- Klienten mit endogener Depression, bei einer signifikanten Verbesserung auf der BPRS, sich vor und nach der Therapie auf den Polaritäten 2 und 6 unterschieden. Das Spiel war nach der Therapie stabiler und gefühlvoller.
- psychotisch Depressive, mit einer hochsignifikanten Verbesserung auf der BPRS, sich signifikant verbesserten auf 2, 3, 6 und 8 (stabil, zart, gefühlvoll, professionell). Genauso wie bei der endogenen Depression veränderte sich nach der Therapie die Punktzahl auf der motorischen (2) und gefühlsmäßigen (6) Polarität.
- schizophrene Klienten, mit einer hochsignifikanten Verbesserung auf der BPRS, sich auf den Polaritäten 6, 8, und 9 (gefühlvoll, professionell und logisch) verbesserten. Motorische Veränderungen, wie bei der Depression, traten hier nicht auf. Es gibt jedoch eine Übereinstimmung beim gefühlsmäßigen Aspekt. Typisch für den schizophrenen Klienten ist die Veränderung auf der strukturellen Polarität (9).
- Klienten mit einer maniformen Psychose, sich vor und nach der Therapie in musikalischer Hinsicht kaum unterschieden (ausgesondert in bezug auf Polarität

2), während sich die psychische Störung sehr wohl veränderte. Das manische Verhalten scheint lediglich die Stabilität des musikalischen Spiels negativ zu beeinflussen.

- bei neurotisch Depressiven keine signifikanten Unterschiede in den Polaritäten auftraten, trotz einer Verbesserung auf der BPRS, die mit der Verbesserung bei den endogenen Depressiven vergleichbar ist.

Eine Erklärung für die Unterschiede zwischen endogener und neurotischer Depression wird in der unterschiedlichen Psychomotorik gesucht. Diese Unterschiede kommen auch in dem musikalischen Tempo zum Ausdruck. In Untersuchungen von Steinberg & Raith (1985) und Steinberg, Krause, Lerch & Raith (1987), in denen Klienten den Auftrag bekamen "Hänschen klein" zu spielen, schien eine negative Korrelation zwischen den Punkten auf der BPRS, als auch auf der Befindlichkeitsskala Bf-S' und dem Tempo zu bestehen: ein niedriges (=gesunderes) Ergebnis auf diesen Skalen verlief zusammen mit einem höheren Tempo (Anzahl Schläge pro Minute) und umgekehrt. Je depressiver der Klient beurteilt wurde und je depressiver er sich selber fühlte, desto langsamer war das Tempo. Die Korrelation zwischen Depression und Tempo, wurde jedoch nur bei der endogenen Depression festgestellt. Während Klienten mit Schizophrenie, schizoaffektiver Psychose, Manie, neurotischer Depression und endogener Depression sich zwischen dem Beginn und dem Ende der psychiatrischen Behandlung nur auf der BPRS signifikant verbesserten, war dieses nur bei der endogenen Depression mit einer signifikanten Verbesserung des Tempos verbunden (in die Richtung des Tempos der Kontrollgruppe). Die Tempi der schizophrenen Klienten und der Klienten mit einer schizoaffektiven Psychose waren zu Beginn und Ende vergleichbar mit dem Tempo von Personen aus der Kontrollgruppe. Manie kam zu Beginn und Ende nicht in einem schnelleren, sondern langsameren Tempo zum Ausdruck, welches sich nicht signifikant verbesserte[1].

Auch die Tempi bei neurotisch Depressiven waren zu Beginn und Ende gleich und jeweils langsamer als das Tempo von Personen aus der Kontrollgruppe.

Aus dem Vorhergehenden können zwei Schlußfolgerungen gezogen werden:

1. Lediglich Klienten mit einer endogenen Depression, neurotischen Depression und Manie zeigen ein langsameres Tempo als Personen aus der Kontrollgruppe, wobei die Verlangsamung am stärksten bei der endogenen Depression zum Ausdruck kommt.
2. Eine signifikante Veränderung im Tempo, die parallel mit einer Verbesserung auf der BPRS verläuft, tritt ausschließlich bei der endogenen Depression auf.

---

[1] Diese Angabe weicht von dem, was Hegi unterstellt, ab (Hegi, 1991). Eine Bemerkung der Untersucher hierzu ist, daß Manie durch das Unvermögen gekennzeichnet ist, eine Phrase mit der richtigen Abnahme in Dynamik zu beenden (siehe auch Cohen, 1986). Der vorangegangene Abschnitt ergab, daß manische Klienten bei dem Hören von Musik schnelle Musik auswählen.

Bei Erfahrungen von Bosscher, van Tilburg und Mellenbergh (1993) schließt sich an, daß sich das Tempo bei der endogenen Depression signifikant verbessert und bei der neurotischen Depression nicht.

Sie untersuchten den Einfluß von schnellem Laufen auf Depression und stellten fest, daß bei Klienten mit einer Depression im engeren Sinn eine Verbesserung auftrat, jedoch nicht bei dysthymen (depressiv neurotischen) Klienten. Fügt man die Ergebnisse von beiden Untersuchungen zusammen, dann ergibt sich hieraus, daß bei neurotisch Depressiven eine Verbesserung des psychischen Zustandes nicht mit einer Veränderung des Tempos verbunden ist, und daß umgekehrt, das Tempo keinen Einfluß auf den therapeutischen Prozeß hat.

In den Untersuchungen von Steinberg u.a. traten bei endogener Depression zugleich große Unterschiede auf zwischen dem Tempo frühmorgens, das sehr langsam war, und dem Tempo 12 Stunden später.

Es ist außerdem auffällig, daß das bei Schizophrenie und der schizoaffektiven Psychose auftretende negative Ergebnis auf der Subskala DENKSTÖRUNGEN der BPRS, zu Beginn keinen Einfluß auf das Tempo hatte. Scheinbar haben kognitive Störungen keinen Einfluß auf das Tempo.

Perilli (1994) verglich das "subjektive Tempo" einer Gruppe psychiatrischer Klienten mit dem Tempo einer Gruppe gesunder Studenten. Leider weist diese Untersuchung eine Anzahl Mängel auf: die Gruppe Klienten bestand ausschließlich aus Männern, die durchschnittlich 13 Jahre älter waren als die Nicht-Klienten. Daß kein Unterschied gemacht wurde zwischen schizophrenen und depressiven Klienten, ist hinsichtlich der Ergebnisse anderer Untersuchungen ebenfalls ein Mangel. Die entdeckten Unterschiede zwischen Klienten und Nicht-Klienten bestätigen dennoch die Annahme, daß pathologisch-musikalische Prozesse bestehen, die mit den Symptomen der Störung korrespondieren.

Der Test stellte die Aufgabe 1) spontan zu klopfen 2) Gefühle durch das Klopfen auszudrücken 3) Crescendo und Decrescendo anzuwenden 4) einen Rhythmus zu imitieren und 5) synchron zu spielen. Die Resultate ergeben, daß zwischen den Klienten und Nicht-Klienten bei den Aufgaben 1, 2, 3, 4 und 5 signifikante Unterschiede in der Amplitude auftraten (die Klienten spielten mit einer größeren Dynamik). Unterschiede in der Tonlänge traten bei der nicht-dominanten Hand, bei Zorn und in der Reaktionszeit auf (die Klienten hielten die Töne länger an), ebenfalls bei den Aufgaben 3 und 4 (die Klienten gebrauchten eine kürzere Tonlänge). Unterschiede in der Anzahl der Schläge (Tempo) wurden bei Aufgabe 4 (die Klienten klopften häufiger) und Aufgabe 5 (die Klienten gaben in dem langsamen Tempo zuviel und in dem schnellen Tempo zu wenig Schläge) festgestellt.

Das laute Spiel hängt laut Perilli mit einer größeren Intensität des Gefühls und dem Unvermögen, dieses zu kontrollieren oder zu differenzieren, zusammen (letzteres ergibt sich aus der Tatsache, daß die Klienten keinen Unterschied zwischen den unterschiedlichen Gefühlen machten, während die Nicht-Klienten dieses mit Hilfe von Tonlänge und Tempo sehr wohl taten). Es ist die Frage, wie die vorausgesetzte größere Gefühlsintensität sich zu dem bestehenden abgeflachten Gefühlsleben bei einem schizophrenen Klienten verhält.

Daß die Tonlängen manchmal länger oder kürzer waren und bei Imitation eine längere Reaktionszeit auftrat, weist auf ein Konzentrations- und Gedächtnisproblem hin. Auch das Tempo war manchmal schneller und manchmal langsamer und wurde durch einen begrenzten Spielraum gekennzeichnet.

Ob musikalische Erscheinungen tatsächlich eine Folge unzulänglicher Kontrolle des Affektes und schlechter informationsverarbeitender Prozesse sind und ob, wie Perilli suggeriert, sie ihrerseits eine Folge des stärkeren Einflusses der rechten Hemisphäre und des verminderten Funktionieren der linken Hemisphäre sind, ist ein interessanter Ausgangspunkt für nachfolgende Untersuchungen. Es ist aber entschieden notwendig, die schizophrene Gruppe und die depressive Gruppe einzeln zu untersuchen. Vielleicht ist die eine Gruppe verantwortlich für Unterschiede die mit der Impulskontrolle zu tun haben und die andere Gruppe für Unterschiede, die einer gestörten Informationsverarbeitung zugeschrieben werden können.

Der Test von Perilli zeigt eine große Ähnlichkeit mit den Rhythmustest von Holthaus (1970), der noch zur Sprache kommen wird.

Pavlicevic und Trevarthen (1989) nahmen das Maß, in dem ein Klient in einer musikalischen Improvisation mit dem Musiktherapeuten imstande ist, musikalischen und gegenseitigen Kontakt aufzubauen, als diagnostisches Kriterium. In der "Music Improvisation Rating" wurden 6 Ebenen unterschieden: 1. der Musiktherapeut schafft es nicht, mit dem Spiel des Klienten mitzuspielen 2. der Musiktherapeut kann das Spiel des Klienten unterstützen, aber nicht beeinflussen 3. der Klient begleitet die Veränderungen, die der Musiktherapeut anbringt ein wenig 4. der Klient folgt den Veränderungen des Musiktherapeuten 5. der Klient breitet die musikalischen Ideen des Musiktherapeuten aus 6. es entsteht ein echter Dialog, in dem beide imitieren sowie auch neue Initiativen ergreifen. In einer nachfolgenden Untersuchung wurde die Skala bis auf 9 Ebenen erweitert (siehe: Pavlicevic, Trevarthen & Duncan, 1994; siehe auch das Kapitel über Schizophrenie).

Die Ergebnisse verdeutlichen, daß bei dem Spiel von schizophrenen Klienten auf der Skala 1-6 signifikant niedrigere Ergebnisse erreicht wurden, als bei dem Spiel von depressiven Klienten und den Personen aus der Kontrollgruppe. Zwischen den depressiven Klienten und Personen aus der Kontrollgruppe traten keine Unterschiede auf. Hieraus ergibt sich, daß das Maß, in dem Kontakt geschlossen/eingegangen wird, in dem musikalischen Spiel von schizophrenen Klienten widergespiegelt wird und nicht in dem Spiel von depressiven Klienten. Ergab sich bei Steinberg u.a. das Tempo als Indikator für Depression, erweist sich Kontakt als Indikator für Schizophrenie (eine Angabe, die eng mit den Symptomen für Schizophrenie zusammenhängt).

Die depressiven Klienten kamen, im Gegensatz zu den Personen aus der Kontrollgruppe, kaum bis zur fünften Ebene, was auf Mangel an Mut, Initiativen zu ergreifen, hinweist.

Die Rolle von Kontakt bei einer schizoiden Persönlichkeitsstörung und die Widerspiegelung hiervon in dem musikalischen Verhalten, zeigt sich bei einer Untersuchung von Timmermann u.a. (1991). Es handelte sich um eine Untersuchung, in der Videofragmente von Improvisationen zwischen Musiktherapeut und Klient, unabhängig voneinander, durch Musiktherapeuten, Psychotherapeuten und Laien, die nicht an der Behandlung beteiligt waren, beurteilt wurden.

Die Beurteilung dieser drei externen Gruppen stimmte mit der durch den Musiktherapeuten und einigen Kollegen zuvor gemachten Einteilung, bezüglich der Aufnahmen, in denen eine oder keine Verbesserung zu hören war, überein.

Außerdem kamen bei der Beurteilung des musikalischen Verhaltens des Klienten (durch offene und geschlossene Fragebögen) vor allem Begriffe zum Vorschein wie: "Isolation", "Schizoide", "Kontaktproblem". Daraus ergibt sich, daß die psychische Störung im musikalischen Verhalten wahrgenommen wird, obgleich die Wirkung von visuellen Eindrücken nicht ganz ausgeschlossen werden kann.

So wie in einem früheren Kapitel dargelegt wurde, handelt es sich hierbei um das Kriterium 2a von Analogie, keine Analogie im spezifischen Sinne, weil das zurückgezogene Verhalten nicht typisch musikalisch ist[1]. Auch die durch die Untersucher aufgeführten repetitiven Muster, die die Funktion haben, der Unsicherheit "die Stirn zu bieten", können nicht als spezifisch gesehen werden, weil jedes Verhalten wiederholt werden kann.

Es ist jedoch so, daß sich gerade eine musikalische Improvisation ausgezeichnet zum Observieren von Kontaktproblemen eignet, weil eine Improvisation in ihrer Essenz ein interaktives Geschehen ist.

3.3 Erkenntnisse aus der Musiktherapie

Innerhalb der rezeptiven und aktiven Musiktherapie bestehen unterschiedliche Techniken, mit denen pathologisch-musikalische Prozesse voneinander unterschieden werden können. Musiktherapeuten entwickelten ebenfalls, aufgrund von praktischen Erfahrungen, Ansichten über typische Kennzeichen des musikalischen Verhaltens bei bestimmten Störungen. In den folgenden zwei Abschnitten werden einige Beispiele gegeben von derartigen, innerhalb der Praxis von Musiktherapie angewandten Techniken und entwickelten Ansichten.

3.3.1 Erkenntnisse aus der rezeptiven Musiktherapie

Bei den sogenannten "projektiven Klangtests" wird angenommen, daß Aspekte der Persönlichkeit durch musikalische Vorlieben oder (verbale) Assoziationen in der Musik widergespiegelt werden. Projektiv bedeutet, daß der Musik Kennzeichen zugesprochen werden, die nicht so sehr "objektiv" in der Musik anwesend sind, sondern einen mehr

---

[1] Ein ähnliches Beispiel einer nicht-spezifischen musikalischen Analogie kann man bei Miller finden (1991). Sie beschreibt, wie Aggression, als Folge der Angst vor dem Erleiden emotionellen Schmerzes, in der Musiktherapie in dem Mißbilligen der Musik anderer und dem Spielen von komplexen Harmonien, die von anderen nicht nachzuvollziehen waren, sichtbar wurden.

"subjektiven" Charakter besitzen. Es ist natürlich so, daß der objektive Charakter der Musik die subjektiven Bedeutungen zulassen sollte. Nicht bei jeder Musik sind bestimmte Projektionen möglich.

Derartige projektive Klangtests liegen in der Tradition des "Rorschach-Test" und des "Thematic Apperception Test". Die Testpersonen können frei auf eine mehrdeutige Aufgabe reagieren, beispielsweise auf einen Tintenfleck. So ein Test ist erst dann zuverlässig und valide[1], wenn das Ergebnis aufgrund der "Tintenfleckpathologie" bestimmt wird, wobei erforscht wurde, daß bestimmte Antworten bestimmten Störungen entsprechen. Ist dieses nicht der Fall, sind die Antworten der Interpretation der Person, die den Test abnimmt, unterworfen.

Beispiele derartiger projektiver Klangtests können wir bei Verdeau-Pailles (1974) und Benenzon (1983) finden. Verdeau-Pailles läßt unterschiedliche Musikstücke hören und notiert die verbale Reaktionen des Klienten hierzu. Die 10 Musikstücke, die sie auswählt, vertreten unterschiedliche Musikstils, Klangarten, Instrumente und Gefühle. Die verbalen Reaktionen ordnet sie einer bestimmten Kategorie zu. Sie unterscheidet 5 einfache, 5 komplexe und 4 defensive Kategorien. Zu der ersten Gruppe gehören beispielsweise Antworten, die mit der Wahrnehmung von Geschmack oder Farbe, einem Gefühl von Wärme oder Bewegung zu tun haben. In der zweiten Gruppe begegnen wir Erinnerungen, Gefühlen und ästhetischen Eindrücken. Die dritte Gruppe beinhaltet Werturteile und Rationalisierungen.

Dieser Test zeigt, daß eine defensive Persönlichkeit ein anderes Antwortmuster hat, als eine labile Persönlichkeit.

Siehe hierzu Tabelle 4 und Tabelle 5.

Schwabe (1986) benutzte die "Ausdrucksklassifikation musikalischer Werke" von Galinska (1973; siehe Schwabe S. 201), ein Klassifikationssystem, in dem bestimmten Musikstücken eine feste expressive Bedeutung zugeordnet wird.
Der Klient bekommt folgende Aufträge:

1. die eigene Erfahrung beim Hören von Musik wiedergeben ("Welche Gefühle und Gedanken hat die Musik bei Ihnen hervorgerufen?"), oder
2. sich die eigenen Probleme, die Krise, das Suchen nach Lösungen und schließlich die Freude über die gefundene Lösung während des Hörens von Musik vorzustellen ("Denken Sie an ihr Problem, wie Sie mit diesem Problem ringen und schließlich zu einer Lösung kommen")

---

[1] "Zuverlässig" bedeutet in diesem Zusammenhang, daß die Assoziationen des Klienten und die Bedeutung, die hieran gegeben wird, nicht durch zufällige Umstände oder Subjektivität seitens des Beurteilers beeinflußt wird. Validität beinhaltet, daß die (zuverlässige) Bedeutung auch wirklich auf die Störung hinweist.

Tabelle 4. Defensive Persönlichkeit:

Antworten		Musikstücke 1	2	3	4	5	6	7	8	9	10
einfach	1	x					x				
	2										
	3									x	
	4										
	5			x	x						
komplex	1	x				x		x	x		x
	2	x		x						x	x
	3										
	4							x			
	5										x
defensiv	1	x						x		x	x
	2			x		x				x	
	3		x						x		
	4						x				

(Quelle: Lecourt, 1979)

Tabelle 5. Labile Persönlichkeit:

Antworten		Musikstücke 1	2	3	4	5	6	7	8	9	10
einfach	1	x			x		x				x
	2			x					x		
	3									x	
	4										x
	5							x			
komplex	1										x
	2	x			x		x		x		
	3	x		x		x		x	x	x	x
	4	x	x		x		x			x	x
	5										
defensiv	1										
	2										
	3										
	4										

(Quelle: Lecourt, 1979)

Hier wird einerseits angenommen, daß die Musikstücke eine feste expressive Bedeutung haben und andererseits, daß die Klienten hierdurch imstande sind, persönliche Erfahrungen zu erleben.

Eine ähnliche Annahme ist die Grundlage des diagnostischen Klangtestes von Freund (1986). Die Klienten hören 14, mit Wertegebieten zusammenhängende Musikfragmente und wählen bei jedem Fragment aus Temperaturen (heiß, eiskalt, warm und kühl), Symbolen (Sand, Wasser, Luft und Fels), Tieren und Personen aus. Auf diese Art und Weise entsteht bei jedem Klient eine Matrix aus 14 Musikfragmenten mit jeweils 4 Antworten. Die Matrix wird anschließend durch den Musiktherapeuten anhand der folgenden Fragen interpretiert: 1. Welches Element kehrt bei mehreren Musikfragmenten zurück? 2. Welches Element kommt überhaupt nicht vor? 3. Gibt es extreme Antworten? 4. Gibt es Antworten, die nicht richtig bei dem Wertegebiet der Musik anschließen? 5. Gibt es bei einem Musikfragment "logische Linien", das heißt, schließen die Antworten aneinander an?

Aus dem Gesichtspunkt der Klassifikation ist es möglich, die Analyse von individuellen Klienten miteinander zu vergleichen.

Jüngere Forschungsarbeiten hinsichtlich einer Verbindung zwischen Wertegebieten und Musikfragmenten bei depressiven Klienten (Smeijsters, Wijzenbeek & van Nieuwenhuizen, 1995a, 1995b) zeigten, daß für depressive Klienten bestimmte Wertegebiete wichtig sind und durch bestimmte Musikfragmente hervorgerufen werden. Das bedeutet, daß depressive Klienten sich selber in diesen Musikfragmenten am meisten wiedererkennen. Nachfolgende Untersuchungen könnten ergeben, daß für Klienten mit anderen Störungen andere Wertegebiete und Musikfragmente relevant sind.

In der "guided affective imagery" (GIM, Bonny & Savary, 1973) und dem "katathymen Bilderleben" (Nerenz, 1969) wird mit visuellen Imaginationen gearbeitet, in denen der Klient Erfahrungen und Geschehnisse aus seinem Leben projiziert. Die Musik arbeitet hier als Katalysator und beschleunigt und vertieft das Imaginieren.

Leuner (1974) nimmt an, daß der spezifische Charakter eines Musikstückes bestimmte Stimmungen, Gefühle und Bilder hervorruft und das Erleben strukturiert. Durch die Art und Weise, wie der Klient bei angebotenen visuellen Motiven imaginiert, ist abzulesen, was seine Problematik ist. Hier kann nicht von pathologisch-musikalischen Prozessen gesprochen werden, aber von pathologischen Imaginationen, veranlaßt durch die von Musik unterstützten Vorstellungen.

Beispiel:

- depressive Klienten nehmen das Weidemotiv als eine Weide mit trockenem oder verbranntem Gras in einer braunen Farbe, als eine Wüste oder als asphaltiertes Terrain wahr. Die Luft ist grau.
- psychosomatische Klienten trauen sich bei dem Bachmotiv nicht von dem Wasser zu trinken oder finden das Wasser schmutzig, wenn sie doch trinken. Der Bach ist sehr schmal oder sickert aus dem Boden. Manchmal erreicht der Klient die Quelle

oder Mündung des Baches nie, weil der Bach beispielsweise durch eine Mauer aufgetrennt wird.

- Klienten mit Problemen neurotischer Art, die im Zusammenhang mit Minderwertigkeitsgefühlen, Leistungsproblemen oder Identifikationsproblemen stehen, nehmen das Bergmotiv als einen Berg wahr, von dem sie nie die Spitze erreichen oder ein Berg der sehr hoch ist und auf dessen Spitze ein Turm steht.
- zwanghafte Klienten spiegeln in dem Hausmotiv ihr Bedürfnis nach Sauberkeit und Ordnung wider.

3.3.2 Erkenntnisse aus der aktiven Musiktherapie

Abschließend für die Beispiele aus der musiktherapeutischen Praxis werden jetzt noch einige Erfahrungen von aktiv arbeitenden Musiktherapeuten wiedergegeben.

Priestley (1983) charakterisiert, aufgrund ihrer eigenen Erfahrungen, das musikalische Verhalten von einigen psychischen Störungen zum Beispiel folgendermaßen:

- ein schizophrener Klient begleitete sich selber mit starren, tonalen, sich immer wiederholenden rhythmischen Phrasen
- eine Klientin mit einer Angstneurose und Konversionssymptomen spielte in einem schnellen Tempo und ausschließlich auf dem Xylophon
- ein manisch-depressiver Klient tobte auf einem Xylophon und einer Trommel

Hegi (1986) und Frohne-Hagemann (1990) benennen pathologisch-musikalische Prozesse übereinstimmend mit den Kontaktstörungen, die durch Perls unterschieden wurden:

- negative Konfluenz: der Klient, der nicht imstande ist Grenzen zu setzen, wird mitgezogen und ertrinkt in der Musik
- Introjektion: der Klient, der alles schluckt, sehr abwartend ist und kaum imstande ist, auf originelle Weise mitzumachen
- Retroflektion: der Klient, der überhaupt nicht mitmacht und nur mit sich selber beschäftigt ist. Die Bewegungsimpulse sind nicht nach außen, sondern nach innen gerichtet (psychosomatische Störung)
- Projektion: der Klient, der sehr aktiv ist und während der Improvisation das musikalische Verhalten von anderen versucht zu manipulieren (neurotische Störung)
- Deflektion: der Klient, der versucht mit allem und jedem zu plaudern.

Sowohl die typischen musikalischen Reaktionen selber, als auch die Störungen für die sie kennzeichnend sind, können einer genaueren Untersuchung unterworfen werden. Genau wie bei den sechs Faktoren aus der morphologischen Psychologie sollte auch hier die Frage gestellt werden, ob diese fünf Kontaktstörungen in ausreichendem Maße psychische Störungen widerspiegeln.

In der Niederländischen Literatur können wir bei Holthaus (1970), Fockema Andreae & Steenhuis (1980) und Haans (1986) Beispiele von Zusammenhängen/Verbindungen zwischen psychischen Störungen und musikalischem Verhalten finden.

Bei Holthaus ist die Rede von einer labilen Grundstimmung (andauernde Schwankung in Geschwindigkeit und Dynamik), charakterologische Störungen (das Fehlen einer langsamen und konstanten Untergrenze im eigenen Tempo, Spielen mit gespreizten Fingern), Störungen katatoner Art (das Unvermögen, abwechselnd zu schlagen, spielen mit stark gepreßten/aneinandergeschlossenen Fingern) usw..

Fockema Andreae & Steenhuis bieten unter der Sparte "Aspekte des musikalischen Verhaltens", eine ausführliche Übersicht über musikalische Verhaltensweisen und den dazugehörigen möglichen Interpretationen.

Schwere Depressivität kann sich laut dieser Autoren beispielsweise durch mangelhafte Anpassung, Angst vor lautem und schnellem Spiel auf großen Instrumenten äußern. Manisches Verhalten kann durch geschäftiges, chaotisches Spiel mit geringer Anpassung zum Ausdruck kommen.

Das von Haans erstellte Schema (siehe Tabelle 6) wirft, wenn wir uns an die Definition von Analogie und die Annahme hinsichtlich der Phänomenologie musikalischer Elemente erinnern, eine Anzahl Fragen auf. Beispiel: was wird genau unter "Spontanität" verstanden? Welche Störung betrifft es? Sind hierfür eine starre Motorik und ein langweiliger Klang am typischsten oder sind beide auch kennzeichnend für einen Mangel an Initiative?

Anstatt das ein Begriff (links) auf eine einzelne Beschreibung (rechts) bezogen wird, ist es vielleicht möglich, die psychologischen Begriffe (links) mit mehreren musikalischen Elementen von der rechten Seite zu verbinden, und umgekehrt können die musikalischen Elemente von der rechten Seite einen Bezug haben auf mehrere Begriffe der linken Seite. Das Schema selbst gibt diese Suggestion, weil rechts der Unterschied nicht immer deutlich ist (z.B.: langweiliger Klang und fades Spiel, leiser Klang und keine Dynamik).

Tabelle 6: Übereinstimmung von allgemeinem und musikalischem Verhalten

allgemeines Verhalten	**musikalisches Verhalten**
wenig Spontanität	starre Motorik, langweiliger Klang
in sich gekehrt	Spiel in eigener Erlebniswelt
wenig Initiative	keine Vorliebe für bestimmte Instrumente
folgsam	keine rhythmische Variationen
geringe Motivation	fades Spiel
verwirrt	macht einfach etwas/spielt einfach drauflos
unsicher	zaghafter, leiser Klang
angespannt	keine Dynamik in der Melodie

(Quelle: Haans, 1986)

Wie in einem früheren Anschnitt schon geäußert wurde, weisen musikalische Prozesse auf mehrere psychische Bedeutungen hin und kommen psychische Bedeutungen in mehreren musikalischen Prozessen zum Ausdruck.

Dadurch werden jedoch derartige Schemata, die auf der Basis von Erfahrungen erstellt werden, nicht überflüssig. Sie erfüllen als Hypothese eine wichtige Rolle in der wissenschaftlichen Forschung. Das Schema an sich kann einem Intersubjektivitätstest, durch Audio/Videobandfragmente begleitet oder auch nicht, unterworfen werden.

Ähnliche Schemata finden wir bei Aldridge (1991) und Aldridge und Brandt (1991). Das Verhalten der Typ A Persönlichkeit wird mit Hilfe von musikalischen Ausdrücken beschrieben: Sprechen mit einer starken Dynamik, in schnellem Tempo, am Ende mit einem Accelerando, mit einem metallartigem Klang in der Stimme. Bei der Crohn-Krankheit wird von dem Schema in Tabelle 7 ausgegangen.

Tabelle 7:Crohn-Krankheit: die Übereinstimmung zwischen medizinischen Observationen und musikalischem Verhalten

medizinische Observationen	**musikalisches Verhalten**
mangelhafte Beweglichkeit der Därme	keine rhythmische Flexibilität keine Anpassung des Tempos
introvertiert	leises Spiel
wenig Beziehungen	kein musikalischer Kontakt
rigide	keine Variation
Mühe mit dem Ausdruck von Gefühlen	Schwierigkeiten mit bestimmten Harmonien

(Quelle: Aldridge und Brandt, 1991, Selektion)

Fragen, die man sich hierbei stellen kann, sind, ob das Muster des musikalischen Verhaltens ausreichend spezifisch ist für diese Krankheit und ob die Beziehung zwischen mangelhafter Beweglichkeit der Därme und einer mangelhaften rhythmischen Flexibilität mehr ist als eine oberflächliche Übereinstimmung.

Was die psychischen Störungen, als auch die Behinderungen betrifft, ist es notwendig, mit Hilfe von Untersuchungen die Praxiserfahrungen von Musiktherapeuten zu sammeln, zu systematisieren und zu prüfen, so daß eine wissenschaftlich zu verantwortende Musikpathologie entstehen kann. Folgende Fragen sind dabei bedeutungsvoll:

1. Gibt es eine feste Beziehung zwischen musikalischen Prozessen, der psychologischen Bedeutung hiervon und einer psychischen Störung oder Behinderung? Diese Frage betrifft Aspekte der Zuverlässigkeit und Validität.

2. Können mit Hilfe von musikalischen Prozessen oder Kombinationen hiervon, psychische Störungen voneinander unterschieden werden? Diese Frage bezieht sich auf die Differential-Diagnostik.

Andere Beispiele von entsprechenden Verbindungen sind implizit oder explizit in beinahe allen Büchern über Musiktherapie zu finden. Wie Behinderungen, wie die geistige Behinderung oder Autismus in dem musikalischen Verhalten zum Ausdruck kommen, wird an dieser Stelle nicht weiter ausgearbeitet. Siehe hierzu die Kapitel im zweiten Teil dieses Buches und die betreffende Literatur (z.B. Alvin, 1983; Nordoff und Robbins, 1986).

In dem folgenden Abschnitt wird ein Versuch unternommen, die Informationen, die aufgrund bestehender Untersuchungen und Fallstudien bekannt sind, zu verbinden.

3.4 Zusammenfassung

Die vorangegangenen Illustrationen hatten nicht sosehr die Funktion, schon eine Klassifikation von pathologisch-musikalischen Prozessen zu entwickeln, sondern eher die Funktion, anzugeben, daß dieses möglich ist.

An dieser Stelle wird eine Zusammenfassung erstellt, die ein erster Ansatz für das Entwickeln einer umfassenden Klassifikation mit Hilfe der Forschung sein kann (Tabelle 8).

Tabelle 8: Klassifikation von pathologisch-musikalischen Prozessen

Schizophrenie und andere psychotische Störungen	
Allgemein:	• schnelle, abwechselnde, stimulierende, positive Musik wird abgelehnt. Es besteht eine Vorliebe für langsame, gefühlvolle, phantasievolle Musik, in Moll mit konsonanten Harmonien • das Tempo des musikalischen Spiels hat das gleiche Tempo wie das Spiel von Nicht-Klienten • musikalische Unterstützung und Beeinflussung des Spiels durch den Musiktherapeuten ist möglich, der Klient imitiert wenig und zeigt wenig neue Initiativen • das musikalische Spiel ist ohne Ausdruck, langweilig, unwichtig, amateuristisch/ unprofessionell, widerspruchsvoll, zufällig, auseinander fallend, starr, tonal, repetitiv
Paranoider Typ:	• rhythmisch, schnelle, harmonisch gefärbte, emotionelle Musik wird abgewiesen

Katatoner Typ:	• abwechselnd zu schlagen ist schwierig
Maniforme Psychose:	• das musikalische Spiel ist undeutlich, labil, trübe, formlos
Schizoaffektive Störung:	• das Tempo des musikalischen Spiels hat das gleiche Tempo wie das Spiel von Nicht-Klienten
Stimmungsstörungen - Depressive Störungen	
Allgemein:	• der Klient traut sich kaum, Initiativen zu ergreifen • Mangel an Anpassung • Spiel auf dem Xylophon • kommt in der rezeptiven Musiktherapie in dem "Weidemotiv" zum Ausdruck
Endogene Depression:	• das musikalische Spiel ist undeutlich, labil, trübe, formlos, ohne Expression, langweilig, unwichtig • deutlich langsameres Spiel als bei Nicht-Klienten • das Tempo korreliert mit Veränderungen in der Schwere der Störung
Stimmungsstörungen - Bipolare Störungen	
Manische Episode:	• es besteht eine Vorliebe für schnelle, abwechslungsreiche, stimulierende, positive Musik • das Spiel ist langsamer als das Spiel von Nicht-Klienten • das Tempo korreliert nicht mit Veränderungen in der Schwere der Störung • dynamisch, geschäftig, chaotisch; Spiel mit geringer Anpassung auf größeren Instrumenten
Angststörungen	
Zwanghafte Persönlichkeitsstörung:	• kommt in der rezeptiven Musiktherapie in dem "Hausmotiv" zum Ausdruck
Generalisierte Angststörung:	• lautes und schnelles Spiel auf großen Instrumenten
Neurose	
Allgemein:	• es besteht eine Vorliebe für sehr dramatische oder sehr undramatische Musik • der Klient versucht, das Spiel des anderen zu manipulieren • Minderwertigkeitsgefühle kommen in der rezeptiven Musiktherapie in dem "Bergmotiv" zum Ausdruck

Somatoforme Störungen	
Konversionsstörung (Hysterische Neurose):	• schnelles Spiel auf dem Xylophon
Persönlichkeitsstörungen	
Allgemein:	• das Fehlen einer niedrigen und konstanten Untergrenze
Schizoide Persönlichkeitsstörung:	• der Klient spielt isoliert
Borderline Persönlichkeitsstörung:	• Assoziationen zur Musik mit einem komplexen und defensiven Charakter
Vermeidend-Selbstunsichere Persönlichkeitsstörung:	• Assoziationen zur Musik mit einem komplexen und defensiven Charakter
Psychische Faktoren, die eine somatische Erkrankung beeinflussen	
	• kommt in der rezeptiven Musiktherapie in dem "Bachmotiv" zum Ausdruck • das Spiel des Klienten ist in sich gekehrt

In großen Zügen wurde in dieser Tabelle die Einteilung des DSM-IV übernommen. Es wurde eine Selektion gemacht aufgrund des Materials, das vorläufig relevant ist für die Musiktherapie.

Es wurden so häufig wie möglich die Begriffe des DSM-IV verwendet. An den Stellen, an denen in unterschiedlichen Untersuchungen die Benennungen voneinander abweichen, wurden diese übernommen.

Weil sich in diesem Kapitel, aus pragmatischen Überlegungen, das Augenmerk auf einige psychische Störungen richtete, fehlen Störungen und Behinderungen wie: geistige Behinderung, Autismus, Verhaltensstörungen, Eßstörungen, Demenz, Aphasie, Spastizität und viele andere. In Zukunft sollten auch die pathologischen Prozesse, die bei diesen Störungen und Behinderungen auftreten, inventarisiert und einer Untersuchung unterzogen werden.

Was Autismus und die geistige Behinderung betrifft werden sie, wie schon erwähnt, in dem zweiten Teil dieses Buches bis zu einem gewissen Maße in Augenschein genommen.

Diese "musikalische Krankheitslehre", die angibt, wie unterschiedliche Störungen und Behinderungen im musikalischen Verhalten zum Ausdruck kommen, steckt noch in ihren Kinderschuhen. Über die Frage, ob so eine Pathologie möglich und notwendig ist, bestehen innerhalb der Musiktherapie, und nicht nur dort, Meinungsverschiedenheiten, weil jeder Klient anders ist, aber auch, weil die nicht pathologischen Prozesse in dem musikalischen Verhalten zum Ausdruck kommen, das bedeutet, auch die Möglichkeiten, die jemand noch hat.

Was den einzigartigen Aspekt betrifft, kann bemerkt werden, daß, wenn tatsächlich jeder Mensch und jede Störung oder Behinderung so einzigartig wäre, daß keine einzige Gemeinsamkeit bestände, es schwierig zu verantworten ist, warum sie behandelt wird. Der Therapeut hat ja dann keine einzige Gesetzmäßigkeit in den Händen, die sein Verhalten lenken kann. Auch diejenigen, die die Einzigartigkeit betonen, können jedoch nicht anders, als implizit von allgemeinen Gesetzmäßigkeiten auszugehen (siehe hierzu Swanborn, 1987).

Daß allgemeine Gesetzmäßigkeiten bestehen, bedeutet natürlich nicht, daß ein Klient dem anderen gleicht. Jeder Klient hat seine eigene Entwicklung durchlebt und darin die ihn kennzeichnenden Erfahrungen gemacht. Die Erfahrungen, Personen, Erinnerungen aus seinem Leben sind also im gewissen Sinne einzigartig, was jedoch nicht ausschließt, daß sie die Außenseite einer universelleren Innenseite darstellen.

Was den zweiten Punkt betrifft, wird, wie in der Einleitung dieses Buches erwähnt wurde, nicht ausgeschlossen, daß die musikalische Umgebung von vornherein an Anteile der Person appelliert, die woanders keine Chance bekommen. Das musikalische Verhalten ist dann keine Spiegelung der Störung oder Behinderung, sondern eine Spiegelung der Möglichkeiten, die jemand hat. Dieser Umstand kann gerade eine wichtige Indikation für Musiktherapie sein, weil dem Klienten die Möglichkeit geboten wird, mit den intakten Anteilen seines Körpers und seiner Psyche in Kontakt zu treten und hieraus zu einer körperlichen oder psychischen Entfaltung kommen kann. Vor allem in der Rehabilitation tritt dieser Aspekt stark in den Vorgrund.

Oft ist musikalisches Verhalten, wie die vorangegangenen Abschnitte verdeutlichen, jedoch sehr wohl eine Spiegelung der Störung. Unterschiedliche Musiktherapeuten sprechen diesbezüglich eine deutliche Sprache: "... daß in vielen Fällen ein deutlicher Zusammenhang besteht zwischen dem Verhalten, wie es sich in unserer Sitzung manifestiert und den fundamentelleren psychischen Problemen" (Fockema Andreae & Steenhuis, 1980, S. 85) und "Die Art, wie der Klient sich äußert, ist kennzeichnend für ihn und gleicht seinen musikalischen Verhaltensweisen" (Haans, 1986, S. 38).

Maler (1989) formuliert es, in Nachfolge auf Frohne-Hagemann, folgendermaßen: "daß der Musiktherapie Patient auf dem Instrument solche Strukturen in seinem Spiel einbringt und freisetzt, wie er sie (mit Frohne) auch sonst in seiner Alltagsrealität kennt, erlebt und analog handelt" (S. 52). Bei Timmermann u.a. (1991) lesen wir folgendes: "...diese Ergebnisse (bedeuten) eine erste Bestätigung der Grundannahme, daß der musikalische Ausdruck des Patienten und die musiktherapeutische Interaktion mit dem Therapeuten zu Erkenntnissen über Problematik, Pathologie, grundlegende Beziehungsmuster, gestörte/gesunde Persönlichkeitsanteile führen kann, die damit einer Bearbeitung zugänglich werden" (S. 389). (In dieser Feststellung werden die gesunden Anteile nicht vergessen).

Die Zitate von Musiktherapeuten können natürlich nicht als Beweis für den in diesem Buch eingenommenen Standpunkt dienen. Es bestehen vielleicht genauso viele Zitate, die das Gegenteil behaupten. Die Zitate dienen lediglich dazu anzuzeigen, daß ähnliche Ideen seit langer Zeit eine Basis in der Praxis finden. Die Kraft dieses musiktherapeutischen Modells, sollte sich aus einer wissenschaftlich bestimmten Intersubjektivität ergeben.

Wenn man eine Klassifikation pathologisch-musikalischer Prozesse nicht als ein starres Modell betrachtet, sondern als ein Hilfsmittel, das ausreichend Raum für den individuellen Aspekt läßt, dann kann sie den Musiktherapeuten bei dem Erstellen einer selbständigen oder ergänzenden Diagnose helfen. Diagnostizieren aufgrund von musikalischem Verhalten und musiktherapeutischem Handeln, sind im Grunde genommen unlöslich miteinander verbunden, weil die Diagnose zur Beantwortung der Indikationsfrage und dem Bestimmen der eventuell folgenden Behandlung notwendig ist. Mit anderen Worten: der Musiktherapeut sollte wissen, um was es geht, um beurteilen zu können, ob und wie Musiktherapie helfen kann.

Außer der Klassifikation pathologisch-musikalischer Prozesse ist auch eine spezifizierte Klassifikation von Methoden notwendig, wobei die Methoden auf die unterschiedlichen Typen von pathologisch-musikalischen Prozessen ausgerichtet sind. Zukünftige Forschung sollte sich dementsprechend einerseits auf die Klassifikation der pathologisch-musikalischen Prozesse und andererseits auf die dazu gehörigen Methoden richten. Der Zusammenhang beider Klassifikationen wird im letzten Abschnitt thematisiert.

3.5 Pathologisch-musikalische und therapeutisch-musikalische Prozesse

Das Kriterium, daß therapeutisch-musikalische Prozesse auf pathologisch-musikalische Prozesse eingehen, ist letztendlich ausschlaggebend in der Indikationsfrage für Musiktherapie. Musiktherapie ist indiziert, wenn pathologisch-musikalische Prozesse auftreten, die eine Spiegelung der Störung darstellen und therapeutisch-musikalische Prozesse möglich sind, die die pathologischen Prozesse beeinflussen können. Diesen Gedanken können wir bei Frohne-Hagemann zurückfinden (1992): "Die gehörte oder gespielte Musik muß Zeichen und Strukturen haben, die in irgendeiner Weise mit dem biographischen (dem individuellen und sozialen) Werdegang, sowie mit der gegenwärtig erlebten Realität des Patienten korrespondieren" (S. 30). Die Musik sollte imstande sein, die Vergangenheit und die Zukunft des Klienten widerzuspiegeln.

Wenn man das, was bis jetzt als pathologisch angedeutet wurde, als die Art und Weise von Expression und Kommunikation betrachtet, in der der Klient bewußt oder unbewußt Zuflucht gesucht hat, dann ist es essentiell, daß Musik die "Zeichen" und "Strukturen" dieser Formen von Expression und Kommunikation enthält.

Auf einen gemeinsammen Nenner gebracht, kann aus den vorangegangenen Abschnitten und der hier aufgestellten Annahme folgende Schlußfolgerung gezogen werden: psychische Störungen kommen in vielen Fällen in dem musikalischen Verhalten und Erleben zum Ausdruck. Wenn Musiktherapie ein Nutzen haben soll, dann sollte dies auch so sein, weil sie dann dieser Störung begegnen kann.

Einer besonderen Vorgehensweise begegnen wir in dem schon genannten Artikel von Aldridge (1991), in dem das Verhalten der Typ A Persönlichkeit mit Hilfe von musikalischen Parametern beschrieben wird. Aldridge übernimmt von Friedman u.a. (1982) die Angabe, daß die musikalischen Kennzeichen der Kommunikation mit den physiologischen Prozessen, in diesem Fall einem erhöhten Herzschlag, aber nicht mit dem affektiven Inhalt des Gesprochenen korrelieren. Da es so aussieht, daß das Sprechen auf diese Weise den Herzschlag beschleunigt und der Inhalt des Gespräches nichts zur Sache tut, wird der Schluß gezogen, daß ein kausaler Zusammenhang zwischen der Art des Kommunizierens und den physiologischen Reaktionen besteht.

Die Bedeutung für die Musiktherapie lautet folgendermaßen: wenn Tempo und Dynamik des Sprechens den Herzschlag erhöhen, sollte es möglich sein durch Musik den Herzschlag zu senken.

Das Fehlen des Einflusses der affektiven Bedeutung des Gesprochenen ist für Aldridge ein Grund, den in der Nordoff & Robbins Methode verteidigten Standpunkt, daß Musiktherapie nicht notwendigerweise ein psychotherapeutisches Modell nötig hat, zu verteidigen.

Hierzu kann folgendes bemerkt werden: Wenn hiermit gemeint ist, daß Musiktherapie außerhalb des Mediums Sprache psychotherapeutisch wirksam ist, dann ist diese Aussage verständlich. Hinsichtlich des verwendeten medizinischen Modells, in dem durch Musik ein direkter Einfluß auf körperliche Funktionen ausgeübt wird (siehe Smeijsters, 1991), reicht die Zurückhaltung bezüglich der Psychotherapie hier jedoch weiter, als der Vorbehalt gegenüber dem verbalen Element.

Es taucht die Frage auf, ob die Behandlung der Typ A Persönlichkeit mit dem durch Tempo und Dynamik beeinflußten Herzschlag gleichgestellt werden darf. Inwieweit ist die Beeinflussung des Herzschlages valide und klinisch signifikant bei der Behandlung einer Persönlichkeitsstörung (siehe Schagen, 1993)?

Auch in den Niederlanden wird unter den Musiktherapeuten des öfteren der Standpunkt, nicht in psychotherapeutischen Zusammenhängen denken zu wollen, vertreten. Anscheinend wird dadurch der eigene Charakter von Musiktherapie verstärkt. Doch bietet diese Haltung kaum eine Perspektive, wenn Veränderungen angestrebt werden, die einen Bezug zur Psyche haben. Wenn ein Musiktherapeut psychische Störungen behandelt, befindet er sich ja, wie dem auch sei, in einem psychotherapeutischen Setting.

Auch wenn die musikalischen Prozesse nicht als psychotherapeutische Prozesse aufgefaßt werden, wird nichtsdestoweniger eine Beeinflussung der Psyche beabsichtigt und haben diese Prozesse psychotherapeutische Konsequenzen. Musiktherapie fungiert in diesen Fällen als nonverbale Psychotherapie.

Die Situation kann mit dem bekannten Spruch von Watzlawick verglichen werden: "Du kannst nicht nicht kommunizieren". Mit einiger Anpassung könnte dieser Ausspruch lauten: "Wenn beabsichtigt wird, die Psyche zu beeinflussen, kann man nicht nicht psychotherapeutisch beschäftigt sein." Wenn ein Musiktherapeut die Situation nicht als psychotherapeutisch zu erkennen wünscht und das eigene musikalische Handeln nicht im psychotherapeutischen Sinne reflektiert, wird dadurch der Ebene des Handelns geschadet. Der therapeutische Erfolg ist dann abhängig von den bei dem Musiktherapeuten zufällig anwesenden therapeutischen Faktoren und von einer Intuition, die auf einer Psychologie des Alltags basiert.

Der Einfluß auf die pathologisch-musikalischen Prozesse durch therapeutisch-musikalischen Prozesse, basierend auf der Analogie zwischen psychischer Störung und musikalischem Verhalten einerseits, musikalischen Prozessen und therapeutischen Prozessen anderseits, bildet den Kern der Musiktherapie. Wenn die Veränderung psychischer Störungen beabsichtigt wird, ist die Notwendigkeit eines psychotherapeutischen Modells unumgänglich. Derselbe Gedankengang gilt für die Arbeit im heilpädagogischem Arbeitsbereich.

Zum Schluß noch eine Anmerkung die einen Bezug auf das Feststellen der therapeutischen Wirkung nimmt. Innerhalb des Rahmens von Analogie, handelt es sich hierbei um das Beweisen, daß Veränderungen in dem musikalischen Verhalten mit Veränderungen in der Störung zusammengehen und daß letzteres eine Folge des erstgenannten ist.

Es würde zu weit führen, diese methodologische Frage ausführlich zur Diskussion zu stellen. Es wird jedoch auf die Tatsache hingewiesen, daß das subjektive Erleben von Klienten nicht immer in ihrem Verhalten wahrnehmbar ist (Meschede, Bender & Pfeiffer, 1983) und daß umgekehrt das, was Klienten nach der Meinung von Beobachtern erfahren, nicht immer mit dem korrespondiert, was Klienten hierüber selber verbal äußern (Smeijsters, Wijzenbeek & van Nieuwenhuijzen, 1995a, 1995b). Im ersten Fall tritt wohl eine Veränderung auf, die nicht wahrnehmbar ist, in dem zweiten Fall tritt eine wahrnehmbare Veränderung auf, die durch den Klienten nicht erfahren wird. Wenn beim Evaluieren der Therapie die subjektive Evaluation der Klienten hinzugezogen wird (Schagen, 1993), kann also eine Diskrepanz entstehen zwischen dem, was Musiktherapeuten und Untersucher wahrnehmen und dem, was der Klient hierüber berichtet.

So wie Schagen anführt, ist es auch möglich, daß der Klient nur glaubt sich viel besser zu fühlen. Auch hier sollten wir nicht die Augen vor Fragen verschließen: Kann von einer wirklichen Verbesserung gesprochen werden? Ist diese Verbesserung sowohl aus dem musikalischen als auch aus dem nicht-musikalischen Verhalten abzuleiten? Kann die Musiktherapie (mit) als Ursache der Verbesserung gesehen werden?

Literatur

Aldridge, D. (1991). 'Physiological change, communication, and the playing of improvised music: some proposals for research.' The Arts in Psychotherapy, Vol. 18, 59-64.

Aldridge, D. & G. Brandt (1991). 'Music therapy and inflammatory bowel disease.' The Arts in Psychotherapy, Vol. 18, 113-121.

Alvin, J. (1983). Music for the handicapped child. Oxford University Press, Oxford.

Backer, J. de (1993). 'Containment in music therapy.' In: M. Heal & T. Wigram (red), Music therapy in health and education. Jessica Kingsley Publishers, London.

Beknopte handleiding bij de diagnostische criteria van de DSM-IV, (1995). Swets & Zeitlinger, Lisse.

Benenzon, R.O. (1983). Einführung in die Musiktherapie. Kösel-Verlag, München.

Bonny, H.L. & L. Savary (1973). Music and your mind: listening with a new consciousness. Harper & Row, New York.

Bosscher, R.J., W. van Tilburg & G.J. Mellenbergh (1993). 'Hardlopen en depressie.' Maandblad Geestelijke Volksgezondheid, 6, 621-636.

Böttcher, H.F. & U. Kerner (1978). Methoden in der Musikpsychologie. Edition Peters, Leipzig.

Cattel, R.B. & D.R. Saunders (1954). 'Musical preferences and personality diagnosis: I. A factorization of one hundred and twenty themes.' Journal of Social Psychology, 39, 3-24.

Cattell, R.B. & J.C. Anderson (1953). 'The measurement of personality and behavior disorders by the IPAT Music Preference Test.' Journal of Applied Psychology, 37, 6, 446-454.

Cattel, R.B. & R.E. McMichael (1960). 'Clinical diagnosis by the IPAT Music Preference Test.' Journal of Consulting psychology, 24, 333-341.

Cattell, R.B., H.W. Eber & M.M. Tatsuoka (1970). Handbook for the sixteen personality factor questionnaire. Institute for Personality and Ability Testing, Champaign-Illinois.

Crickmore, L. (1968). 'An approach to the measurement of music appreciation.' Journal of Research in Music Education, XVI, 239-253.

Fisher, S. & D.L. Fisher (1951). 'The effects of personal insecurity on reactions to unfamiliar music.' Journal of Social Psychology, 34, 265-273.

Fockema Andreae, L. & K. Steenhuis (1980). Muziek en therapie. Van Loghum Slaterus, Deventer.

Freund, L. (1986). 'De toepassing van receptieve muziektherapie.' In: R. Adriaansz, F. Schalkwijk.

& L. Stijlen (red), Methoden van muziektherapie. Intro, Nijkerk.

Friedman, E., S. Thomas, D. Kulick-Ciuffo, J. Lynch & M. Suginohara (1982). 'The effects of normal and rapid speech on blood pressure.' Psychosomatic Medicine, 44, 545-553.

Frohne-Hagemann, I. (Hrsg)(1990). Musik und Gestalt. Klinische Musiktherapie als integrative Psychotherapie. Junfermann-Verlag, Paderborn.

Frohne-Hagemann, I. (1992). 'Integrative Therapie bei Menschen mit depressiven Zuständen - Legimitation und Konzepte.' In: Dokumentation der 1. Fachtagung Musik und Depression. Fritz Perls Institut, Hückeswagen/Beversee.

Gembris, H. (1990). 'Situationsbezogene Präferenzen und erwünschte Wirkungen von Musik.' In: K-E Behne, G. Kleinen & H. de la Motte-Haber (Hrsg), Musikpsychologie. Jahrbuch der Deutschen Gesellschaft für Musikpsychologie, Band 7, 73-95.

Gundlach, R.H. (1935). 'Factors determining the characterization of musical phrases.' American Journal of Psychology, XLVII, 624-643.

Haans, A. (1986). 'Actieve muziektherapie met groepen in de psychiatrie.' In: R. Adriaansz, F. Schalkwijk & L. Stijlen (red.), Methoden van muziektherapie. Intro, Nijkerk.

Hakvoort, L. (1993). 'Kortdurende muziektherapie met borderliners.' Tijdschrift voor Kreatieve Therapie, 12 (4), 122-127.
Heal, M. (1991). 'Psychoanalytisch orientierte Musiktherapie bei geistig Behinderten.' Musiktherapeutische Umschau, 12 (2), 110-127.
Hegi, F. (1986). Improvisation und Musiktherapie. Junfermann-Verlag, Paderborn.
Hegi, F. (1991). Die Kunst der musiktherapeutischen Improvisation. Lezing Katholieke Universiteit, Nijmegen.
Hevner, K. (1936). 'Experimental studies of the elements of expression in Music.' American Journal of Psychology, XLVIII, 246-268.
Holthaus, C. (1970). Muziektherapie. Agon Elsevier, Amsterdam/Brussel.
Hummelen, J.W. (1992). 'Het cognitieve organisatieniveau van de borderline-patiënt.' Tijdschrift voor Psychotherapie, 18 (2), 59-69.
Kündig, A. (1961). Das Musikerlebnis in psychologischer und psychotherapeutischer Sicht mit besonderer Berücksichtigung seiner kompensatorischen Funktion. Keller, Winterthur.
Lecourt, E. (1979). Praktische Musiktherapie. Otto Müller Verlag, Salzburg.
Leuner, H.C. (1974). 'Die Bedeutung der Musik in imaginativen Techniken der Psychotherapie.' In: W.J. Revers, G. Harrer & W.C.M. Simon (Hrsg), Neue Wege der Musiktherapie. Econ, Düsseldorf-Wien.
Leuner, H.C. (1982). Katathymes Bilderleben. Georg Thieme Verlag, Stuttgart.
Maler, T. (1989). Klinische Musiktherapie. Verlag Dr. R. Krämer, Hamburg.
Meschede, H.G., W. Bender & H. Pfeiffer (1983). 'Musiktherapie mit psychiatrischen Problem-patienten.' Psychotherapie und medizinische Psychologie, 33, 101-106.
Meyer, L.B. (1956). Emotion and meaning in music. University of Chicago Press, Chicago.
Miller, H.O. (1991). 'Group improvisation therapy: the experience of one man with schizophrenia.' In: K.E. Bruscia (ed), Case studies in music therapy. Barcelona Publishers, Phoenixville-PA.
Moser, J. (1990). 'Der Gong in der Behandlung früher Schädigungen.' In: I. Frohne-Hagemann (Hrsg), Musik und Gestalt. Klinische Musiktherapie als integrative Psychotherapie. Junfermann-Verlag, Paderborn.
Nerenz, K. (1969). 'Das musikalische Symboldrama als Hilfsmethode in der Psychotherapie.' Zeitschrift für Psychotherapie und medizinische Psychologie, 19, 28-33.
Nordoff, P. & C. Robbins (1986). Schöpferische Musiktherapie. Gustav Fischer Verlag, Stuttgart.
Pavlicevic, M. & C. Trevarthen (1989). 'A musical assessment of psychiatric states in adults.' Psychopathology, 22, 325-334.
Pavlicevic, M., C. Trevarthen & J. Duncan (1994). 'Improvisational music therapy and the rehabilitation of persons suffering from chronic schizophrenia'. Journal of Music Therapy, XXXI (2), 86-104.
Payne, E. (1967). 'Musical taste and personality.' British Journal of Psychology, 58, 133-138.
Perilli, G.G. (1994). 'Subjective tempo in adults with and without psychiatric disorders.' Paper based on a PhD dissertation. Università Pontificia Salesiana, Rome.
Perret-Gentil, C. & R. Naef (1971). 'Musik und Persönlichkeit. Eine Eichung des IPAT Music-Preference-Tests an Schweizer Studenten.' Zeitschrift für Präventiv medizin, 16, 5, 393-405.
Priestley, M. (1983). Analytische Musiktherapie. Gustav Fischer Verlag, Stuttgart.
Reinecke, H.P. (1973). Zur Verarbeitung musikalischer Information bei Psychotikern. Köln.
Reinecke, H.P. (1982). 'Kommunikative Musikpsychologie.' In: G. Harrer (Hrsg), Grundlagen der Musiktherapie und Musikpsychologie. Gustav Fischer Verlag, Stuttgart.

Rigg, M.G. (1964). 'The mood effects of music: a comparison of data from four investigators.' Journal of Psychology, 58, 427-438.

Rittelmeyer, C. (1969). 'Dogmatismus, Intoleranz und die Beurteilung moderner Kunstwerke.' Kölner Zeitschrift für Soziologie und Sozialpsychologie, 93-105.

Rösing, H. (Hrsg)(1983). Rezeptionsforschung in der Musikwissenschaft. Wissenschaftliche Buchgesellschaft, Darmstadt.

Schagen, S. (1993), 'Geteld, gewogen. De waarde van het effect van psychotherapie.' Nederlands Tijdschrift voor de Psychologie, 48, 147-160.

Schmölz, A. (1991a). 'Musiktherapie bei psychosomatisch Erkrankten.' In: A. Willeit (Hrsg), Puer Musica et Medicina. Internationales, interdisciplinäres Symposium, Kongressakte, 127-132.

Schmölz, A. (1991b). 'Selbsterfahrung im Rahmen der Musiktherapie.' In: W. Pieringer &. J. Egger (Hrsg), Psychotherapie im Wandel. WUV - Universitätsverlag, Wien.

Schwabe, C. (1986). Methodik der Musiktherapie und deren theoretische Grundlagen. J.A. Barth, Leipzig.

Shuter-Dyson, R. (1982). Psychologie musikalischen Verhaltens. Schott, Mainz.

Smeijsters, H. (1991/1994). Muziektherapie als psychotherapie. Van Gorcum, Assen/ Maastricht. Gustav Fischer Verlag, Stuttgart.

Smeijsters, H. (1992). 'Indicatie en analogie: kan muziektherapie beschouwd worden als een vorm van psychotherapie ?' Tijdschrift voor Psychotherapie, 18 (2), 88-101.

Smeijsters, H. (1992). 'Indicaties voor muziektherapie.' Tijdschrift voor Kreatieve Therapie, 11 (2), 45-50.

Smeijsters, H. (1993). 'Music therapy and psychotherapy.' The Arts in Psychotherapy, Vol. 20-3, 223-229.

Smeijsters, H. (1995). 'Muziektherapie bij borderline persoonlijkheidsstoornissen. Lezing Grondslagen van Muziektherapie, KUN, Nijmegen.

Smeijsters H., G. Wijzenbeek & N. van Nieuwenhuijzen (1995a). 'De relatie tussen muziekfragmenten en waardegebieden in de receptieve muziektherapie met depressieve patiënten'. Tijdschrift voor Psychiatrie.

Smeijsters H., G. Wijzenbeek & N. van Nieuwenhuijzen (1995b). 'The evocation of values of depressed patients by excerpts of recorded music'. Journal of Music Therapy, XXXII.

Sopchak, A.L. (1955). 'Individual differences in responses to different types of music in relation to sex, mood and other variables.' Psychological Monographs: General and Applied, 69 (11), 1-20.

Steinberg, R. (1987). 'Musikpsychopathologie. Musikalischer Ausdruck und psychische Krankheit.' In: Musikpsychologie Jahrbuch der Deutschen Gesellschaft für Musikpsychologie, Band 4, Wilhelmshaven.

Steinberg, R. & L. Raith (1985a). 'Music psychopathology. I. Musical tempo and psychiatric disease.' Psychopathology, 18, 254-264.

Steinberg, R. & L. Raith (1985b). 'Music psychopathology. II. Assessment of musical expression.' Psychopathology, 18, 265-273.

Steinberg, R., A. Krause, R. Lerch & L. Raith (1987). 'Das musikalische Tempo und psychische Krankheit. In: R. Spintge & R. Droh (Eds.), Musik inder Medizin - Music in Medicine. Springer-Verlag, Berlin.

Steinberg, R., L. Raith, G. Rossnagl & E. Eben (1985). 'Music psychopathology. III. Musical expression and psychiatric disease.' Psychopathology, 18, 265-273.

Swanborn, P.G. (1987). Methoden van sociaal-wetenschappelijk onderzoek. Boom, Meppel.

Timmermann, T., N. Scheytt-Hölzer, S. Bauer & H. Kächele (1991). 'Musiktherapeutische Einzelfall-Prozeßforschung - Entwicklung und Aufbau eines Forschungsfeldes.' Psychotherapie, Psychosomatik und medizinische Psychologie, 41, 385-391.
Tüpker, R. (1988). Ich singe, was ich nicht sagen kann. Zu einer morphologischen Grundlegung der Musiktherapie. Gustav Bosse Verlag, Regensburg.
Verdeau-Pailles, J. (1974). 'Le test de réceptivité musicale.' Proceedings Ist World Congress of Music Therapy, Paris.
Visser, R.S.H. e.a. (1982). Documentatie van tests en testresearch in Nederland. N.I.P.
Visser, K. & K. Hummelen (1988). 'Verschillen in de kreatieve therapie tussen borderline en neurotische patiënten.' Tijdschrift voor Kreatieve Therapie, 7 (1), 11-13.
Werbik, H. (1971). Informationsgehalt und emotionale Wirkung von Musik. Schott, Mainz.
Weymann, E. (1990). 'Kunstanaloges Vorgehen in der Musiktherapie.' In: I. Frohne-Hagemann (Hrsg), Musik und Gestalt. Klinische Musiktherapie als integrative Psychotherapie. Junfermann-Verlag, Paderborn.

4 Therapeutisch-musikalische Prozesse

Das letzte, aber wichtigste Glied in dem musiktherapeutischen Begriffsrahmen bilden die sogenannten therapeutisch-musikalischen Prozesse, auf die schon in vorangegangenen Abschnitten Bezug genommen wurde. Wenn die Störung oder die Behinderung in dem musikalischen Verhalten hörbar wird, sollte nach einem musikalischen Prozeß gesucht werden, mit dem auf die Störung oder Behinderung "eingespielt" werden kann, so daß ein Prozeß der Heilung oder Entwicklung in Gang gesetzt werden kann.

Schematisch wiedergegeben:

<table>
<tr><td colspan="2">Pathologisch-musikalischer Prozeß</td><td></td></tr>
<tr><td>Störung oder Behinderung</td><td>äußert sich durch</td><td rowspan="3">Musikalisches
Verhalten
Erleben</td></tr>
<tr><td colspan="2">Therapeutisch-musikalischer Prozeß</td></tr>
<tr><td>Musikalischer Prozeß</td><td>hat Einfluß auf</td></tr>
</table>

Wenn wir einen Sprung in die Richtung der musiktherapeutischen Ausbildung machen, ergeben sich für den Musiktherapeuten aus diesem Gedankengang einige notwendige Kenntnisse und Fertigkeiten.

Der Musiktherapeut sollte über das Vermögen verfügen, einen musikalischen Prozeß in Gang zu setzten, zu steuern und zu beenden. Dazu ist es nötig, daß er die für die Musiktherapie relevanten individuellen instrumentalen und vokalen Fertigkeiten besitzt, daß er an den musiktherapeutischen Methoden, Spielformen und Techniken referieren und sie durchführen kann und aufgrund der Kenntnis von den Eigenschaften von Musik, die geeignete Musik oder die geeigneten musikalischen Elemente selektieren kann.

Der psychische Prozeß, der kennzeichnend für die psychische Störung oder Behinderung ist, weist auf eine notwendige Kenntnis von Krankheitsbildern und/oder Behinderungen, von den gängigen psychotherapeutischen und heilpädagogischen Behandlungsmethoden, von relevanten Psychologien für die Musiktherapie und auf die musikpsychologische Kenntnis hin.

Um den therapeutischen Prozeß als ein Ganzes handhaben zu können, ist die Kenntnis vom Zusammenhang zwischen psychischer Störung/Behinderung und musikalischem Verhalten und den musikalischen Prozessen, die bei einer spezifischen Störung eingesetzt werden können, nötig.

Beispiele für therapeutisch-musikalische Prozesse sind:

musikalisch einen Schluß machen	→	Kontakt oder ein Erlebnis loslassen können

musikalisch variieren	→	loslassen von starren Verhaltensmustern

Bestimmte musikalische Prozesse sollten nur dann eingesetzt werden, wenn der Klient ein dementsprechendes Problem hat. Im Grunde genommen sollte der Musiktherapeut von rechts nach links lesen und bei der Störung/Behinderung den geeigneten musikalischen Prozeß suchen. Dann wird die Musiktherapie "auf den Klienten zugeschnitten" und nicht der Klient an das zufällig vorhandene Repertoire von Spielformen angepaßt ("Maßgeschneiderte Therapie").

Der zweite Teil dieses Buches ist ein Streifzug durch derartige therapeutisch-musikalische Prozesse, wie sie zu diesem Zeitpunkt in der bestehenden Literatur über die Praxis und in Forschungsergebnissen angetroffen werden. Ausgehend von zwei psychischen Störungen und zwei Behinderungen wird mit dem im ersten Teil entwickelten Begriffsrahmen als Hintergrund - Indikation, Analogie, pathologische und therapeutische musikalische Prozesse - inventarisiert, welches Wissen zur Zeit zur Verfügung steht. Aus dieser verfügbaren Kenntnis wird für jede Störung/Behinderung ein erster Ansatz für eine spezifische Methode geboten. In der Zukunft sollte mit Hilfe von Untersuchungen das fehlende Wissen ergänzt werden.

4.1 Die musikalische Improvisation

Zum Schluß des ersten Teiles, anschließend an das zweite Kapitel, folgt zur Illustration ein umfassenderes Beispiel von einem therapeutisch-musikalischen Prozeß. Das Beispiel wird Jochims (1990) entlehnt und bezieht sich auf die Behandlung von einer Person mit einer plötzlich auftretenden neurologischen Erkrankung. Es geht in diesem Fall um eine Analogie zwischen der musiktherapeutischen Improvisation und dem Anpassungsprozeß, der nach einer plötzlich auftretenden körperlichen Behinderung notwendig ist.

Daß sich die Musiktherapie von der Wirklichkeit unterscheidet, bedarf keiner Erörterung. Sich in Musiktherapie zu befinden, ist für einen Behinderten nicht dasselbe wie sich in der Familie, auf der Arbeit oder anderweitig in der Gesellschaft zwischen Bekannten oder Fremden, die nicht behindert sind, zu befinden. Musiktherapie und Wirklichkeit unterscheiden sich voneinander, weil die Menschen aus der alltäglichen Wirklichkeit innerhalb der Musiktherapie nicht anwesend sind. Die Menschen von der Straße nehmen an der Musiktherapie nicht teil, während die Therapeuten die alltägliche

Wirklichkeit nur zu einem Teil repräsentieren. An den Gruppensitzungen nehmen Menschen teil, die auch behindert sind. Das Zusammensein mit anderen Behinderten ist eine künstliche Situation, die die Isolation noch verstärkt. Durch diese Situation kann die Identifikation und das Selbstvertrauen zunehmen, aber die Situation selber steht außerhalb der alltäglichen Wirklichkeit. Jedes Erlebnis und jeder Ort, an dem Menschen aufgrund ihres Andersseins zusammen kommen, schafft einen Abstand zu der heterogenen alltäglichen Wirklichkeit.

Der Abstand entsteht nicht nur durch die Abwesenheit der gesunden anderen, sondern auch dadurch, daß die Aktivität in der Musiktherapie ungewöhnlich ist. Im alltäglichen Leben sind es nur die improvisierenden Musiker, die sich zusammensetzen, um zu improvisieren. Die meisten Menschen musizieren, indem sie komponierte Musik spielen und vielleicht ist diese Form zu musizieren die "natürlichste Sache der Welt". Die Improvisation dahingegen ist für die Meisten sicherlich nicht die "natürlichste Sache der Welt".

Schon früher wurde in diesem Buch erwähnt, daß, trotz des künstlichen Charakters der therapeutischen Sitzung, es gerade der Abstand zur Wirklichkeit ist, der Therapie ermöglicht. Es ist das Künstliche der Situation, wodurch die Person auf indirekte Weise das Verhalten gegenüber der Wirklichkeit verändern kann. Durch eine Spielsituation, eine "als ob" Situation, die in ihrer Essenz Übereinstimmungen mit der wirklichen Situation vorweist, aber auch genügend Abstand in bezug auf die Situation gewährleistet, tritt der Klient in diese Wirklichkeit ein, ohne in aller Heftigkeit mit dieser Wirklichkeit konfrontiert zu werden: "Nichts wird verleugnet, aber auch nichts ausgesprochen" (Jochims). In der aktiven Musiktherapie bildet die musikalische Improvisation ein Gleichgewicht zwischen Abstand und Nähe.

Beschränken wir uns in dem Beispiel auf die individuelle Therapie, weil der Anpassungsprozeß in erster Linie einen individuellen Charakter trägt, dann wird die Frage bedeutsam, woraus die Analogie zwischen dem Anpassungsprozeß und der musiktherapeutischen Improvisation besteht. Gleichen sie sich im wesentlichen?

Kennzeichnend für die Situation nach einer plötzlich auftretenden Behinderung ist, daß die körperliche und/oder geistige Konstitution verändert ist. Der Behinderte ist nicht mehr zu dem fähig, was davor möglich war. Dieses führt zu Reaktionen, die zur Trauer gehören wie Verleugnung, Wut und Betrübtheit über das, was verloren ging. Derartige emotionelle Reaktionen können der notwendigen Anpassung entgegen wirken. Ihr Ausdruck und Verarbeitung erfordern darum besondere Aufmerksamkeit. Ohne den Ausdruck und die Verarbeitung dieser Emotionen ist eine Anpassung unmöglich (Smeijsters, 1991).

Die Fähigkeit zum Abschluß der Periode des Nicht-Behindertseins findet sein Äquivalent unter anderem in dem Vermögen, eine musikalische Improvisation zu beenden (Heal, 1991).

An dieser Stelle wird weiter auf die Anpassung eingegangen, nachdem der Ausdruck, die Verarbeitung und der Abschluß stattgefunden haben. Woraus besteht die Anpassung, die erreicht werden sollte?

Anpassung ist das sich Einstellen auf die veränderten Umstände. Nichts ist schwieriger, als das notgezwungene Abweichen von bestehenden Mustern. Der Mensch wird aus seiner Bahn geworfen, wenn er sich, entgegen all seinen Erwartungen, auf einmal ganz anders verhalten muß. Eine selbst geplante Veränderung oder eine Veränderung, auf die man sich vorbereiten kann, bekommt einen Platz in dem geordneten Lauf der Dinge, weil die Person weiß, was geschehen wird und sich darauf einstellen kann. Wenn das Leben aber plötzlich eine Wendung nimmt, die absolut nicht erwartet wurde, wenn Pläne unvorbereitet nicht mehr durchgeführt werden können und Zielsetzungen, von denen aus das Leben gestaltet wird, aufhören zu bestehen, geht das Idealbild und die Zukunft in die Brüche. Das Selbstwertgefühl schrumpft zusammen.

In einer derartigen Situation erfordert Anpassung sicherlich zwei Dinge: Das Loslassen des Alten und das Entdecken und Gestalten des Neuen. In der Improvisation findet beides ein musikalisches Äquivalent.

Improvisieren ist die Übergabe an eine Situation, die vorher nicht festliegt, und man begibt sich auf ein unsicheres soziales Gebiet. Es ist eine Situation, in der die Person vorher nicht weiß, was sie tun kann und wo sie landet. Die Musik, die klingen wird, wurde nicht komponiert; Verabredungen, die zuvor gemacht werden, können nie ganz genau festlegen, was passieren wird. Würde man jedoch vorher alles festlegen, wie einige Musiker ihre musikalischen Motive zuvor parat haben, dann kann nicht wirklich von Improvisation die Rede sein. Kennzeichnend für das Improvisieren ist, daß der Spieler dem Spiel in jedem Augenblick eine andere Richtung geben kann. Wenn das passiert, müssen alte musikalische Pläne aufgegeben werden. Durch das Spiel des anderen wird in der Improvisation fortwährend an das Reaktionsvermögen appelliert. Der Klient lernt, starre Muster loszulassen, offen für unerwartete Situationen zu sein und nicht dem, was ihm widerfährt, ausgeliefert zu sein, sondern auf die neue Situation zu reagieren und einen Einfluß darauf auszuüben.

Das musikalische Handeln während des Improvisierens ist, während es im Abstand zur Wirklichkeit stattfindet, im wesentlichen vergleichbar mit dem Handeln bei plötzlichen Veränderungen im täglichen Leben, in denen das Alte losgelassen und die neue Situation angegangen werden sollte.

Wir finden einen ähnlichen Anpassungprozeß auch bei Personen, die sich zur Vergrößerung der Sicherheit selber dermaßen in starre Muster verstrickt haben, daß sie keinen Veränderungen gewachsen sind (Van den Hurk & Smeijsters, 1991).

4.2 Transfer

Genau genommen handelt es sich bei Musiktherapie um das Verändern des nichtmusikalischen Verhaltens außerhalb der musiktherapeutischen Sitzung durch die Beeinflussung des musikalischen Verhaltens während der Sitzung. Darum ist die folgende Frage von ausschlaggebender Bedeutung: verändert sich, wenn das musikalische Verhalten des Klienten sich verändert, auch die Störung oder die Behinderung?

Das Kapitel über pathologisch-musikalische Prozesse bezog sich hierauf, als auf die Korrelation zwischen Veränderungen im Tempo und den Ergebnissen der Meßinstrumente für Depression eingegangen wurde. Hierzu sollte jedoch bemerkt werden, daß so eine Korrelation noch nicht bedeutet, daß die Wirkung durch Musiktherapie verursacht wurde. Es sollte zwar eine Korrelation zwischen Veränderungen in dem musikalischen Verhalten und Veränderungen in der Störung bestehen, aber dieser Zusammenhang beweist nicht, daß die musikalischen Veränderungen die auf die Störung bezogenen Veränderungen verursachen. So können beispielsweise die Person des Therapeuten und/oder die Medikation sowohl die Veränderungen in dem musikalischen Verhalten, als auch die Veränderungen in der Störung hervorgerufen haben.

In Fallstudien werden häufig die Wirkungen außerhalb der Musiktherapie erwähnt, es ist jedoch notwendig auf diesem Gebiet noch mehr zu forschen. In einigen Fällen, in denen eine solche Untersuchung stattgefunden hat, ergab sich, daß die Ergebnisse sich widersprechen oder sich nicht unterstützen (Rett, Grasemann & Wesecky, 1981; Schalkwijk, van Gennep, Stijlen & van der Wolf, 1992; Hooper 1993).

Diese Frage wird hier, hinsichtlich der Zielsetzung dieses Buches, nicht weiter ausgearbeitet, auch wenn es sich um eine sehr wichtige Angelegenheit handelt.

Die Annahmen aus den Abschnitten 3.2.2 und 3.4 können jetzt zusammengefaßt und ergänzt werden. Zur Legitimation von Musiktherapie ist Forschung, die auf folgenden Gebieten stattfindet, notwendig:

1. Diagnostische Untersuchungen nach der Zuverlässigkeit und Validität des Zusammenhanges zwischen Störung/Behinderung und musikalischem Verhalten und Erleben. Gibt es eine feste Beziehung zwischen musikalischen Prozessen, der psychologischen Bedeutung(en) hiervon und einer psychischen Störung oder Behinderung? Können mit Hilfe musikalischer Prozesse, oder Kombinationen hieraus, psychische Störungen und Behinderungen voneinander unterschieden werden? Diese Frage bezieht sich auf die Differentialdiagnostik.
2. Prozeßforschung mit dem Ziel, therapeutisch-musikalische Prozesse, die zur Beeinflussung von pathologisch-musikalischem Verhalten gebraucht werden, zu beschreiben.
3. Forschung mit dem Ziel der Klassifikation und Differenzierung von Methoden, zugespitzt auf die unterschiedlichen Typen pathologisch-musikalischer Prozesse.
4. Wirkungsforschung nach Resultaten der therapeutisch-musikalischen Prozesse.
5. Forschung nach dem Transfer dieser Resultate.

Literatur

Bruijn, M. de (1994)(red). Muziektherapie op maat.Toepassingen in de revalidatie van kinderen en volwassenen. Intro, Nijkerk.

Heal, M. (1991). 'Psychoanalytisch orientierte Musiktherapie bei geistig Behinderten.' Muziktherapeutische Umschau, 12, 110-127.

Hooper, J. (1993). Music anxiety and the mentally handicapped - a review. Paper presented at the VII World Congress of Music Therapy, Vitoria-Gasteiz.

Hurk, J. van den & H. Smeijsters (1991). 'Musical improvisation in the treatment of a man with obsessive-compulsive personality disorder.' In: K.E. Bruscia (ed), Case studies in music therapy. Barcelona Publishers, Phoenixville-PA.

Jochims, S. (1990). 'Krankheitsverarbeitung in der Frühphase schwerer neurologischer Erkrankungen.' Psychotherapie, Psychosomatik und medizinische Psychologie, 40, 115-122.

Rett, A., F. Grasemann & A. Wesecky (1981). Musiktherapie für Behinderte. Verlag Hans Huber, Bern.

Schalkwijk, F.W., A. van Gennep, L. Stijlen & J.C. van der Wolf (1992). 'Het effect van orthoagogische muziekbeoefening op de sociale vaardigheden van mensen met een geestelijke handicap.' Tijdschrift voor Kreatieve Therapie, 11 (3), 88-94.

Smeijsters, H. (1991). Emotionele problemen bij de ouder wordende mens en de behandeling ervan in de muziektherapie. Lezing Symposium Muziektherapie bij de Ouder Wordende Mens, Enschede.

Tüpker, R. (1988). Ich singe, was ich nicht sagen kann. Gustav Bosse Verlag, Regensburg.

Teil II

METHODEN FÜR SPEZIFISCHE PSYCHISCHE STÖRUNGEN UND BEHINDERUNGEN

5 Musiktherapie bei der Behandlung von schizophrenen Klienten

Bei der Frage nach der Art und Weise, wie Schizophrenie mit Musik behandelt werden kann, handelt es sich eigentlich um drei Teilfragen, die zur Indikation gestellt werden können: Wie kann die schizophrene Störung erklärt und beschrieben werden? Wie kann sie behandelt werden? Und warum kann Musiktherapie bei dieser Behandlung eine bedeutungsvolle Rolle spielen?

Die Arbeitsweise von Musiktherapeuten hängt eng mit ihren Auffassungen über das Entstehen und die Kennzeichen der Krankheit zusammen. Darum wird in den folgenden Abschnitten auf die Annahmen hinsichtlich des Ursprungs, der Art der Störung und auf die musiktherapeutischen Methoden, die hieraus abgeleitet werden, eingegangen.

5.1 Theoretische Ausgangspunkte, Fallstudien und Forschungsergebnisse

5.1.1 Psychoanalytischer und kommunikationstheroretischer Bezugsrahmen

5.1.1.1 Auffassungen über den Ursprung und den Charakter der Störung

Willms (1975, 1977, 1982) war einer der ersten Musiktherapeuten, der eine Methode für die Arbeit mit schizophrenen Klienten entwickelte. Er richtete sich vor allem auf die psychischen Ursachen von Schizophrenie, obwohl er Erbfaktoren nicht abstritt. Unter Berücksichtigung neuerer Erkenntnisse, daß genetische Faktoren zu mindestens 70% für diese Krankheit verantwortlich sind und auch neurologische und neuro-biochemische Faktoren eine Rolle bei der Entstehung der Schizophrenie spielen (z.B. Ventrikelvergrößerung und Dopamineproduktion) und daß psycho-soziale Faktoren weniger als 20% der kausalen Faktoren ausmachen (Van den Bosch, 1990), scheinen die psychotherapeutischen und musiktherapeutischen Möglichkeiten stark einge-schränkt zu sein. Trotzdem wird die Annahme, daß Schizophrenie entscheidend genetisch oder biologisch erklärt und behandelt werden kann, immer wieder aufs neue kritisiert (Freeman, 1989; Wasylenki, 1992).

Zunächst sollte man erwägen, daß auch für die Klientengruppe, bei denen Schizophrenie eine biologische Ursache hat, Umgebungsfaktoren relevant sind, weil diese den Anlaß dazu geben können, daß ein Krankheitsbild, welches in der Veranlagung vorhanden ist, tatsächlich zur Entwicklung kommt. Eine vom psychotherapeutischen Ausgangspunkt ausgehende Behandlung kann darum einflußreich sein, nicht weil die Ursachen von unter anderem genetischer, neurologischer, neurobiochemischer und neuropsychologischer Art vermindert oder beeinflußt werden, sondern weil die Behandlung eine Veränderung der sekundären psycho-sozialen Faktoren bewirkt. Diese können zum Ausbruch der in der Veranlagung verankerten Schizophrenie geführt haben, die Krankheit aufrecht erhalten bzw. einen Rückfall herbeiführen.

Innerhalb des letzten Jahrzehnts hat die psychotherapeutische Vorgehensweise dann auch aufs neue einen Stellenwert in dem sogenannten Rehabilitationsmodell eingenommen. Psychotherapie wird in diesem Modell nicht als eine Therapie gesehen, mit der Schizophrenie behandelt werden kann, sondern als eine Art Unterstützung, die dem Klienten hilft, den Umgang mit den Streßfaktoren in der Umgebung, der emotionalen Verarbeitung der entstandenen Behinderung (Trauern und Finden zu einer neuen Identität) und den Umgang mit der Behinderung selber zu erlernen (Coursey, 1989, Wasylenki, 1992).

Während positive Symptome wie Halluzinationen, Wahnvorstellungen und inkohärentes Denken im allgemeinen durch Medikamente unter Kontrolle gebracht werden können, ist Psychotherapie vor allem dann indiziert, wenn Medikation unzureichend oder nicht möglich ist. Dieses betrifft negative Symptome wie Gefühlsarmut, verzögerte Reaktionen, Apathie und autistiformes Verhalten. Diese Symptome können durch Hospitalisierung in ihrem Ausmaß zunehmen (Oswald, 1965; Linszen, 1993). Obwohl die Möglichkeiten auch hier nicht zu hoch eingeschätzt werden dürfen - Van der Ploeg (1994) spricht sogar von der "Demenz des Gefühls"- zeigt sich in der Praxis, daß es sinnvoll ist, Musiktherapie bei negativen Symptomen einzusetzen. Daß es, wie sich noch zeigen wird, in einigen Fällen sogar möglich ist, positive Symptome durch Psychotherapie, kombiniert mit dem Einsatz von Musik, zu beeinflussen, stimmt ebenfalls hoffnungsvoll (Van den Bosch, 1988).

Im folgenden wird ausschließlich auf die psychosozialen Faktoren eingegangen. Es stellt sich ferner die Frage, welche von diesen Faktoren durch Musiktherapeuten als wichtig erachtet werden und ob diese Annahmen mit den Ergebnissen der Forschung über Schizophrenie übereinstimmen. Der Unterschied zwischen positiven und negativen Symptomen wird in dem Abschnitt über Informationsverarbeitung nochmals aufgegriffen.

Willms (sich Loch (1962) und Spitz (1967) anschließend) ist von der psycho-analytischen Auffassung ausgegangen, daß es sich um eine sehr frühe Störung zwischen Mutter und Kind handelt, deren Folge eine geringe Ich-Stärke ist.

Ich-Stärke entsteht laut dieser Auffassung dann, wenn der Versorger in der präverbalen Entwicklungsphase durch den körperlichen Kontakt und die akustischen Kennzeichen des Sprechens (Klangfarbe, Rhythmus, Tempo usw.) imstande ist, eine für das Kind sichere Beziehung aufzubauen. Das Kind identifiziert sich mit der guten Versorgung und erfährt sich selbst dadurch als gut. Wenn diese primäre Beziehung scheitert, dann erfährt das Kind dieses gute Gefühl nicht. Es entwickelt ein schwaches Ich und zieht sich vor der Außenwelt zurück. Unbewußt fühlt das Kind ständig das intensive Bedürfnis, diese frühe Beziehung zu korrigieren.

Sich dem Ansatz von Benedetti und Willms anschließend nimmt Strobel (1985, 1990) an, daß Musiktherapie, aufgrund der spezifischen Kennzeichen von Musik, imstande ist, dem schizophrenen Klienten auf symbolische Weise das zu geben, was er früher entbehren mußte. Strobels Vorgehensweise geht jedoch über den schon beschriebenen Ausgangspunkt hinaus. Während er die Bedeutung der erblichen und körperlichen Ursachen der Schizophrenie nicht übersieht, beschreibt er mehrere Umgebungs-faktoren, die zur Folge haben, daß eine in der Veranlagung verwurzelte Anfälligkeit für Schizophrenie sich tatsächlich zur Schizophrenie entwickelt. Er beleuchtet Schizophrenie von vier theoretischen Ausgangspunkten: somatisch, kommunikation-stheoretisch, familientherapeutisch und psychoanalytisch. Er wählt hiermit einen breiteren Ausgangspunkt als Willms, der sich auf den psychoanalytischen Ansatz beschränkte. Außerdem wird der psychoanalytische Ansatz weiter ausgearbeitet.

Die somatischen und die familientherapeutischen Ausgangspunkte werden an dieser Stelle außer acht gelassen, da Strobel zu ersteren lediglich bemerkt hat, daß Musik für denjenigen, der Schwierigkeiten mit dem Sprechen hat, mit einer "Prothese" vergleichbar ist und bei letzterem den paradoxalen Auftrag auf eine Art und Weise anwendet, die einen allgemeinen psychotherapeutischen Charakter trägt und nicht spezifisch für Musiktherapie ist.

Strobel sieht das Mißtrauen gegenüber der Sprache als eines der Kennzeichen der Schizophrenie. Er beschreibt diesen Vorgang mit Konzepten aus der Kommunikationstheorie (Watzlawick, 1974). Auch wenn sich ergeben hat, daß der Gedanke des sogenannten "double-bind" als Ursache von Schizophrenie weniger bedeutungsvoll ist (Van den Bosch, 1990), können Strobels Bemerkungen bezüglich des digitalen und analogen Aspektes der Kommunikation jedoch für die Beschreibung der Kommunikationsweise des schizophrenen Klienten hilfreich sein.

Der schizophrene Klient löst, laut Strobel, den digitalen Aspekt der Kommunikation vom analogen Aspekt, indem er entweder in Worte flüchtet oder vor Worten die Flucht ergreift. Im ersten Fall zeigt der Klient sich intellektuell und ist sehr gesprächig und im zweiten Fall mißtraut der Klient Worten, ist aber sehr empfindsam für ihren Klang. Die Sprache wird im zweiten Fall nicht übereinstimmend mit Bedeutungen von Wörtern angewandt, aber übereinstimmend mit dem Klangcharakter, der den darunter verborgenen Gefühlswert widerspiegelt. Nicht die Bedeutung des Wortes ist wichtig, sondern die Art wie das Wort durch Tonhöhe, Rhythmus, Dynamik und andere musikalische Aspekte im Klang Gestalt annimmt. Für diesen schizophrenen Klienten sind nicht die Worte Bedeutungsträger, sondern die "musikalischen" Elemente, die sie begleiten.

Diese Feststellung scheint mit den gegenwärtig als wichtig befundenen Umgebungsfaktoren, die die in der Veranlagung verwurzelte Schizophrenie zur Entwicklung bringen, vereinbar zu sein. Hierzu gehören beispielsweise eine unverständliche Art der Kommunikation (Kommunikationsdevianz), das Maß, in dem Feindlichkeit oder übertriebenes gefühlsmäßiges Engagement (expressed emotions) im Urteil über den Klienten zum Ausdruck kommt und den tatsächlichen Umgang der Familienmitgliedern untereinander (affective style) (siehe Dingemans & Linszen, 1988). Die Ansicht, daß ein psychotischer Mensch zum präverbalen Niveau zurückzukehren versucht, weil er der verbalen Kommunikation mißtraut oder Worte merkwürdige Bedeutungen erhalten, die nicht verarbeitet werden können (Benedetti, 1979, 1987, 1991), ist von dem Modell der Kommunikationsdevianz nicht so weit entfernt. Wenn es schwierig zu verstehen ist, was derjenige, der etwas sagt genau meint, bietet das gesprochene Wort wenige Anknüpfungspunkte und man sucht nach nonverbalen Informationsquellen. Willms zitiert einen schizophrenen Klienten, der angibt, daß er sich abgewöhnt hat, die Worte der Mutter zu beachten, dahingegen jedoch für die Absichten empfindlich geworden ist, die in ihrer nonverbalen Kommunikation zum Ausdruck kommen. Ebenso können starke affektive Reaktionen gegenüber den Klienten dazu führen, daß der Klient sehr empfindlich für Signale der Kommunikation wird und sich vor allem auf die Signale richtet, in denen die emotionale Ladung des Gesagten abzulesen ist.

Strobels psychoanalytischer Ansatz basiert auf dem Gedanken, daß ein Mangel in der Phase des sogenannten "primären Narzißmus" (0-2 Monate) zu regressivem Verhalten führt, welches in der Schizophrenia-simplex und autistiformen Symptomen zum Ausdruck kommt. Störungen in den hierauf folgenden Monaten, in der symbiotischen Phase mit der Mutter, würden zu paranoiden und halluzinativen Formen von Schizophrenie führen. Ein zu schneller Übergang in die folgende Phase, in der das Kind sich mit Hilfe eines "transitional object" (Winnicott) aus der Symbiose löst, hätte leichtere Formen von Paranoia zur Folge.

Wir können hierin die Ansichten von M. Mahler entdecken (1990), die den "primären Narzißmus" als eine dem pränatalen Leben ähnelnde Vorphase beschreibt, in der zu Beginn die Umgebung kaum wahrgenommen wird, dem Kind jedoch allmählich bewußt wird, daß es sich selbst nicht befriedigen kann[1]. Den primären Narzißmus teilt sie in die Phase des "normalen Autismus" (die ersten Wochen nach der Geburt) und die Phase der "beginnenden Symbiose" (ab 2 Monaten) auf, in der das Kind erfährt, daß es für seine Bedürfnisbefriedigung von etwas, außerhalb seiner selbst abhängig ist. Der symbiotischen Phase ordnet sie Begriffe wie "ozeanisches Gefühl" (Freud) und "Urhöhle" (Spitz) zu. Das Kind erfährt sich selbst und die Mutter als eine Einheit ohne interne Grenze, aber mit einer Begrenzung zur Außenwelt.

Mahler nennt, sich auf Spitz und Winnicott berufend, die Mutter das "Hilfs-Ich" des Kindes und die "Hebamme der Individuation". Durch die Fürsorge und die Aufmerksamkeit der Mutter kommt das Kind in einem Alter von vier Monaten in die Phase des "sekundären Narzismuß" und es beginnt, als Folge der "Anerkennung", die die Mutter für den Körper des Kindes hat, seinen eigenen Körper als wichtig zu erfahren. Dieser Aspekt wurde bereits im Zusammenhang mit dem Entstehen der Ich-Stärke erläutert.

---

[1] Balint (1988) bezweifelt, daß, wie Spitz und Mahler annehmen, vom "primären Narzismuß" die Rede ist. Seiner Ansicht nach spielt schon sehr früh eine Objektbeziehung eine Rolle, nämlich die Erfahrung, daß nur die Außenwelt Wünsche befriedigen kann. Wenn diese Befriedigung unzureichend war, entsteht, laut Balint, ein fast nicht zu befriedigendes, egoistisches und rücksichtsloses Bedürfnis ohne jegliche Gegenleistung befriedigt zu werden, jemanden zu finden, der einem die "Brust geben kann". Weil der Mangel an Wunscherfüllung den Anlaß zur paranoiden Angst darstellt, wird dem Bedürfnis nach Verschmelzung, durch die Isolierung, in der sich der Klient durch seine Angst begibt, entgegengewirkt. In der Therapie wird das Bedürfnis nach Wunscherfüllung sichtbar, nachdem beim Klienten die paranoiden Ängste verschwunden sind. Das Bedürfnis nach Verschmelzung, welches dann die Oberhand nimmt, wird durch Balint als ein neuer Anfang gesehen, wodurch aus einer archaischen Objektliebe eine erwachsene Liebe entstehen kann.

Mit ungefähr sechs Monaten löst das Kind sich, mit Hilfe eines "transitional object", das den Platz der Mutter einnimmt, zum ersten Mal von ihr.

Mahler zufolge dauert dieser Prozeß von Symbiose und Individuation ungefähr drei Jahre. In dieser Zeit werden immer wieder Perioden, in denen das Kind von der Mutter Abstand nimmt und wenig Aufmerksamkeit für sie hat, von Perioden, in denen das Kind wieder die Annäherung sucht, beispielsweise das Rapprochement abgewechselt. Während des Rapprochements in der zweiten Hälfte des zweiten Lebensjahres ist der Aufenthalt der Mutter für das Kind ganz besonders interessant, wobei eine aktive Annäherung stattfindet. Das Kind läßt die Mutter nicht aus den Augen und läßt sie an seinen eigenen Aktivitäten teilnehmen.

Störungen entstehen, laut Mahler, wenn Symbiose und Individuation nicht im Gleichgewicht zueinander stehen. Die Fürsorge kann zu Wünschen übrig lassen oder so intensiv sein, daß das Kind zu "ersticken droht". Das Distanzieren von der Mutter nach der Symbiose kann zu schnell oder zu langsam vor sich gehen. Beide Wege sollten immer geöffnet bleiben: das Kind muß sich von der Mutter entfernen können, wenn es das will, aber es muß auch zurückkommen können und die Mutter sollte schnell auf die wechselnden Bedürfnisse des Kindes eingehen können. Wir werden später in diesem Kapitel noch erfahren, daß Strobels auf Mahler basierende Gedanken über Symbiose und Individuation eine zentrale Rolle in der musiktherapeutischen Behandlung von Schizophrenie spielen.

Außer den bereits genannten psychoanalytischen Auffassungen, auf die Musiktherapeuten, die mit schizophrenen Klienten arbeiten, ihre Arbeit basieren, gibt es in der Psychoanalyse noch einige andere Ansätze, die Musiktherapeuten als Ausgangspunkte gedient haben.

Priestley's Ansichten über Schizophrenie haben als Ausgangspunkt die Phasen, die laut M. Klein (1983) während der ersten drei bis vier Monate auftreten und die zeitlich mit Mahlers Phasen des Autismus und der Symbiose vereinbar sind. Obwohl die paranoide-schizoide und die depressive Position implizieren, daß zwischen Mutter und Kind eine intime Beziehung besteht, geht Klein, dadurch daß sie annimmt, daß beim Kind eine Spaltung zwischen dem "Guten" und "Bösen" auftritt, einen Schritt weiter als Mahler. Daß das Kind das "Böse" nach außen projiziert führt ihrer Meinung nach zu paranoiden Ängsten und zur Flucht zum "guten" verinnerlichten Objekt. Wir können hierin die paranoiden und autistischen Eigenschaften von Schizophrenie erkennen.

Wenn wir die letzten Absätze zusammenfassen, fällt auf, daß Musiktherapeuten, die einen psychoanalytisch orientierten Ansatz wählen, die Ursache von Schizophrenie der zerstörten Mutter-Kind Beziehung zuschreiben. Zu Beginn dieses Kapitels wurde jedoch schon erwähnt, daß, obwohl Umgebungsfaktoren bei Schizophrenie eine Rolle spielen, die Mutter-Kind Interaktionen und die Familie in der Ätiologie nicht zuviel hervorgehoben werden dürfen. Es ist jedoch so, daß eine Vielzahl der Probleme, mit denen schizophrene Klienten zu kämpfen haben, mit denen der Mutter-Kind Interaktion zu eigenen Kennzeichen gut beschrieben werden können. Hierzu gehören: kaum vorhandene Individuation, ein Mangel an Grenzen, "splitting" (Spaltung) und Fragmentarisierung der Vorstellung und Ich-Schwäche. Eine psychotherapeutische Behandlung kann bei diesen Problemen anschließen.

Ein psychoanalytischer Ansatz, welcher unter anderem durch Lempp (1984), Benedetti (1987) und Janus (1990) entwickelt wurde und für Musiktherapeuten von Bedeutung sein kann, ist die Sicht auf die prä- und perinatalen Erfahrungen als mögliche Ursache für Schizophrenie. Lempp sieht Schizophrenie als eine Regression zu tatsächlich aufgetretenen Störungen während der prä- und perinatalen Periode. Diese Ansicht wird durch die Tatsache bestätigt, daß einige schizophrene Klienten Vorstellungen entwickeln, die in die Richtung dieser Periode weisen und durch die Tatsache, daß bei schizophrenen Klienten, im Vergleich mit einer Kontroll-Gruppe, viel häufiger Komplikationen bei der Geburt auftraten.

Wenn man den Prozeß der Geburt mit der schizophrenen Störung vergleicht, dann kann man beide Erscheinungen anhand der Beziehung zur Außenwelt charakterisieren. Durch die Geburt wird das Kind aus der engen Beziehung, die es mit der Mutter hatte, losgelöst und mit der Außenwelt konfrontiert, mit der es keine vergleichbare Einheit bilden kann. War es eine mühsame Geburt oder entstand direkt nach der Geburt ein schlechter Kontakt mit der Außenwelt, dann ist es möglich, daß dieses gestörte "auf die Welt kommen" (Janus) die spätere Entwicklung prägt. Das Finden einer selbständigen Position innerhalb der Welt des Nicht-Ich wird dann im weiteren Leben durch diese frühe Erfahrung vorbelastet sein und das "geboren werden" bleibt problematisch.

Aus dieser Sicht heraus kann Schizophrenie als eine sehr extreme Form von "noch nicht wirklich geboren sein" betrachtet werden, eine Weigerung, mit der Umgebung in Beziehung zu treten.

5.1.1.2 Die Widerspiegelung der schizophrenen Störung im musikalischen Verhalten

Wir haben bereits gesehen, daß für den schizophrenen Klienten nicht die Bedeutung von Worten wichtig ist, sonder der Klangcharakter, der den darunter verborgenen Gefühlswert widerspiegelt. Daran anschließend stellt sich die Frage, ob diese Tatsache auch im musikalischen Verhalten des schizophrenen Klienten zum Ausdruck kommt. Im ersten Teil dieses Buches, im Kapitel über pathologisch-musikalische Prozesse, stellte sich heraus, daß die autistiformen Symptome der Schizophrenie sich in der musikalischen Interaktion widerspiegelten (Pavlicevic & Trevarthen, 1989). Innerhalb eines relativ langen Zeitraumes schließt der schizophrene Klient beinahe keinen Kontakt mit dem Musiktherapeuten und dadurch, daß sein Spiel so unregelmäßig und unvorhersagbar ist, ist der Musiktherapeut nicht imstande, sich hieran anzuschließen. Wenn es dem Musiktherapeuten gelingt, mit Hilfe von Spiegelung Anschluß beim Klienten zu finden, dann ist das Umgekehrte noch nicht der Fall: der Klient folgt den Veränderungen des Musiktherapeuten nicht.

Weiterführende Forschung ergab, daß es durch individuelle Musiktherapie möglich ist, die Interaktion zwischen Musiktherapeut und Klient zu verbessern (Pavlicevic, Trevarthen & Duncan, 1994). Auf der "Music Interaction Rating Scale", eine Erweiterung der Skala der ersten Untersuchung, wurde aufgezeichnet, ob der Musiktherapeut in der Lage war, dem Klienten zu folgen, ob und wie der Klient auf musikalische Interventionen des Musiktherapeuten reagierte und ob der Klient die Initiative ergriff. Die Skala besteht aus Neun Ebenen (1 ist die niedrigste und 9 die höchste Ebene).

Im Vergleich zum Beginn der Musiktherapie dauerten die Improvisationen am Ende statistisch signifikant länger und war das durchschnittliche Niveau auf der "Music Interaction Rating Scale" statistisch signifikant gestiegen. Bei einer Kontroll-Gruppe traten im Gegensatz hierzu keine signifikanten Unterschiede zwischen der ersten und der letzten Messung auf. 77% der Interaktionen der Musiktherapiegruppe befanden sich nach der Musiktherapie oberhalb der vier unteren Ebenen der Skala, während dieses bei der Kontroll-Gruppe, nach einem Zeitraum ohne Therapie, nur zu 53% so war (bei einer nahezu gleichen Ausgangsposition). Die meisten Interaktionen der Therapiegruppe nach der Musiktherapie erzielten die sechste Ebene, was bedeutet, daß die Klienten in der Lage waren, das Spiel des Musiktherapeuten zu übernehmen und festzuhalten.

Während bei Pavlicevic, Trevarthen & Duncan auf der "Brief Psychiatric Rating Scale" auch ein signifikanter Effekt festgestellt wurde, war dieses bei der "Scale for the Assessment of Negative Symptoms" nicht der Fall. Eine Forschungsstudie von Perilli (1994) ergab, daß Musiktherapie zu signifikanten Effekten auf der "Brief Psychiatric Rating Scale" und der "Nurses Observation Scale for Inpatient Evaluation" führte. Perilli schließt hieraus, daß Musiktherapie negative Symptome beeinflussen kann. Die Musiktherapie bestand aus kognitiven, emotionalen, persönlichen und relationalen Spielformen (unter anderem Reproduzieren eines Rhythmus, Erkennen und Ausdrücken von Emotionen, Ausdrücken von persönlichen Eigenschaften und Führen eines musikalischen Dialoges). Der Nachteil dieser Untersuchung ist, daß ohne Kontroll-Gruppe gearbeitet wurde.

In einer zweiten Forschungsarbeit untersuchte Perilli das musikalische Verhalten und Erleben schizophrener Klienten vor und nach der Musiktherapie und erzielte signifikante Resultate, bezüglich des richtigen Reproduzierens von Rhythmen und der Anzahl der Worte, mit denen musikalische Kompositionen beschrieben wurden. Durch die Musiktherapie waren die Klienten außerdem besser imstande zu assoziieren, Erinnerungen hervorzurufen, Gefühle auszudrücken und voneinander zu unterscheiden.

Wenn wir auf die Kennzeichen des musikalischen Spiels zurückkommen, kann ergänzt werden, daß das musikalische Spiel schizophrener Klienten ohne Ausdruck und ohne musikalische Logik ist. Das Tempo scheint sich jedoch nicht vom Tempo von Personen aus der Kontroll-Gruppe zu unterscheiden. Ebensowenig unterscheidet sich ihr Spiel in rhythmischer Hinsicht vom Spiel der Personen aus der Kontroll-Gruppe (Lund, 1993). Die Forschungsarbeit von Lund ergibt, daß schizophrene Klienten zwar häufiger Motive repetieren, einzelne Töne dahingegen weniger häufig wiederholen. Diese "Atonikalität" deutet möglicherweise auf das Fehlen eines gestaltenden Vermögens. Außerdem verwenden schizophrene Klienten seltener Glissandi und Triller. Weil bei der Untersuchung von Lund keine statistische Prüfung stattgefunden hat, ist es undeutlich, ob diese Unterschiede statistisch signifikant sind. Lunds Schlußfolgerung, daß die musikalische Improvisationen schizophrener Klienten keinen diagnostischen Wert haben, erscheint jedoch ebenfalls voreilig.

Sie nimmt an, daß die gestörte musikalische Interaktion bei schizophrenen Klienten eine Folge des Mangels an einer gemeinschaflichen "sound range" (melodisches Register) zwischen Klient und Musiktherapeut ist. Sie entwirft hierzu ein Erklärungsmodell mit dem Ausgangspunkt, daß durch einen gemeinschaftlichen "sound range" Sicherheit entsteht, die zu einem stabileren Puls führt, was wiederum eine bessere musikalische Interaktion zur Folge hat. Trotzdem ist ihre (vorläufige) Beweisführung nicht überzeugend, denn bei einer Gesamtzahl von acht Klienten ist nur in zwei Fällen die Rede von einer deutlichen Korrespondenz zwischen "sound range", Puls und Interaktion. Weitere Forschung müßte noch beweisen, ob zwischen den drei Elementen tatsächlich eine Korrelation besteht und ob die angenommene Kausalität bestätigt werden kann.

Bezüglich des Musikhörens wurde im ersten Teil dieses Buches die Schlußfolgerung gezogen, daß schizophrene Klienten beim Zuhören schnelle, abwechselnde, stimulierende Musik ablehnen und offensichtlich eine Vorliebe für langsames Tempo, Moll-Tonarten und konstante Harmonien haben.

5.1.1.3 Musiktherapeutische Behandlungsformen, die sich aus den beschriebenen Ansätzen entwickelt haben

Wenn schizophrene Klienten nicht in der Lage sind, ihre Probleme verbal zu reflektieren, ist eine Behandlung erforderlich, in der die Probleme nicht durch Worte mit einem bedeutungsvollen Charakter zur Sprache kommen, sondern sehr konkrete Vorstellungen den Ausgangspunkt der Therapie darstellen. Benedetti (1979) vergleicht die Psychose-Therapie mit der Psychotherapie bei Kindern. Der Therapeut spielt eine Rolle innerhalb des Phantasiespiels des psychotischen Klienten und "...begibt sich in die Welt der Psychose". Bei verbalen Äußerungen des Klienten sollte der Therapeut nicht so sehr auf die Bedeutung der Worte eingehen, sondern vielmehr auf die musikalischen Elemente, in die die Worte eingebettet sind. Wenn man davon ausgeht, daß nicht die Bedeutung, sondern die musikalischen Aspekte der Worte für den Klienten wichtig sind, dann ist es naheliegend, daß es gerade Musik ist, die sich bei diesen Klienten als Kommunikationsmedium hervorhebt. Musik besteht ja aus Klängen, die der auf Klang ausgerichteten Kommunikation des Klienten entgegenkommen. Der Musiktherapeut kann mit dem Klienten dadurch kommuni-zieren, indem er das, was der Klient als Rhythmus, Melodie- oder Klangstruktur ausdrückt, aufnimmt und hieran anschließt. Auf diese Weise ist von empathischem Zuhören und Unterstützung die Rede, wobei der Musiktherapeut sich in derselben Erfahrungswelt befindet wie der Klient und für diesen als "holding environment" auftritt (Winnicott, 1965; Bion, 1984; Wasylenki, 1992). Der Musiktherapeut sorgt so für eine musikalische Ich-Struktur, die dem Klienten, der über ein verletzliches Ich verfügt, fehlt. Musiktherapeuten beschreiben dieses, sich Bion anschließend, als eine Arbeitsweise, die mit Hilfe empathischer Gegenübertragung die vom Klienten abgespalteten β-Elemente musikalisch anbietet, unter Kontrolle behält und ihm zurückgibt. Dieses ist eine Arbeitsweise, in der der Musiktherapeut zu Gunsten des Klienten standhaft bleibt und sich nicht von den für den Klienten sehr beängstigenden Gefühlen mitreißen läßt (De Backer, 1993; Kortegaard, 1993).

In bezug auf die Arbeit von Grinder und Bandler (1982) kommen Strobel (1985) und Lund (1993) in diesem Zusammenhang zu der Schlußfolgerung, daß Musiktherapie für die schizophrenen Klienten geeignet ist, deren Funktionsniveau im auditiven analogen Kommunikationssystem intakt ist, wobei sowohl das verbale als auch das visuelle und kinästhetische-nonverbale Repräsentationssystem dem auditiven System untergeordnet sind.
Ein Repräsentationssystem ist ein verinnerlichtes Modell der Welt. Wenn bei dem schizophrenen Klienten das auditive Repräsentationsmodell im Vordergrund steht, dann kann seine Welt durch Musik betreten werden. Im auditiven System können zugleich Erfahrungen stattfinden, die durch Blockaden bei anderen Systemen nicht zugänglich sind. Wenn ein Klient beispielweise Angst vor Körperkontakt hat und dadurch nicht imstande ist, ein kinästhetisches Repräsentationssystem aufzubauen, dann kann der Musiktherapeut ihn "musikalisch berühren".

Musiktherapie ist, laut Strobel, aufgrund ihrer spezifischen, symbolischen und kompensierenden Eigenschaften eine geeignete Behandlungsform für den schizophrenen Klienten. Die auditiven Eigenschaften sind spezifisch für Musik. Diese schließen beim auditiven Repräsentationssystem des Klienten an und können innerhalb dieses Systems mit Hilfe von Klang den Mangel, den der Klient innerhalb anderer Systeme erfährt, symbolisch kompensieren.

Hieraus ergibt sich übrigens auch, daß Musiktherapie nicht ohne weiteres bei schizophrenen Klienten indiziert ist. Obwohl, wie schon früher betont wurde, Musik der Art entspricht wie der schizophrene Klient mit Worten umgeht, impliziert dieses nicht, daß das auditive Repräsentationssystem bei jedem schizophrenen Klienten im Vordergrund steht. Nur in den Fällen, in denen der Klient auf auditivem analogen Niveau funktioniert, ist Musiktherapie die geeignete Behandlung. Wenn bei dem Klienten das visuelle oder das kinästhetische Repräsentationsmodell die größere Rolle spielt, dann ist eine Therapie, die ein anderes künstlerisches Medium verwendet, indiziert. Lund ergänzt hierzu, daß innerhalb des auditiven Repräsentationssystems beim "sound range" des Klienten angeschlossen werden sollte.

Ebensowenig sollte man bei der Regression zur musikalischen Kommunikation nicht außer acht lassen, daß eine derartige Regression zur präverbalen Ebene nicht automatisch eine positive Erfahrung impliziert. Es sollte eine "corrective emotional experience" entstehen, in der die gestörte präverbale Kommunikation durch eine präverbale Kommunikationsform, die die "Urstörung" korrigiert, ersetzt wird. Es ist die Aufgabe des Musiktherapeuten, das gestörte Vertrauen mit Hilfe von Klängen wieder aufzubauen, indem er Klänge anwendet, die dem Klienten den Eindruck vermitteln, daß er beschützt, umsorgt und dadurch auch gut ist. Der Klient darf, laut Willms, zu Anfang der Musiktherapie der Säugling sein, der mit einem gefüllten Bäuchlein in seinem warmen Bett liegt.

Strobel hält Musiktherapie vor allem bei Klienten mit autistiformen Kennzeichen, bei Klienten mit einer "Schizophrenia simplex" und bei chronischer Schizophrenie mit wenigen paranoiden Symptomen und Halluzinationen für sinnvoll, mit anderen Worten: bei der Klienten-Kategorie mit einer Störung im primären Narzißmus.

Musiktherapie eignet sich jedoch auch sehr bei Störungen, deren Ursache in der symbiotischen Phase liegt. Mit Hilfe von Musik kann der Mutter-Kind Dialog auf symbolische Weise rekapituliert werden.

Außer daß der Weg zur Symbiose gefunden wird, die eine kompensierende Verschmelzungserfahrung ermöglicht, ist es ebenfalls notwendig, einen Weg aus der Symbiose heraus zur Individuation zu finden. Der Klient sollte die Gelegenheit haben, sich einerseits aus seiner Isolation zu lösen und sich in die Symbiose zu begeben, aber andererseits nicht in Gefahr gebracht werden von dieser Symbiose überwältigt zu werden. Letzteres würde seine Angst vor einer vollständigen Verschmelzung verstärken, zumal das Dilemma zwischen dem Bedürfnis nach Verschmelzung und der Angst vor Verschmelzung ja kennzeichnend für den Klienten ist. Symbiose sollte in einem ausreichendem Maß und mit der Erhaltung der Identität entstehen, wobei der Klient letztendlich erfährt, daß er durch seine eigene Initiative Kontakt knüpfen und wieder lösen kann (siehe auch Loos, 1986).

Eine musikalische Improvisation bietet viele Möglichkeiten, die unterschiedlichen Stufen von Symbiose und Individuation zu realisieren. Symbiose, Verschmelzung, das "ozeanische Gefühl" wird möglich, wenn Musiktherapeut und Klient auf eine Art und Weise miteinander improvisieren, daß beide Klänge ineinander übergehen und eine Einheit bilden.

Die Improvisation ermöglicht es, dadurch daß das eigene Spiel in das Spiel des anderen gebettet wird, in dem anderen vollständig aufzugehen oder von dem anderen Abstand zu nehmen, indem musikalische Elemente eingebracht werden, die vom Spiel des Mitspielers abweichen. Der Musiktherapeut kann sein eigenes Spiel mit Hilfe von Techniken (Bruscia, 1987) mit dem Spiel des Klienten verschmelzen lassen und dadurch beim Klienten ein Gefühl von Geborgenheit und Fürsorge hervorrufen. Durch musikalische Konfrontation kann Abstand geschaffen werden, ein Abstand, der zur Begrenzung der Verschmelzung notwendig ist und dem Klienten die Gelegenheit bietet, seine eigene Individualität zu beschützen und zum Ausdruck zu bringen. Der Klient kann entdecken, daß mit Erhaltung des Abstandes Verschmelzung möglich ist, er wird "versorgt" aber nicht "verschlungen". Er kann seinem Bedürfnis nach Verschmelzung Folge leisten, aber sich hieraus auch wieder befreien. Auf symbolische Weise kann das miteinander Verschmelzen und Auseinandergehen wiederholt erlebt werden.

Verschmelzung wird von Musiktherapeuten in vielen Fällen durch eine bestimmte Instrumentenart nachgestrebt. Kupperschmitt und Sizaret (1981) halten die Flöte, die in ihren Augen einen oralen und symbolischen Charakter hat, zur Realisierung eines regressiven ozeanischen Gefühls und somit auch zur Öffnung eines Kommunikationskanals zur Umgebung für ganz besonders geeignet. Moser (1990) arbeitet bei der Behandlung psychotischer Menschen mit dem Gong und sieht in dem Klang des Gonges eine Analogie des "Zuviel" oder "Zuwenig" der Bedürfnisbefriedigung des schizophrenen Klienten. Wie das Kind mit der Mutter verschmilzt, von ihr abhängig ist und allmählich lernen muß, Abstand zu nehmen, spielt sich laut Moser das Schlagen auf dem Gong zwischen der Verschmelzung mit dem Klang und dem Abstandnehmen von dem als Bedrohung erfahrenen Klang ab - die Erfahrung gegenüber dem Klang klein und nichtig zu sein und das Erfahren der Allmacht durch den Klang. Genauso wie es sich bei der Improvisation um das Finden eines Gleichgewichtes zwischen Symbiose und Individuation handelt, geht es in der Arbeit mit dem Gong um das Finden des richtigen Maßes zwischen beiden Polen.

Lund (1984) illustriert anhand eines Beispiels, daß das Finden dieser Balance kein einfacher Prozeß ist. Ihr Klient veränderte aus Angst vor Verschmelzung sofort das Tempo, wenn die Musiktherapeutin versuchte, dieses zu übernehmen.

In den Niederlanden kann man Konzepte wie Symbiose und Individuation unter anderem bei der Arbeit von Vink-Brouwer entdecken (1991). Auch sie betont den ambivalenten Charakter der Verschmelzung, wonach der Klient einerseits verlangt, jedoch zugleich als Bedrohung erfährt, weil er Angst hat, sich darin zu verlieren. Kommentare in bezug auf eine positive Verschmelzungserfahrung, die sie von behandelten Klienten bekam, sind: "Ich bekam das Gefühl, daß du für mich da bist...ich kann Dir vertrauen...dieses Gefühl entsteht, weil die Klänge, die wir machen, etwas miteinander zu tun haben. Sie strömen ineinander über" und "Ich war ein ganz kleines Baby, das ich in meinen Armen hegte".

Eine Arbeitsweise, die auf Mahlers Bemerkung bezüglich des Rapprochements basiert, finden wir bei Zagelbaum und Rubino (1991). Im Rapprochement sucht das Kind, nachdem es Abstand genommen hatte, erneut Kontakt mit der Mutter. Dieser Kontakt hat eine andere Beschaffenheit als in der früheren symbiotischen Phase. Er hat unter anderem einen eher verbalen Charakter. Zagelbaum und Rubino beschreiben eine schizophrene Klientin, die Lieder über Teddybären sang. Die Teddybären, so interpretierten die Therapeuten, spiegelten die Stimme ihres Vaters wider und ein Weinstock symbolisierte die Stimme ihrer Mutter. Die Stimmen erteilten fortwährend den Auftrag "Kram" zu sammeln und Pflanzen zu pflücken. Weil die Klientin auf der Suche nach einem richtigen Abstand zum Weinstock war, folgerten die Musik-therapeuten, daß sie sich in der Phase de Rapprochements befand. Die Lieder über Bären, die die Musiktherapeuten mit ihr sangen, hatten zufolge, daß ihr Abstand zur Gruppe kleiner wurde.

Musiktherapeuten, die von M. Kleins und Bions Werk ausgehen, streben danach, die Spaltung bei Klienten zu beseitigen und Erfahrungen wieder verfügbar zu machen. Spaltung kann bedeuten, daß ein Gefühl, beispielsweise ein aggressives Gefühl, durch den Klienten auf jemanden anderes projiziert wird. Um den Klienten wieder mit dem abgespalteten und projizierten Gefühl in Kontakt zu bringen, verwendet Priestley (1982; 1983) eine Technik, bei der der Klient dazu angehalten wird, Personen nachzuspielen auf die, nach Einschätzung der Therapeutin, Gefühle projiziert wurden. So kann der Klient entdecken, daß in dem anderen auch Anteile von ihm selbst verborgen sind. Daraufhin kann er das Gefühl wieder zurücknehmen und in die eigene Person integrieren. In der Improvisation entdeckt er nicht nur, daß er selber bestimmte Gefühle hat, sondern erfährt auch weniger paranoide Angst gegenüber dem anderen, weil die Projektion der Aggression abnimmt. Durch ihren symbolischen Charakter führt Musik zu solchen Entdeckungen, wodurch die Schwelle zum anderen und zu den eigenen Gefühlen kleiner wird.

Der Kontakt mit den projizierten Teilen von sich selbst verläuft über den "Umweg" des Klanges. So wie wir schon gesehen haben, kann das "auditive Repräsentationssystem" für den Klienten ein Stück Wirklichkeit darstellen, in der Gefühle erkannt werden.

Die Aufhebung der Spaltung kann sich auch darauf richten, daß der Musiktherapeut für die abgespalteten Gefühle ein musikalisches Äquivalent findet. Durch "empathische Gegenübertragung" - das Entwickeln eines Gefühls über das Gefühl des Klienten (Van Praag, 1988) - sucht der Musiktherapeut zu dem Gefühl, das stellvertretend gefühlt wird, einen Klang, der dieses Gefühl für den Klienten hörbar macht. Der Musiktherapeut läßt den Klienten hören, was dieser selber nicht mehr in der Lage ist zu fühlen. Im Anschluß an diese empathische Gegenübertragung des Musiktherapeuten, kann der Klient, indem er das Instrument und den Klang des Musiktherapeuten übernimmt, das Gefühl integrieren. Nachdem der Klient den Klang und dementsprechend das Gefühl des Musiktherapeuten übernommen hat und auf diese Weise das eigene abgespaltete Gefühl gewissermaßen zurücknimmt, kann der Klang mit Worten beschrieben werden. So entsteht eine Integration auf auditiver, emotionaler und kognitiver Ebene.

Wenn die Klänge, die die Emotionen repräsentieren, zum Wort zurückgeführt werden, dann dürfen sie zwar "benannt", jedoch nicht "interpretiert" werden (Benedetti, 1979; Van Praag, 1988). Sie können in einem konkreten Bild verbalisiert werden, beispielsweise "Das ist ein Zug", "Das ist ein Tam-Tam" oder "Sie schmeißen mit Steinen wie ein Kind", ohne daß der Musiktherapeut eine tiefere psychologische Erklärung über das musikalische Motiv äußert. Van Praag spricht von einer phänomenologischen Beschreibung, beispielsweise "Sie stoßen ständig gegen etwas Schweres an und versuchen demgegenüber noch etwas Schwereres zu setzen." Der Musiktherapeut bleibt hiermit innerhalb des konkreten und nicht-abstrakten Bezugsrahmen des Klienten, bringt den Klienten jedoch einen Schritt weiter, dadurch daß das Gefühl mit dem Wort verbunden wird.

In den von Kaasenbrood und Van der Veen (1993) beschriebenen psychotherapeutischen Interventionen bei chronisch psychiatrischen Klienten, liegt die Betonung ebensowenig auf Interpretation und Bewußtmachung. Die Therapeuten betreten die Wahnwelt der Klienten und probieren hier Vereinbarungen zu treffen.

Die Arbeitsweise in der Musiktherapie nicht zu interpretieren, bietet sicherlich unter anderem eine Erklärung dafür, warum Klienten Therapieformen mit einem künstlerischen Ausgangspunkt, vor allem Musiktherapie, angenehmer finden als individuelle und in Gruppen stattfindende verbale Psychotherapie (Heaney, 1992).

Wenn man davon ausgeht, daß die Spaltung eine Spaltung zwischen Gefühl und Verstand ist, dann kann die Emotion mit Hilfe des Klanges benannt werden.

Beispiele einer solchen Arbeitsweise sind unter anderem bei Priestley (1982), 1983), Miller (1991), De Backer (1993) und Kortegaard (1993) zu finden. In dem Beispiel von Kortegaard fühlte die Musiktherapeutin, daß die musikalische Aggression, die der schizophrene Klient in der Gruppensitzung dadurch zur Schau trug, daß er andere kritisierte, die Musik von anderen durchkreuzte und Musik spielte, die unmöglich von anderen mitverfolgt werden konnte, aus dem unterbewußten Bedürfnis nach Versorgung und Schutz und aus der paranoiden Angst heraus, selber angegriffen zu werden, hervorkam.

Balints Methode des "Neubeginns" und die Idee, daß der Klient erneut geboren werden sollte, stehen einander nahe. In der Musiktherapie kann mit Hilfe von Klängen eine pränatale Periode suggeriert werden. Dadurch daß der Klient sich allmählich an differenzierte Klänge aus der Außenwelt, die mit den beschütztenden pränatalen Klängen abgewechselt werden, gewöhnt und stimuliert wird, an dieser äußeren Klangwelt teilzunehmen, kann er erneut geboren werden.

Musiktherapeutische Methoden, die sich auf das pränatale Leben beziehen, wurden unter anderem von Benenzon (1993), Steinbach (1990), Vogel (1991), Rusconi, Guarino & Bollea (1992) entwickelt. Benenzon und im Anschluß an ihn Rusconi, Guarino & Bollea, sehen in der pränatalen Periode eine angenehme, sichere und versorgte Lebensphase, nach der der Mensch im späteren Leben zurückverlangt und auf deren Ebene der schizophrene Klient regrediert. Die Klänge aus diese Periode seien in der Lage, mit dem regredierten Ich des schizophrenen Klienten zu kommunizieren und auf eine nonverbale, klingende Weise das mütterliche "containing" (holding) zu kompensieren.

Benenzon beschreibt Beispiele, bei denen derartige Geräusche einen wohltuenden Einfluß auf schizophrene Klienten haben und bei denen mit Hilfe dieser Geräusche beispielsweise Kontakt mit autistischen und schizophrenen Kindern zustande kommt (für eine nähere Beschreibung siehe Smeijsters, 1991).

Die Methode von Vogel schließt zwar eng bei Benenzon und Janus an, ist jedoch als Musiktherapie für geistig Behinderte mit einem sehr niedrigen geistigen Niveau ausgerichtet. Steinbachs Klangtherapie hat keinen psychoanalytischen Hintergrund. Diese Therapie findet durch die Stimulation des Hörorgans statt und beabsichtigt keine Behandlung von Schizophrenie.

5.1.2 Ansätze auf der Basis von kognitiven Konzentrations-, Strukturierungs- und Informationsprozessen

Im vorigen Abschnitt stand die Art, wie der schizophrene Klient kommuniziert und sein Mangel an Gleichgewicht zwischen Symbiose und Individuation im Mittelpunkt. In diesem Abschnitt liegt der Akzent eher auf der zerbröckelten und unstrukturierten Erlebniswelt des schizophrenen Klienten.

Wenn man die Informationsverarbeitung als Ausgangspunkt nimmt, dann kann Schizophrenie als das Unvermögen, einfache Eindrücke automatisch zu verarbeiten, beschrieben werden. Die anhaltende, bewußte Anstrengung, mit der der schizophrene Klient versucht diesen Mangel zu kompensieren, verursacht die Entstehung bestimmter Symptome wie Halluzinationen. Andere, sowohl positive als auch negative Symptome (Wahnvorstellungen, Konzentrationsstörungen, der Rückzug aus der Umgebung) können dahingegen als Mechanismen, mit denen der Klient versucht, dem Informationsdruck zu entfliehen, betrachtet werden (Van den Bosch 1988).

Übereinstimmend mit den positiven und negativen Symptomen können die Mechanismen in Strategien, die sich auf die Zunahme oder die Verringerung der Anzahl Reize (aktive und passive Strategien) richten, eingeteilt werden. Eine Wahnvorstellung ist beispielsweise eine feststehende Menge an Information, mit der das Erleben geordnet werden kann. Psychotherapie könnte sich darauf richten, daß Strategien, die weniger Probleme erzeugen als die positiven und negativen Symptome, angeboten werden. Anstatt bizarrer Denkordnungen kann dem Klienten musikalische Ordnung angeboten werden. Der Walkman ermöglicht es beispielsweise, daß der Klient seine Aufmerksamkeit auf einen übersichtlichen Strom an Reizen richtet, wodurch die Anzahl akustischer Halluzinationen abnimmt (Van den Bosch, 1988).

Abhängig von der Problematik des Klienten könnte eine aktive oder passive Strategie ausgewählt werden. Es scheint jedoch so, daß Klienten, die beide Strategien anwenden, ihre Symptome besser beherrschen (Tarrier, 1987; Van den Bosch, 1988). Das Benutzen des Walkmans entspricht im Grunde genommen beiden Strategien: es entsteht eine sichere Isolation und zugleich eine strukturierte Informationsdosierung. Die Beratung von Klienten und die Zusammenstellung geeigneter Kassettenaufnahmen könnte zu einem neuen Aufgabenbereich des Musiktherapeuten gehören.

Der Musiktherapeut kann ebenfalls während der Sitzung sichere und strukturierte musikalische Informationen anbieten und damit die Informationsverarbeitung außerhalb der Sitzung fundieren.

Forschungen nach dem Einfluß von Hintergrundmusik auf Konzentrationstörungen bei schizophrenen Kindern ergaben, daß Hintergrundmusik die Genauigkeit, mit der Farben sortiert werden, vergrößert (Burleson, Center & Reeves, 1989). Die Forscher erklären dieses mit der Annahme, daß Musik andere auditive Stimuli, die die Konzentration verringern können, verschleiert. Umgekehrt stellte Kneutgen 1980 erfahrungsgemäß fest, daß schizophrene Klienten einen Rhythmus, den sie hören, dann synchron mitspielen können, wenn die Aufmerksamkeit von der eigentlichen Aufgabe abgelenkt wird. (Die Klienten wurden darum gebeten, während des Spielens gleichzeitig auf eine rote und eine grüne Lampe zu achten und hinterher anzugeben, wie oft die rote Lampe ausgegangen war). Kneutgen folgerte, daß die Wahrnehmung bei schizophrenen Klienten gestört ist, wenn deren Aufmerksamkeit gänzlich auf eine Aufgabe gerichtet ist. Diese Aussage findet Anschluß bei der Annahme, daß die mühevolle bewußte Steuerung von Informationen gerade für schizophrene Klienten problematisch ist.

In Kneutgens Beispiel führte ein visueller Reiz zu einer richtigen Wahrnehmung und Ausführung des Rhythmus. In der Forschung von Burleson, Center & Reeves sorgte die Hintergrundmusik für mehr Sorgfältigkeit beim Sortieren der Farben. In beiden Fällen handelt es sich um das gleiche Prinzip: ein geordneter Informationsstrom verbessert die Aufmerksamkeit für eine zusätzliche Aufgabe.

Kneutgens Schlußfolgerung, daß Musik bei der Behandlung schizophrener Klienten indiziert ist, weil sie, im Gegensatz zur Sprache, durch ihren redundanten Charakter nicht die völlige Aufmerksamkeit erfordert, ist jedoch nicht direkt aus dem Vorherigen abzuleiten. Die Synchronisierung während des Spiels trat ja dann auf, wenn die Aufmerksamkeit vom Spielen abgelenkt wurde. Es stellt sich die Frage, ob eine derartige Synchronisierung auch dann auftritt, wenn Musik ohne visuellen Reiz angeboten wird. Seine Folgerung, daß beim Hören von Sprache die völlige Aufmerksamkeit erforderlich ist und bei Musik nicht, weil man beim Hören von Musik immer wieder den Faden aufnehmen kann, ist nur bis zu einem gewissen Grade richtig. Wer analytisch Musik hört, verliert, wenn die Aufmerksamkeit nachläßt, ja auch den Faden. Es ist allerdings zutreffend, daß das nicht-analytische "Erleben", das durch Musik hervorgerufen wird, nicht kontinuierlich Aufmerksamkeit erfordert. Die Stimmung, die Musik hervorruft, bleibt bestehen, auch wenn die Aufmerksamkeit für kurze Zeit abschweift, geht diesbezüglich keine "Information" verloren.

Das Erschaffen eines musikalischen Produktes sehen Musiktherapeuten oft als eine Beschäftigung, mit der die "Fragmentarisierung" des Ichs verschwinden kann (Willms, 1975). Es wird angenommen, daß es möglich ist, in einem strukturierten musikalischen Produkt Anteile der Psyche des Klienten zu projizieren und dort miteinander zu integrieren. Durch den Identifikationprozeß mit einem künstlerischen Produkt wird, laut dieser Annahme, die eigene Psyche geordnet und integriert.

Pfeiffer, Wunderlich, Bender & Horn (1987) verwendeten Improvisationen, in denen mit Abwechslungen wie z.B. "laut-leise", "weich-hart", "einer Wellenbewegung" gearbeitet wurde. Sie stellten fest, daß diese Art der Musiktherapie mit schizophrenen Klienten, im Vergleich zu einer Kontroll-Gruppe, zu signifikanten Verbesserungen ($p>.01$) auf Ebenen wie "Kontakt", "Konzentration", "Gefühlsausdruck", "Stimmung" und "Aktivierung" führte.

Integration hat zugleich eine soziale Komponente und diese betrifft die Teilnahmefähigkeit in einer Gruppe. Schirmer (1991) verweist diesbezüglich auf Ovid, der die Periode vor der Schöpfung als eine Situation beschrieb, in der die Erscheinungen noch nicht zueinander paßten. Eine Gruppenimprovisation mit psychotischen Klienten ist seiner Meinung nach manchmal genauso chaotisch wie die Schöpfung und es ist die Aufgabe des Musiktherapeuten, dafür zu sorgen, daß die unterschiedlichen, einander entgegengesetzten Erscheinungen miteinander in Kontakt treten und integriert werden. Individuelle und soziale Interaktion schließen aneinander an, weil der Klient dadurch, daß er sich mit dem anderen verbindet, mit Teilen von sich selbst in Kontakt tritt. Für die Strukturierung des Chaos ist der Rhythmus ein geeignetes Hilfsmittel (Benedetti, 1979).

Anschließend an das Vorangegangene kann gesagt werden, daß Musik die Psyche ordnet, weil die in Klängen zum Ausdruck gebrachten Anteile des Klienten im Spiel zu einer musikalischen Einheit zusammengeschmiedet werden. Die persönlichen Themen werden musikalische Themen und als solche miteinander verbunden.

Ordnung entsteht jedoch nicht nur dadurch, daß Fragmente der Person miteinander verbunden werden, sondern auch, weil gehörte oder selbstgespielte Musik durch Strukturprinzipien gekennzeichnet sind, die sowohl im kleinen als auch im großen Rahmen die zeitliche Fortschreitung ordnen. Obwohl alle menschlichen Handlungen innerhalb der Zeit stattfinden, ist es doch vor allem die Musik, die die Zeit bis ins kleinste Detail einteilt. Sie basiert auf regelmäßigen Schlägen, die durch Akzente zu Takten zusammengefügt werden. Innerhalb der Takte und über die Grenzen der Takte hinaus entsteht Ordnung durch rhythmische Motive und Themen. Die Melodie und die anderen Parameter leisten durch steigende und fallende Melodielinien, Kadenzen, dynamische und artikulatorische Gruppierungen, ihren Beitrag zur "Zeitstrukturierung". Musik kann durch ihre Ordnung im kleinen Rahmen - den Schlägen, dem Takt und dem Motiv - und ihrer Ordnung im großen Rahmen - dem Thema und dem musikalischen Satz - die Zeit, in der sich der Zuhörer oder Ausführende befindet, ordnen.

Ordnung impliziert zugleich die Wiederholung desselben. Wo sich alles verändert, kann keine Ordnung sein. Die Wiederholung desselben kann in der Musik auf unterschiedliche Art und Weise stattfinden. Die Informationsmenge und damit auch das Redundanzniveau können sich dementsprechend sehr unterscheiden. Die Wiederholung desselben rhythmischen Motivs enthält weniger Information und ist redundanter als die Wiederholung derselben Anzahl Takte, in denen unterschiedliche rhythmische Motive erklingen. Musik ist aber ganz besonders zur Dosierung des Informationsumfanges geeignet, denn sie ist ja vor allem durch die Konservierung und Variation gekennzeichnet: das konstant Halten und Verändern der unterschiedlichen Elemente.

Zum Schluß folgt noch eine auf der kognitiven Therapie basierende Sichtweise. In ihrer Fallstudie behandelt Perilli (1991) die schizophrene Störung ausgehend von den bestehenden irrationalen Gedanken der Klientin. Es handelt sich um eine schizophrene Klientin mit unterschiedlichen Denkstörungen wie Wahnvorstellungen, Assoziationsstörungen, einer unzureichenden Realitätsprüfung und Problemen bezüglich der Konzentration, des Denkens und der Erinnerung.

Aus der Sicht der Klientin stellte die Umgebung Anforderungen an sie, die sie, so dachte sie, nicht erfüllen konnte. Der irrationale Gedanke nicht kompetent zu sein ("Ich tauge nichts"), bemächtigte sie, führte zu einer depressiven Reaktion ("Was hat es für einen Sinn?"), einer aggressiven Reaktion ("Es ist nicht meine Schuld") und zu einem Energieverlust ("Ich kann das, was mit mir passiert, nicht verhindern"). Durch diese Machtlosigkeit wurde der Druck, der nach ihrer Empfindung von der Umgebung ausgeübt wurde, noch größer.

Die Musiktherapie hatte als Zielsetzung, die unterschiedlichen irrationalen Gedanken, vor allem die Gedanken "Ich tauge nichts" und "Ich halte es nicht mehr länger aus", aufzulösen.

Perilli beschreibt, wie diese irrationalen Gedanken dadurch verändert wurden, daß sie sich zusammen mit der Klientin ein Märchen ausdachte. In diesem Märchen trat eine Person (Laura) auf, die, genauso wie die Klientin Mühe damit hatte, den Umgang mit der Umgebung zu meistern. Die Musiktherapeutin fragte die Klientin, was die Person aus der Geschichte anders machen könnte und erschuf mit ihr ein Lied, in dem der Text "Laura kann nicht für die Blumen sorgen" durch "Laura kann sehr wohl für die Blumen sorgen" ersetzt wurde.

Da in der musikalischen Geschichte und in dem Lied ihr Problem auf eine symbolische Weise zur Sprache kam, war die Klientin in der Lage, andere Ideen über das, was jemand kann, zu entwickeln. Sie entdeckte, daß es sehr wohl möglich ist, einen Einfluß auszuüben und einzugreifen. Wenn die Geschichte von ihrer eigenen Wirklichkeit gehandelt hätte, dann wäre sie wahrscheinlich durch die schwerwiegende Last, die sie hierin zu tragen hatte, nicht zu dieser Einsicht gelangt. In dem Märchen lag die Lösung jedoch auf der Hand und sie schien einfacher realisierbar zu sein. Erst nachdem sie dieses entdeckt hatte, war sie auch in der Lage, sich selbst zu sagen "Ich bin imstande, selber etwas zu tun".

Hiernach war es möglich, mit Hilfe von Liedern direkt auf ihre eigene Situation einzugehen. Der Text der Lieder handelte von den unterschiedlichen irrationalen Gedanken und den rationalen Gedanken, die deren Platz einnehmen könnten. Es wurde beispielsweise in der ersten Strophe gesungen "Ich akzeptiere mich selber nicht, weil ich Angst habe, daß andere mich nicht mögen. Ich bin unzufrieden, weil ich denke, daß ich nicht in der Lage bin, etwas zu machen. Aber warum? Warum will ich leiden?". Die zweite Strophe lautete anschließend: "Ich kann mich selbst akzeptieren, so wie ich bin. Ich bin es wert."

5.1.3 Indikationen und Kontraindikationen für einige spezifische musiktherapeutische Methoden in der Arbeit mit schizophrenen Klienten

In den vorigen Abschnitten richtete sich die Aufmerksamkeit auf einige wichtige musiktherapeutische Methoden, die einen spezifischen psychotherapeutischen Hintergrund vorwiesen. Dieser Ausgangspunkt wird in diesem Abschnitt verlassen. Obwohl die Autoren, auf die hier verwiesen wird, bei ihrer Arbeit einen theoretischen Ansatz vertreten, steht dieser Aspekt nicht im Mittelpunkt. Es wird vielmehr die Art und Weise ins Licht gesetzt, wie sie beim Aufstellen einer systematischen Übersicht von bestehenden musiktherapeutischen Methoden explizit Indikationen und Kontra-indikationen bestimmen. Es gibt genügend Übersichten über Musiktherapie. Im Hinblick auf die Indikation ist es dennoch nicht ausreichend lediglich die Arbeits-bereiche zu skizzieren, in denen Musiktherapie angewendet werden kann. Es ist außer-dem erforderlich, daß ein Zusammenhang zwischen der spezifischen Störung und den dazugehörenden Methoden gesucht wird. Systematische Übersichten, die diesen Forderungen entsprechen, sind beispielsweise Übersichten von Schwabe (1986) und Lecourt (1988).

In der "Methodik der Musiktherapie und deren theoretische Grundlagen" (1986) bietet Schwabe eine schematische Übersicht von aktiver und rezeptiver Musiktherapie.

Methoden, die seiner Meinung nach Bestandteile einer Methodik für schizophrene Klienten liefern könnten:

1. Dynamisch orientierte rezeptive Gruppenmusiktherapie. Schwabe hält bei Residualschizophrenien die dynamisch orientierte rezeptive Gruppenmusiktherapie, die einer aktiven Gruppentherapie vorausgeht, für geeignet. Diese Therapie wurde unter anderem durch Galinska, Jaedicke, Jost und Lecourt entwickelt. Kennzeichnend hierfür ist, daß in der Gruppe Musik gehört wird, die die Imagination stimuliert. Die Klienten erzählen ihre Erfahrungen in der Gruppe während des Musikhörens oder interpretieren diese Erfahrungen gegenseitig. Der Musiktherapeut verwendet auch suggestive Aufträge. Hierbei stellen sich die Klienten zu Beginn der Musik ihre eigenen Probleme, während des Verlaufs der Musik den innerlichen Streit und schließlich den Sieg über die Probleme vor.
2. Die Instrumentalimprovisation in Gruppen. Bei der Behandlung von Residualschizophrenie hält Schwabe das "trainingsbezogene Handlungsprinzip" für bedeutungsvoll. Hier bekommt die Gruppe einen musikalischen Auftrag, der durch den Musiktherapeuten angeboten wird, und den sie ausführt. Gleichzeitig arbeiten die

Klienten indirekt an ihren Symptomen. Bei dem Trainingsprinzip handelt es sich um Aktivierung: dadurch daß Geborgenheit innerhalb der Gemeinschaft entdeckt wird, entsteht eine körperliche und psychische Lockerung und das Vergrößern der Bereitschaft zur Kommunikation. "Indirekt" bezieht sich auf Gebiete, die nicht direkt zu den Symptomen gehören: sogenannte konfliktneutrale Gebiete. Es ist wichtig, daß die Reaktionsfähigkeit des schizophrenen Klienten angeregt wird, daß er seine eigenen expressiven Fähigkeiten wiederentdeckt und die durch eine verzerrte Selbstwahrnehmung und Wahrnehmung der Umgebung entstandene abgesonderte eigene Welt verlassen kann.

3. Die aktive Einzelmusiktherapie. Bei dieser Therapieform, die vor allem durch Schmölz entwickelt wurde, dient die Kontaktaufnahme mit dem Musiktherapeuten dem Klienten zur Entdeckung von Selbständigkeit. Wichtige Zielsetzungen sind das Erlangen einer realitätsbewußten Kommunikation, Aktivitäten, die die Persönlichkeit stabilisieren und eine Verbesserung der Wahrnehmung. Diese Methode eignet sich bei der Behandlung von chronischer Schizophrenie.

Die gerichtete Gruppensingtherapie ist, laut Schwabe, bei der Residualschizophrenie kontraindiziert, weil diese Therapie an Anpassung, Initiative, Verantwortung, Mut und Selbstbehauptung appelliert.

Die Regulative Musiktherapie ist nicht geeignet, weil der schizophrene Klient nicht in der Lage ist, Musik, Körper, Gedanken und Gefühle akzeptierend wahrzunehmen.

Lecourt erwähnt in ihrem Buch "La musicothérapie" (1988) folgende Indikationen:

1. Strukturierende Methoden, in denen das musikalische Geschehen in bezug auf Interaktion und den Verlauf innerhalb der Zeit geordnet wird. Dieses kann mit Hilfe von Methoden, die der Musikpädagogik entnommen wurden, wie beispielsweise die Methode von Orff, geschehen. Strukturierung findet durch rhythmische Übungen statt, die gekennzeichnet sind durch: Imitation, Frage-Antwort, rhythmischer Kanon, bestimmte Formen usw..
2. Die individuelle vokale Improvisation. Der Musiktherapeut gewöhnt den Klienten durch unterschiedliche Stimmübungen, langsam an den Einsatz der eigenen Stimme. Anschließend spielt der Musiktherapeut einen Ton auf dem Klavier, der durch den Klienten nachgesungen wird. Danach darf der Klient das Tongebiet ausbreiten, Töne erkunden und mit Tönen spielen. Bei der nachfolgenden Besprechung wird beabsichtigt, die Äußerungen der Stimme auf das innere Erleben des Klienten zu beziehen.

Als Kontraindikation bezeichnet Lecourt die rezeptive Musiktherapie nach der Methode von J. Jost. Das Ziel dieser Methode ist es, die Stimmung dadurch zu verändern, daß hintereinander Musik gehört wird, die unterschiedliche Stimmungen vergegenwärtigt.

In einer thematischen Ausgabe der Musiktherapeutischen Umschau (1991) beantworten die Musiktherapeuten Weimann, Tarr-Krüger und Füg die Frage, ob und wann Musiktherapie für psychotische Klienten indiziert ist. Wenn die Meinungen der unterschiedlichen Autoren zusammenfaßt werden, entsteht folgendes Bild:

- der Unterschied zwischen der Behandlung von psychotischen und neurotischen Klienten wird durch Strukturierung, Ich-Verstärkung und Realitätsgebundenheit bei Psychosen und das "entdeckende" Suchen nach unbewußten Konflikten bei Neurosen gekennzeichnet.
- Musiktherapie ist bei Störungen indiziert, die auf die präverbale Periode zurückgeführt werden können. Hierzu gehört Schizophrenie, die durch ein Bedürfnis an Wunscherfüllung gekennzeichnet ist.
- bei Störungen, die durch ein beschränkt verbales Kommunikationsvermögen und eine gestörte frühe Mutter-Kind Beziehung gekennzeichnet sind, kann, weil der Klient sich bindet (Symbiose) und sich ebenfalls wieder aus dieser Bindung löst, mit Hilfe von Musik eine "Resozialisierung" in Gang gebracht werden.

5.2 Richtlinien und Zusammenfassung

Im allgemeinen kann man davon ausgehen, daß Musiktherapie einen Einfluß auf schizophrene Störungen, die durch unzulängliche primäre Beziehungen entstanden oder sich hierdurch entwickelten, haben kann. Was diesen Aspekt betrifft, gibt es eine Übereinstimmung zwischen der Auffassung, daß der verbale Ausdruck und die Kommunikation gestört sind und aktuelleren Theorien über Umgebungsfaktoren.

Bei der Behandlung kann zwischen den affektiven-sozialen und kognitiven Kennzeichen der schizophrenen Störung unterschieden werden.

Affektiv-soziale Kennzeichen

Bei diesen Kennzeichen ist Musiktherapie indiziert, weil es gerade die musikalischen Elemente aus der präverbalen Periode sind, mit denen der Klient sich ausdrückt.

Musikalische Stimuli ermöglichen es, beim Repräsentationssystem und dem Kommunikationskanal des Klienten anzuschließen. Das Repräsentationssystem besitzt nonverbale, nicht-abstrakte und akustische Kennzeichen. Daraus kann man schließen, daß Klänge, mit denen der Klient sich ausdrückt, konkret benannt, aber nicht interpretiert werden dürfen.

Die musiktherapeutische Behandlung sollte in der Regel indirekt stattfinden. Sie sollte sich nicht auf das Aufdecken von Problemen richten, sondern auf Aktivierung, Erhöhung des Realitätsbewußtseins, Strukturierung und Sozialisierung. Das Kompensieren emotionaler Mängel und das Vergrößern der Ich-Stärke dienen hierbei als Voraussetzungen.

Der Akzent, der in der musiktherapeutischen Behandlung gesetzt wird, ist vom Charakter der schizophrenen Störung abhängig. Der Akzent kann auf autistischen, symbiotischen, paranoiden, schizoiden oder individualisierenden Eigenschaften liegen. Die Arbeitsweise kann sich, abhängig von der Störung, auf unterschiedliche Aspekte richten: auf das Durchbrechen der Absonderung; auf das Anbieten dessen, worin der

Klient zu kurz gekommen war; auf das in Kontakt kommen mit abgespalteten Gefühlen; auf das Zurücknehmen der Projektionen; auf die Bestätigung des Klienten, damit er sich selbst bestätigt; auf die Hilfe zu einer neuen Geburt und das erneute Distanzieren.

Kognitive Störung

Musiktherapie kann zur Förderung von Integration eingesetzt werden, indem der musikalische Ausdruck von einem oder mehreren Klienten miteinander verbunden wird. Sie kann dabei helfen, die Informationsmenge beherrschbar zu machen und durch Konservierung und Variation ein Gleichgewicht zwischen Stabilität und Veränderung herzustellen. Außerdem ist es möglich, irrationale Gedanken mit Hilfe von Texten zu verändern.

Wenn man zur Beurteilung der Richtlinien die Untersuchungsergebnisse aus der Psychiatrie (Van den Bosch, 1990) hinzunimmt und die zunehmende Einsicht, daß es sich um Invalidität handelt (Giel & Wiersma, 1993), dann ergibt sich, daß das Vorangegangene in großen Zügen hierbei anschließt:

- die gängigen psychoanalytischen Ansätze werden weniger wirkungsvoll eingeschätzt als eine strukturierende, unterstützende und sich auf Anpassung beziehende Therapie.
- traditionelle Formen von gruppendynamischer Psychotherapie werden als wirkungslos betrachtet, weil schizophrene Klienten nicht in der Lage sind, an den Interaktionen in einer Gruppe teilzunehmen. Eine unterstützende und strukturierende Gruppenbehandlung, beispielsweise in Form eines Trainings von sozialen Fertigkeiten in der Gruppe, mit den Zielen der Verringerung des ungewünschten Verhaltens und der Zunahme des Verhaltens, das dem sozialen Kontakt und der Selbstversorgung zugute kommt, wäre wirkungsvoller.

Obwohl in der Musiktherapie die psychoanalytisch orientierten Vorgehensweisen stark vertreten sind, trifft die Kritik an der verbalen Psychoanalyse, die nach Interpretation und Bewußtmachung strebt, für die nonverbale Musiktherapie nicht zu. Viele Vorwürfe gegenüber den gängigen psychoanalytischen Methoden hängen mit der Tatsache zusammen, daß das kognitive Funktionieren schizophrener Klienten beschränkt ist. Sie sind nicht in der Lage ihre Aufmerksamkeit längere Zeit auf etwas zu richten, können Gedankengänge nicht nachvollziehen und ihnen fehlt das Vermögen mit abstrakten Begriffen umzugehen. Verbale Psychotherapie wird durch diese Symptome behindert. Dieses ist jedoch nicht bei der psychoanalytisch orientierten Musiktherapie zutreffend. Sie appelliert nicht an derartige kognitive Fähigkeiten.

Musiktherapie bietet einen idealen Übungsraum für das Arbeiten an realitätsbezogenen kognitiven und sozialen Fertigkeiten. Aspekte, wie die Aufmerksamkeit auf etwas richten zu können, rechtzeitig zu reagieren, Augenkontakt, Kontakt zu initiieren und aufrechtzuerhalten, zuzuhören und zu imitieren, werden vielfältig behandelt, ohne daß an das abstrakte Denken oder an verbale Kommunikationsweisen appelliert wird.

Musiktherapie erscheint am sinnvollsten, wenn sie vor dem Training sozialer Fertigkeiten stattfindet. Hier wird durch Hausaufgaben die Übertragung des Verhaltens in alltägliche Situationen trainiert.

Musiktherapie ist vor allem bei Klienten indiziert, die durch soziale und kognitive Einschränkungen nicht am Training sozialer Fertigkeiten teilnehmen können. Interaktion kann in der Musiktherapie auf eine weniger direkte und darum eher beschützende Weise stattfinden. Es ist ebenfalls möglich, die Aufmerksamkeit spielerisch zu erhalten.

Im folgenden werden nacheinander stichwortartig die Kennzeichen der Störung, die Zielsetzungen und die musiktherapeutischen Möglichkeiten zusammengefaßt.

Die Störung

A. Ursachen

- Genetisch (erblich), 70%
- Neurologisch (Ventrikelvergrößerung), ?%
- Neurobiochemisch ("Dopaminehypothese"), ?%
- Psycho-soziale Faktoren (familiäres Umfeld)

  Stress: primär: 20%

  sekundär: Interaktion von Veranlagung-Streß

B. Psycho-sozialen Faktoren

a) Musiktherapeuten gehen häufig von psycho-sozialen Faktoren aus. In diesen Fällen richten sie sich auf einen kleinen Teil der primären Ursachen, auf Streßfaktoren, die bei der Entstehung mitverantwortlich sind und die hieraus entstandenen Folgen. Der theoretische Hintergrund ist häufig psychoanalytisch. Beispiele:

- *Durch unzureichende Versorgung: geringe Ich-Stärke* (Willms mit Bezug auf Spitz)
- *Durch paradoxale Kommunikation: in Worte oder vor Worten flüchten* (Strobel mit Bezug auf Watzlawick)
- *Durch ein unzureichendes Gleichgewicht zwischen Symbiose und Individuation: paranoide Symptome* (Strobel mit Bezug auf M. Mahler)
- *Durch Fixierung in der paranoiden-schizoiden Phase: Spaltung und ß-Elemente* (Priestley mit Bezug auf Klein; Kortegaard mit Bezug auf Bion)

b) Aus Forschungsergebnissen über Schizophrenie ergibt sich, daß psycho-soziale Faktoren bestehen, die rezidivierend wirken:

- *Kommunikationsdevianz*
- *Expressed emotion*
- *Affective style*

C. Symptome

Positiv (Kennzeichen die nicht anwesend sein sollten)
- *Wahnvorstellungen* (z.B. paranoide Wahne)
- *Halluzinationen* (z.B. das Hören von Stimmen)
- *Inkohärentes Denken* (z.B. Wortsalat, Neologismen)

Negativ (Mängel)
- *Gefühlsarmut*
- *Verringerte Informationsverarbeitung* (z.B. geringe "span of apprehension" = die Anzahl Items, die jemand gleichzeitig wahrnehmen kann; träge Reaktionszeit)
- *Nicht-abstraktes Denken* (wenn ein abstrakter Begriff konkret verstanden wird)
- *Apathie* (geringe Aktivität)
- *Zurückgezogenheit* (autistisch)

Ziele und Arbeitsweisen

Bevor verdeutlicht wird, warum Musiktherapie indiziert ist, werden Zielsetzungen und Arbeitsweisen für die psycho-sozialen Faktoren und Symptome, von denen bekannt ist, daß sie in der Musiktherapie eine Rolle spielen, formuliert. An Stellen, an denen es möglich ist, werden Ursachen und Symptome miteinander kombiniert.

- Das Fördern von *Ich-Stärke* mit Hilfe von Regression in Form von "Nachreifung" (Corrective emotional experience).
- Das Stimulieren von *Individuation*, mit Hilfe von Regression, die von Symbi-ose zur Individuation führt.
- *Gefühlsausdruck* entsteht durch die Integration von Projektionen und β-Elementen in einem musikalischen "holding environment".
- Mit Hilfe der Abgrenzung von Zeitgestalten und Kontinuität wird für *Struktur* gesorgt mit dem Ziel, inkohärentes Denken zu verringern.
- Mit Hilfe des Angebotes von dosierter Information und eines angepaßten Tempos, wird bei der *kognitiven Verarbeitungskapazität* ("span of apprehension" und Reaktionszeit) angeschlossen und diese beeinflußt.
- Erneute *kognitive* Interpretation und Selbstinstruktion kann stimuliert werden.
- *Kommunikation* kann wiederhergestellt werden, indem bei der analogen Erlebniswelt (des Klienten) angeschlossen wird.
- Es wird *aktiviert* und *sozialisiert*, indem ein Stimulus und eine soziale Handlung angeboten wird.
- *Trauerverarbeitung* und das Entdecken einer neuen *Identität* kann stattfinden.

Musik ermöglicht analoge Kommunikation

- Durch ihren sensorischen und analogen Charakter schließen musikalische Klänge bei der musikalischen Dimension der Erlebniswelt des Klienten an. Dadurch kann der Musiktherapeut eine Situation erschaffen, in der Kommunikation und "Nachreifung" möglich sind.

Musik bietet eine Projektionsebene für projizierte und abgespaltene Gefühle

- Weil Musik einen analogen Charakter hat, kann der Klient in ihr nicht benennbare, projizierte und abgespaltete Gefühle zum Ausdruck bringen.
- Der Musiktherapeut kann dem Klienten einen musikalischen Spiegel aus unzugänglichen Gefühlen vorhalten und dem Klienten, indem dieser ins Spiel einbezogen wird, die Gelegenheit geben, diese Gefühle in Form eines Klanges zu integrieren und zu einem späteren Zeitpunkt zu benennen.

Texte appellieren an Kognitionen

- Dadurch, daß Texte verwendet werden, können bestehende Auffassungen über sich selbst und über die Realität verändert werden.

Die gemeinsame Improvisation ist ein Prozeß von Symbiose und Individuation, der Verschmelzung miteinander und des Abstand nehmens voneinander

- Musikalische Klänge, die gleichzeitig klingen, haben die Neigung miteinander eine größere Gestalt zu bilden. Dadurch ruft musikalisches Zusammenspiel die Erfahrung von Verschmelzung hervor. Der Musiktherapeut kann diese Ver-schmelzung durch musikalische Unterstützung und Imitation verstärken oder sich dadurch aus dem Zusammenklang lösen, indem er variiert, konfrontiert und das Spiel beendet. Er unterscheidet damit sich selbst und den Klienten als gesonderte Individuen.

Zusammen musizieren heißt, mit der Umgebung und dem anderen beschäftigt zu sein

- Das musikalische Gruppenspiel dient als entlockender Stimulus. Auch wenn keine direkte Interaktion zwischen dem Klienten und seiner Umgebung möglich ist, entsteht beim Mitspielen eine gewisse Offenheit für die Umgebung und die Wahrnehmung anderer.
- Musikalische Aufgaben, bei denen vom Klienten musikalische Imitation und Interaktion erwartet wird, veranlassen den Klienten dazu, dem anderen zuzuhören, von dem anderen zu empfangen und den anderen, als jemanden an den man sich wenden kann, wahrzunehmen.

Musizieren bedeutet Selbstausdruck und Selbstbestätigung

- Das Auswählen eines Instrumentes, das, was in einem vorgeht, spielen und hören zu lassen und das musikalische Spiel von anderen beeinflussen zu dürfen, bietet die Gelegenheit, sich selbst in der Beziehung zu anderen zu manifestieren.

Musik kann an das Niveau der Informationsverarbeitung angepaßt werden

- In der Musik ist es möglich, die Anzahl musikalischer Elemente, die pro Zeiteinheit erarbeitet werden sollen, zu dosieren, indem Töne selektiert, Fragmente wiederholt und bestimmte Frequenzen als Basisschläge (Tempo) gewählt werden ohne das hierbei der musikalische Sinn verlorengeht.
- In der musiktherapeutischen Sitzung kann, durch Training der Aufmerksamkeit und der Wahrnehmung, die Basis für eine Copingstrategie geschaffen werden.
- Mit Hilfe des Walkman kann der Klient außerhalb der Musiktherapie seine Aufmerksamkeit auf eine sichere und strukturierte Informationsmenge richten.

Musik ist die Strukturierung und Kontinuität des Zeiterlebens

- Musik ordnet die Zeit mit Hilfe von metrischen Einheiten, rhythmischen / melodischen Motiven und Sätzen. Sie sorgt für Kontinuität in der Zeit, indem sie die Grundschläge hält und Motive entwickelt.

Literatur

Backer, J. de (1993). 'Containment in music therapy.' In: M. Heal & T. Wigram (eds), Music Therapy in Health and Education. Jessica Kingsley Publishers, London.

Benedetti, G. (1979). 'Het waagstuk om de wereld van de psychose binnen te gaan.' Documentatiebladen NVKT, 15, 2.

Benedetti, G. (1987). 'Schizophrenie und pränatale Psychologie.' In: P. Fedor-Freybergh (Hrsg), Pränatale und perinatale Psychologie und Medizin. Saphir, München.

Benedetti, G. (1991). Todeslandschaften der Seele. Vandenhoeck & Ruprecht, Göttingen.

Benenzon, R.O. (1983). Einführung in die Musiktherapie. Kösel-Verlag, München.

Bion, W. R. (1984). Second thoughts. Selected papers on psychoanalysis. Maresfield Reprints, London.

Bosch, R.J. van den (1988). 'De smalle marges van de schizofrene patiënt.' Maandblad Geestelijke Volksgezondheid, 10, 1067-1078.

Bosch, R.J. van den (1990). 'Schizofrenie en andere functionele stoornissen.' In: W. Vandereycken, C.A.L. Hoogduin en P.M.G. Emmelkamp (red), Handboek psychopathologie deel 1. Bohn Stafleu Van Loghum, Houten/Antwerpen.

Bruscia, K.E. (1987). Improvisational models of music therapy. Charles C. Thomas Publisher, Springfield - Illinois.

Burleson, S.J., D.B. Center & H. Reeves (1989). 'The effect of background music on task performance in psychotic children.' Journal of Music Therapy, XXVI(4), 198-205.

Coursey, R.D. (1989). 'Psychotherapy with persons suffering from schizophrenia: the need for a new agenda.' Schizophrenia Bulletin, Vol. 15 (3), 349-359.

Dingemans, P.M.A.J. & D. H. Linszen (1988). ''Communicatie deviantie', 'expressed emotion' en 'affectieve stijl' in relatie tot het symptomatische beloop van schizofrene psychosen.' In: R.J. van den Bosch, C.R. van Meer, P.M. A.J. Dingemans en D.H. Linszen (red), Schizofrenie. Recente ontwikkelingen in onderzoek en behandeling. Van Loghum Slaterus, Deventer.

Freeman, H. (1989). 'Relationship of schizophrenia to the environment.' British Journal of Psychiatry, 155, 90-99.

Füg, R. (1991). 'Indikation zur Musiktherapie in einer Kinder- und Jugendpsychiatrie.' Musiktherapeutische Umschau, 12, 3, 198-205.

Giel, R. & D. Wiersma (1993). 'Schizofrenie: kosten, baten en behoeften.' Tijdschrift voor Psychiatrie, 35 (7), 465-476.

Grinder, J. & R. Bandler (1982). Kommunikation und Veränderung; Die Struktur der Magie II. Junfermann Verlag, Paderborn.

Heany, C.J. (1992). 'Evaluation of music therapy and other treatment modalities by adult psychiatric inpatients.' Journal of Music Therapy, XXIX (2), 70-86.

Janus, L. (1990). Die Psychoanalyse der vorgeburtlichen Lebenszeit und der geburt. Centaurus-Verlagsgesellschaft, Pfaffenweiler.

Kaasenbrood, A. & H. van der Veen (1993). 'Chronisch en toch psychotherapeutisch.' Maandblad Geestelijke Volksgezondheid, 1, 15-27.

Katz, H.M. (1989). 'A new agenda for psychotherapy of schizophrenia: response to Coursey.' Schizophrenia Bulletin, Vol. 15 (3), 355-359.

Klein, M. (1983). Das Seelenleben des Kleinkindes. Klett-Cotta, Stuttgart.

Kneutgen, J. (1980). 'Freie Improvisation als eindeutige Kommunikationsmöglichkeit für schizophren Erkrankte.' Therapie der Gegenwart, 919, 1025-1046.

Kortegaard, H.M. (1993). 'Music therapy in the psychodynamic treatment of schizophrenia.' In: M. Heal & T. Wigram (eds), Music therapy in health and education. Jessica Kingsley Publishers, London.

Kupperschmitt, J. & P. Sizaret (1981). 'Une expérience de resocialisation par la flute à bec.' Psychologie Médicale, 13, 12, 1989-1991.

Lecourt, E. (1988). La musicothérapie. Presses Universitaires de France, Paris.

Lempp, R. (Hrsg) (1984). Psychische Entwicklung und Schizophrenie. Huber, Bern.

Linszen, D. (1993). Recent onset schizophrenic disorders: outcome, prognosis and treatment. Dissertatie, Universiteit van Amsterdam.

Loch, W. (1961/1962). 'Anmerkungen zur Pathogenese und Metapsychologie einer schizophrenen Psychose.' Psyche, 15.

Loos, G. (1986). Spiel - räume. Gustav Fischer Verlag, Stuttgart.

Lund, G. (1984). 'Music therapy with a schizophrenic patient.' British Journal of Music Therapy, 15, 2, 10-12.

Lund, G. (1993). 'Schizophrenia and music. A research into nonverbal communication.' Unpublished paper.

Mahler, M.S., F. Pine & A. Bergman (1990). Die psychische Geburt des Menschen. Fischer, Frankfurt am Main.

Meyer, Chr. (1991). 'Auf der Suche nach neuen Wegen... Musiktherapie mit einem 28jährigen Psychotiker - Aus der Sicht einer Co-Therapeutin.' Musiktherapeutische Umschau, 12-1, 52-62.

Miller, H.O. (1991). 'The experience of one man with schizofrenia.' In: K.E. Bruscia (ed), Case studies in music therapy. Barcelona Publishers, Phoenixville.

Moser, J. (1990). 'Der Gong in der Behandlung früher Schädigungen.' In: I. Frohne-Hagemann (Hrsg), Musik und Gestalt. Klinische Musiktherapie als integrative Psychotherapie. Junfermann, Paderborn.

Oswald, H. (1965). 'Musiktherapeutische Erfahrungen bei chronischer Schizofrenie.' Wiener Zeitschrift für Nervenheilkunde und ihre Grenzgebiete, 22, 260-270.

Pavlicevic, M. & C. Trevarthen (1989). 'A musical assessment of psychiatric states in adults.' Psychopathology, 22, 325-334.

Pavlicevic, M., C. Trevarthen & J. Duncan (1994). 'Improvisational music therapy and the rehabilitation of persons suffering from chronic schizophrenia.' Journal of Music Therapy, Vol. XXXI (2), 86-104.

Perilli, G.G. (1991). 'Integrated music therapy with a schizophrenic woman.' In: K.E. Bruscia (ed), Case studies in music therapy. Barcelona Publishers, Phoenixville.

Perilli, G.G. (1994). 'Music therapy in a psychiatric rehabilitation program: from deficit to psychosocial integration'. Annual Conference of the National Association for Music Therapy, Orlando.

Pfeiffer, H., S. Wunderlich, W. Bender, U. Elz & B. Horn (1987). 'Freie Musikimprovisation mit schizophrenen Patienten - Kontrollierte Studie zur Untersuchungder therapeutischen Wirkung.' Rehabilitation, 26, 184-192.

Ploeg, H. van der (1994). 'Dementie van het gevoel.' NRC Handelsblad, 7 juli.

Praag, Ph. van (1988). 'Over de functie van tegenoverdracht in muziektherapie.' In: Kreatieve therapie in aktie. Verslagen van lezingen en workshops gehouden ter gelegenheid van het vijfentwintig jarig bestaan van de NVKT. NVKT, Utrecht.

Priestley, M. (1982). Musiktherapeutische Erfahrungen. Gustav Fischer Verlag, Stuttgart.

Priestley, M. (1983). Analytische Musiktherapie. Klett-Cotta, Stuttgart.

Priestley, M. (1987). 'Music and the shadow.' Music Therapy, Vol. 6-2, 20-27.

Reissenberger, K. en K. Vosskuhler (1983). 'Nähe und Distanz. Ein Problem bei psychotischen Patienten in der Musik- und Bewegungstherapie.' Musiktherapeutische Umschau, 4, 23-30.

Rusconi, A.C., A. Guarino & E. Bollea (1992). 'Musiktherapie in der Behandlung psychotischer Patienten. Eine gruppentherapeutische Erfahrung in einer psychiatrischen Tagesklinik.' Musik-, Tanz- und Kunsttherapie, 197-210.

Schirmer, H. (1991). 'Am Anfang war das Chaos.' Musiktherapeutische Umschau, 4, 308-325.

Schmuttermayer, R. (1980). 'Methodische Ueberlegungen und praktische Erfahrungen mit Musiktherapie bei Psychotikern.' Psychiatrie, Neurologie und medizinische Psychologie, 32, 12, 739-744.

Schwabe, C. (1986). Methodik der Musiktherapie und deren theoretische Grundlagen. J.A. Barth, Leipzig.

Smeijsters, H. (1991/1994). Muziektherapie als psychotherapie. Van Gorcum, Assen / Maastricht. Gustav Fischer Verlag, Stuttgart.

Smeijsters, H. (1992). 'Indicatie en analogie. Kan muziektherapie beschouwd worden als een vorm van psychotherapie ?' Tijdschrift voor Psychotherapie, 18 (2), 88-101.

Spitz, R. (1976). Vom Säugling zum Kleinkind. Klett, Stuttgart.

Steinbach, I. (1990). Klangtherapie. Verlag Bruno Martin, Südergellersen.

Strobel, W. (1985). 'Musiktherapie mit schizofrenen Patienten.' Musiktherapeutische Umschau, 6, 177-208.

Strobel, W. (1990). 'Von der Musiktherapie zur Musikpsychotherapie - Kann aus der Musiktherapie eine anerkannte Form von Psychotherapie werden ?' Musiktherapeutische Umschau, 11 (4), 313-338.

Tarrier, N. (1987). 'An investigation of residual psychotic symptoms in discharged schizophrenic patients.' British Journal of Clinical Psychology, 26, 141-143.

Tarr-Krüger, I. (1991). 'Indikation in der ambulanten klinischen Musiktherapie.' Musiktherapeutische Umschau, 12, 3, 180-184.

Unkefer, R.F. (1990). 'Schizophrenic disorders.' In: R.F. Unkefer (ed), Music therapy in the treatment of adults with mental disorders, 174-187. Schirmer Books, New York.

Vink-Brouwer, E. (1991). 'Verliefdheid in de muziektherapie.' Tijdschrift voor Kreatieve Therapie, 3, 72-74.

Wasylenki, D.A. (1992). 'Psychotherapy of schizophrenia revisited.' Hospital and Community Psychiatry, 43, 2, 123-127.

Watzlawick, P., J.H. Beavin & D.D. Jackson (1974). De pragmatische aspecten van de menselijke communicatie. Van Loghum Slaterus, Deventer.

Weymann, E. (1991). '"...das ist ein weites Feld-". Einige unordentliche Anmerkungen zur Praxis der Indikationsstellung für Musiktherapie in der psychotherapeutischen Klinik.' Musiktherapeutische Umschau, 12, 3, 170-179.

Willms, H. (1975). Musiktherapie bei psychotischen Erkrankungen. Gustav Fischer Verlag, Stuttgart.

Willms, H. (1977). 'Musiktherapie - Möglichkeiten in der sozialen Psychiatrie.' Psychiatrische Praxis, 4, 232-236.

Willms, H. (1982). 'Musiktherapie bei psychotischen erkrankungen.' In: G. Harrer (Hrsg), Grundlagen der Musiktherapie und Musikpsychologie, Gustav Fischer Verlag, Stuttgart.

Winnicott, D. (1965). The maturational process and the facilitating environment. International University Press, New York.

Zagelbaum, V.N. & M.A. Rubino (1991). 'Combined dance/movement, art, and music therapies with a developmentally delayed, psychiatred client in a day treatment setting.' The Arts in Psychotherapy, Vol.18, 139-148.

6 Musiktherapie bei depressiven Klienten

Musiktherapie bei depressiven Klienten hat oft einen rezeptiven Charakter, weil depressive Klienten, sicherlich im Anfangsstadium der Musiktherapie, gar nicht oder wenig motiviert sind, an aktiven Formen von Musiktherapie teil zu nehmen. Der Akzent dieses Kapitels liegt deshalb auf den Auswirkungen, die das Musikhören auf Emotionen und Stimmungen haben kann.

Ein wichtiges Thema, welches in einigen gesonderten Abschnitten behandelt wird, ist die Frage, ob Musik eine vorhersehbare Auswirkung auf die (depressive) Stimmung hat. Zur Verdeutlichung dieser Frage wird auf unterschiedliche musikalische Vorlieben, die Menschen haben, wenn sie sich in einer bestimmten Stimmung befinden, eingegangen. Außerdem wird der Einfluß persönlicher Erfahrungen auf die Art und Weise, wie Musik erlebt wird und der eigene Charakter der Musik miteinbezogen.

Diese zentrale Fragestellung wird durch Abschnitte ergänzt, in denen die psychotherapeutische und musiktherapeutische Behandlung bei Depressionen beschrieben wird und einem Abschnitt, in dem auf die Beziehung zwischen Musik, Vorstellungen und "Wertegebieten" eingegangen wird.

6.1 Die psychotherapeutische Behandlung bei Depressionen

Emmelkamp & Boelens (1986) stellten bei Untersuchungen fest, daß sowohl die kognitive Therapie als auch die Verhaltenstherapie bei der Behandlung von Depression effektiv ist.

Wenn bestehende Psychotherapien effektiv sind, sollten sie als geeignete Form von Behandlung betrachtet werden. Dann stellt sich jedoch die Frage, was Musiktherapie da noch hinzufügen kann.

In dem folgenden Abschnitt werden die wichtigsten Psychotherapieformen zur Behandlung von Depressionen kurz zusammengefaßt und es wird erläutert, in welchem Maße sie theoretische und empirische Unterstützung finden. So kann möglicherweise ein Ausgangspunkt zur Beantwortung der Frage, in welcher Weise Musiktherapie einen wichtigen Beitrag zur Behandlung von Depressionen leisten kann, entstehen. Musiktherapie könnte dann vielleicht einen Stellenwert in dem Entscheidungsbaum der Behandlung erwerben (siehe Nolen, Hoogduin, Moleman, 1992).

Die speziell für die Behandlung von Depressionen entworfene kognitive Therapie von Beck (1979) basiert auf der Annahme, daß Depressionen durch in der Vergangenheit entstandene verzerrte Auffassungen gekennzeichnet sind, die zu negativen Gedanken und Denkfehlern hinsichtlich des Selbstkonzeptes, den Anforderungen der Umgebung und der Zukunft führen. Die Zielsetzung der Therapie ist das Aufspüren der verzerrten Auffassungen, das Abstimmen von Gedanken auf die Realität und das Entdecken von

Denkfehlern. Ein dysfunktionelles Schema kann zum Beispiel die Überzeugung sein: "Ich bin nichts wert". In dem Moment, in dem die Person Kritik erfährt, führt das dysfunktionelle Schema zur dysfunktionellen Kognition: "Ich mache es wieder falsch". Denkfehler beinhalten Worte wie: "jeder", "immer", "nie".

Bei der Bestimmung des wissenschaftlichen Status des kognitiven Modells bemerkt Albersnagel (1989), daß, im Gegensatz zu dem was in dem kognitiven Modell unterstellt wird, Kognitionen oft Folgen sind von Emotionen und daß zumindest eine Wechselbeziehung zwischen Kognitionen und Emotionen besteht. Verändern sich bei einem Klienten die Emotionen, dann verändern sich auch die Kognitionen. Forschungen ergaben ebenfalls, daß es schwierig ist, in einer depressiven Stimmung negative Gedanken zu vertreiben (Sutherland, Newman, Rachman, 1982). Weil die Theorie der "erlernten Hilflosigkeit" (Seligman, 1975) - in der unterstellt wird, daß Depressionen entstehen, weil Menschen negative Ereignisse ihrer eigenen Schuld und ihrem Unvermögen zuschreiben - genausowenig bestätigt wird, scheinen weder Kognitionen noch die Art und Weise, wie Personen Ursachen umschreiben, Depressionen ausreichend erklären zu können.

Der kognitive Ansatz ist in den Fällen unzureichend, in denen Emotionen weder durch Kognitionen noch durch kausale Erklärungen der Klienten verursacht werden.

Diese Angabe und die Tatsache, daß Emotionen auch eine körperliche Komponente besitzen, weisen in die Richtung einer Behandlungsform, in der das Beeinflussen von Emotionen und die dazu gehörenden Bewegungen eine wichtige Rolle spielen.

Depressionen entstehen dem "operanten Modell" von Lewinsohn u.a. (1970, siehe auch Hoevenaars & Van Son, 1989) zufolge dadurch, daß ein Defizit an Verstärkung als unkonditionierter Stimulus fungiert, der eine unkonditionierte depressive Reaktion hervorruft. Ein Defizit an positiver Verstärkung des nicht-depressiven Verhaltens, würde die Depression daraufhin fortdauern lassen. Lewinsohns Annahme, daß ein Mangel an positiver Verstärkung Depressionen entstehen oder andauern läßt, wird jedoch empirisch unzureichend unterstützt.

Die verhaltenstherapeutische Behandlung richtet sich auf die Zunahme der Anzahl Aktivitäten als solche und der Stimulation von vergnüglichen Aktivitäten (Albersnagel u.a., 1989). Neutrale (häufig vorkommende) Verhaltensweisen werden an (weniger häufige) Verstärker gekoppelt, wodurch die Verstärkung schnell in ihrem Umfang zunimmt. Aktivitäten, die bezüglich der Häufigkeit und des Vergnügens gute Ergebnisse erzielen, werden stimuliert, so daß die intrinsische Verstärkung zunimmt. Die Verhaltenstherapie richtet sich mit Hilfe von Aktivitätenschemen auf die Zunahme von Aktivitäten außerhalb der Therapie und überläßt dem Klienten die Aktivitäten und das Geben von Verstärkung.

Therapieformen, in denen innerhalb der Therapie Aktivitäten stattfinden, haben den Vorteil, daß der Therapeut die Aktivität stimulieren kann und auf die Verstärkung achtgeben kann.

Interaktive Modelle, vor allem das Modell von Coyne (1976, siehe auch Arntz & Boelens, 1989), betonen, daß eine ziemlich stabile Interaktionsstruktur entsteht, in der beide Seiten, der Klient und Personen aus der Umgebung, das Verhalten voneinander aufrecht erhalten. Der Klient appelliert mit seinen Symptomen an die Umwelt, ihm zu helfen. Jedoch verschwinden die Symptome durch die Hilfe nicht, denn der Klient hat keine Sicherheit in bezug auf den Charakter der Hilfe: " Meint der andere es wirklich oder sagt er es nur, weil ich gefragt habe?" überlegt er sich. Die hilfeleistende Person wird gereizt, weil die Symptome nicht verschwinden. Diese Person scheint wirklich Hilfe zu leisten, aber es entsteht eine Diskrepanz zwischen dem "Inhalts"- und "Beziehungsaspekt". In einer Untersuchung (Van Son & Hoevenaars, 1983) wurde beispielsweise festgestellt, daß von einer positiven Reaktion auf verbale depressive Äußerungen des Klienten und von einer negativen Reaktion auf nonverbale depressive Äußerungen gesprochen werden kann. Der Klient spürt diesen Widerspruch und verstärkt seine Symptome, weil er denkt, daß er den anderen nur unter Druck setzten muß, um ihn an sich zu binden. Das depressive Verhalten wird so zum Instrument und bleibt weiterhin bestehen. In anderen Untersuchungen scheint jedoch der Abweisungseffekt nicht spezifisch für Depressionen zu sein. Obwohl die Hilflosigkeit und die Bitte um Hilfe empirisch bestätigt wurde, ist es vorläufig noch nicht sicher, ob diese Hilflosigkeit auch wirklich Gereiztheit bei anderen hervorruft.

Nach Horowitz & Vitkus (1986), die dem interaktiven Verhalten die Dimensionen dominant-untergeordnet und freundlich-feindlich zuordnen, ist das reaktive Verhalten komplementär zum entlockenden Verhalten: dominantes Verhalten ist die Antwort auf untergeordnetes Verhalten und umgekehrt. In bezug auf einen depressiven Klienten bedeutet dieses, daß der Klient ausgehend von einer hilflosen Haltung um Hilfe bittet, worauf andere mit Hilfeleistung reagieren, die Kontrolle übernehmen und somit die hilflose Haltung aufrechterhalten.

Übereinstimmend mit diesem Modell richtet sich die Behandlung auf das Durchbrechen von derartig starren Mustern.

Eine Therapieform, in der Aktivitäten stattfinden, bietet die Möglichkeit, derartige Interaktionsmuster auf indirekte Weise und sofort zu verändern.

De Jonghe (1991) beschreibt Forschungsergebnisse über Depressionen des "National Institute of Mental Health". Hierin werden die Interpersönliche Psychotherapie (IPT), die Kognitive Therapie (KT), ein Antidepressivum (Imipramine[1]) mit nicht-therapeutischem Gespräch und eine Placebobehandlung mit nicht-therapeutischem Gespräch miteinander verglichen.

Die IPT von Klerman ist eine psychoanalytische unterstützende Therapie, die speziell zur Behandlung von Depressionen entwickelt wurde. Nach dieser Auffassung hängen Depressionen vor allem mit abnormalen Trauerreaktionen und Problemen mit sozialen Rollen zusammen. Die Therapie richtet sich auf das in Gang setzen eines Trauerprozesses, auf das Verbessern von unbefriedigenden Beziehungen, auf die Erleichterung des Überganges von einer sozialen Rolle in die andere und schließlich auf

---

[1] Antidepressiva, wie beispielsweise "Mono-Amine-Oxydase Blocker" und trizyklische Antidepressiva beeinflussen die Produktion von Neurotransmittern, die als Mono-Amine (vor allem Serotonin und Noradrenalin) bezeichnet werden. Über die Rolle von Mono-Aminen bei Depression besteht jedoch noch viel Unklarheit.

das Vergrößern der sozialen Fähigkeiten. Elemente, die in der Trauerverarbeitung eine Rolle spielen, sind das Äußern der nach innen gerichteten aggressiven Emotionen und das Durchbrechen des Gefühls der Machtlosigkeit, indem versucht wird, in irgendeiner Form Einfluß darauf ausüben zu lassen (Kuiper, 1989).

Die KT wurde in einem der vorangehenden Abschnitte schon beschrieben. Ergebnisse zeigen, daß die IPT genauso gute Ergebnisse erzielt wie das Antidepressivum und diese höher liegen als die Ergebnisse der kognitiven Therapie (jeweils 43%, 42% und 36% Erfolgsprozent). Der Erfolg der Placebobehandlung ist geringer als alle drei, beträgt aber dennoch 21%. De Jonghe's Schlußfolgerung daraus ist, daß keines der drei Behandlungsmodelle besonders gut funktioniert und daß die Placebobehandlung nicht einmal so schlecht dabei abschneidet. Wird unterschieden zwischen leichter und schwerer Depression, so scheint bei der leichten Depression kein Unterschied zwischen IPT, KT, Antidepressivum und Placebo zu bestehen. Bei einer schweren Depression unterscheiden sich IPT und Antidepressivum signifikant von einer Placebobehandlung. Zwischen KT und Placebo wurde kein signifikanter Unterschied festgestellt.

Die Ergebnisse zeigen, daß die Therapien Verbesserungen und Ergänzungen brauchen und daß eine trauerverarbeitende und beziehungsgerichtete Therapie, sicherlich bei einer schweren Depression, den Vorzug erhalten sollte.

6.2 Der Einfluß von Musik auf Vorstellungen, Wertegebiete, Emotionen und Stimmungen

6.2.1 Musik in Relation zu Vorstellungen und Wertegebieten

Vorstellungen und Wertegebiete sind keine Emotionen. Eine Vorstellung ist eine Person, Sache oder eine Erfahrung, die in Gedanken visuell vergegenwärtigt wird. Ein "Wertegebiet" ist eine kognitive Information, die angibt, was jemand wichtig findet (Hermans, 1981).

Es besteht eine Verbindung zwischen Vorstellungen, Wertegebieten und Emotionen, weil Vorstellungen und Wertegebiete meistens von Emotionen begleitet werden.

In diesem Abschnitt wird auf den indirekten Einfluß eingegangen, den Musik durch das Hervorrufen von Vorstellungen und Wertegebieten auf Emotionen haben kann.

Auf dem Gebiet der Musikpsychologie wurde viele Jahrzehnte lang nach den Konnotationen von Musik geforscht. Die Untersuchungen von Gundlach (1935), Hevner (1936), Rigg (1964) und Reinecke (1982) können hierbei als Beispiel dienen (für eine Übersicht siehe Böttcher & Kerner, 1978 und Rösing, 1983).

Denotationen beschreiben die Sache an sich: Musik kann laut oder leise, langsam oder schnell sein. Konnotationen sind Nebenbedeutungen, die nicht so sehr die Sache an sich beschreiben, jedoch auf eine externe, oft emotional gefärbte Bedeutung hinweisen. Zum Beispiel ist ein Marsch musikalisch gesehen ein Musikstück mit einer strengen geraden Taktart, in dreiteiliger Form; Eigenschaften, die im Grunde genommen neutral sind. Einige Menschen denken bei Marschmusik jedoch an abstoßende Kriege. Konnotationen wie "grob", "Abkehr" und Ähnliches bringen das zum Ausdruck. Im Gegensatz dazu assoziieren andere Menschen den Marsch mit Sieg, wozu sie vielleicht die Konnotationen "aktiv", "aufregend" und "kräftig" gebrauchen.

Weil der Marsch etwas von dem Kontext, in dem er so oft klingt, in sich trägt, wird auch außerhalb der ursprünglichen Situation eine kontextuelle ergänzende Bedeutung (Reinecke) hervorgerufen. Das hat zur Folge, daß der Zuhörer beim Hören dieser Musik auch außerhalb des ursprünglichen Kontextes mit diesem Kontext konfrontiert wird. Abhängig von der emotionalen Qualität, die die Person diesem Kontext und den dazugehörenden Konnotationen verleiht, werden hiermit positive oder negative Emotionen verbunden.

Als eine vorläufige Zusammenfassung kann festgestellt werden, daß Musik sich auf den Zusammenhang bezieht, in dem sie oft klingt und daß abhängig von dem Wert, den die Person diesem Zusammenhang verleiht, es zu positiven oder negativen Emotionen kommen kann. Musik kann darüber hinaus Konnotationen hervorrufen, weil sie bestimmte analoge Kennzeichen eines Kontextes enthält.

Der Gedankengang, daß Musik Konnotationen enthält, die sich auf einen bestimmten Kontext beziehen, bekam innerhalb der Musiktherapie eine spezifische Form in der Arbeit mit Wertegebieten (Hermans, 1981; Freund, 1986; Wijzenbeek, Bueno de Mesquita, van Nieuwenhuizen, Raijmaekers, Gabriels, 1990). Der Musiktherapeut unterstellt in diesem Fall, daß ein bestimmtes Musikstück bei dem Zuhörer ein bestimmtes Wertegebiet hervorruft, das auf Dinge, Personen oder Erlebnissen hinweist, die für den Zuhörer von Bedeutung sind. Während mit Musik verbundene Konnotationen im Leben einer Person nicht unbedingt eine wichtige Rolle spielen müssen, gilt dieses jedoch für ein Wertegebiet. Marschmusik kann negative oder positive Konnotationen hervorrufen, dadurch wird aber nicht automatisch impliziert, daß das Thema Krieg und Frieden in dem Leben der betreffenden Person eine wichtige Rolle spielt. Ruft Musik ein Wertegebiet hervor, bedeutet das, daß es sich um etwas wichtiges aus dem Leben dieser Person handelt.

Die Beziehung zwischen Musik und Wertegebiet kann von kollektiver Art und Weise sein, das heißt, daß ein Musikstück bei unterschiedlichen Menschen dasselbe Wertegebiet hervorruft. Das ist eine Folge der Tatsache, daß Menschen am selben Geschehen teilhatten, bei dem die Musik zu hören war, oder worauf die Musik sich mit ihren analogen Eigenschaften bezieht. Man kann hierbei an den schon genannten Marsch, religiöse Musik, Kinderlieder oder ähnliches denken. Ist die Beziehung individuell, dann entstehen die Wertegebiete dadurch, daß die Musik auf einen Kontext, der kennzeichnend für die persönliche Entwicklung ist, hinweist. Von einer Mischform kann gesprochen werden, wenn der kollektive Kontext von individuellen Erfahrungen gefärbt ist. Das eine oder andere impliziert, daß Wertegebiete, die durch Musik hervorgerufen werden, in jedem Fall von persönlichen Erfahrungen abhängig sind.

Osborne (1981) untersuchte "thoughts", "emotions", "sensations" und "images" als Reaktion auf Musik und entdeckte:

- daß abstrakte Gedanken (z.B. das Beschreiben des Charakters der Musik) am wenigsten hervorgerufen wurden, genauso wie Emotionen (!) und "sensations" (körperlichen Empfindungen).
- daß im Gegensatz dazu, "images" am stärksten hervorgerufen wurden. Bei Imaginationen haben die Menschen visuelle oder auditive Vorstellungen, "mental pictures". Sie sehen und hören etwas. Imaginationen unterschieden sich signifikant von Gedanken, Emotionen und körperlichen Empfindungen.

Musik spricht dieser Untersuchung zufolge eher die Vorstellungen an als Gedanken und Emotionen. Wertegebiete sind zwar "kognitive Bausteine", beziehen sich aber oft auf konkrete Personen, Dinge und Erlebnisse, so daß sie eher den Vorstellungen entsprechen, auch wenn abstrakte Gedanken als Wertegebiet erscheinen können.

Nerenz, Leuner und Quittner & Glückauf (1983) stellten ebenfalls fest, daß mit Hilfe von Musik die Anzahl der Vorstellungen zunimmt und die Vorstellungen bunter und lebendiger werden. Bock (1982) gibt an, daß bei depressiven Klienten ein Unterschied entstand, wenn der "Thematic Apperception Test" mit oder ohne Musik gemacht wurde. Im ersten Fall waren die Geschichten, die die Klienten aufgrund der Bilder beschrieben, nicht nur länger, sondern vor allem auch gekennzeichnet durch eine bessere Struktur in der Zeit, eine reichere Fantasie und eine größere emotionelle Expressivität.

Eine Forschungsarbeit von McKinney (1990) scheint dem Einfluß von Musik auf die Vorstellung jedoch zu widersprechen. Musik hatte in dieser Untersuchung vor allem einen Einfluß auf die Intensität der Gefühle. Die gegensätzlichen Ergebnisse lassen sich durch die Unterschiedlichkeit der Art der Personen, die an der Musikauswahl teilnahmen, erklären. Daß Musik einen Einfluß auf die Vorstellung und/oder die Emotion hat, scheint jedoch bestätigt. Außerdem bestätigte eine Untersuchung von Smeijsters, Wijzenbeek und Van Nieuwenhuijzen (1995a, 1995b), daß Musik imstande ist, Wertegebiete hervorzurufen.

Wie Musik eingesetzt werden kann, um Vorstellungen und Wertegebiete hervorzurufen, wird in dem Abschnitt zur rezeptiven Musiktherapie besprochen.

6.2.2 Musik, die Menschen bei bestimmten Emotionen und Stimmungen bevorzugen

Die Frage, welche Musik Menschen bevorzugen, wenn sie sich in einer bestimmten Stimmung befinden, könnte mit einem Hinweis auf das *Iso*-Prinzip beantwortet werden. Das bedeutet, daß der Charakter der Musik mit der Stimmung, in der sich jemand befindet, übereinstimmen sollte. Wer depressiv ist, hat übereinstimmend mit diesem Prinzip ein größeres Bedürfnis nach Musik, die die depressive Stimmung widerspiegelt.

Es stellt sich jedoch die Frage, ob Menschen, wenn sie sich in einer bestimmten Stimmung befinden, das Bedürfnis nach derselben Sorte Musik haben. Anders ausgedrückt: ob sie mit der gleichen "Strategie" auf diese Stimmung reagieren. Verlangt jede depressive Person nach Musik, in der sich die eigene Depression widerspiegelt?

Schaub (1981) stellte schon vor längerer Zeit die Universalität des *Iso*-Prinzipes zur Diskussion. Er fragte Testpersonen wie sie sich zu dem Zeitpunkt fühlten und ließ anhand eines semantischen Differentials die Kennzeichen angeben, die Musik besitzen müßte, damit sich die Testpersonen "am besten verstanden fühlten."[1]

Ein Vergleich mit den Testpersonen, die angaben, sich angespannt zu fühlen und den Testpersonen, die entspannt waren, erwies, daß die angespannten Personen, mehr als die andere Gruppe, Musik mit einem leisen und friedlichen Charakter wünschten. Auch diejenigen, die sich in einer aggressiven Stimmung befanden, hatten ein großes Bedürfnis nach friedlicher Musik und diejenigen, die erschöpft waren, wünschten lebendige und aufgeweckte Musik. Wer traurig war, hatte ebenfalls das Bedürfnis nach lebendiger, aufgeweckter Musik.

Schaub schloß aus diesen Angaben, daß hier nicht vom *Iso*-Prinzip die Rede sein kann, jedoch vom *Kompensations*-Prinzip, demzufolge Menschen Musik wünschen, die der Stimmung, in der sie sich befinden, entgegengesetzt ist; Musik, die die Stimmung kompensieren kann.

Aus der Tatsache, daß einige Testpersonen auch bei Traurigkeit ruhige, leise und langsame Musik wünschten, kann abgeleitet werden, daß sowohl vom *Kompensations*-Prinzip als auch vom *Iso*-Prinzip gesprochen werden kann. Was aus der Untersuchung von Schaub nicht direkt abgeleitet werden kann, aber durch die Ergebnisse wohl anzunehmen ist, ist, daß unterschiedliche Menschen in der gleichen Stimmung, unterschiedliche Strategien handhaben. Die Tatsache, daß sowohl von Kompensation der Stimmung als auch von Übereinstimmung mit der Stimmung die Rede ist, weist in diese Richtung.

Es wäre in jedem Fall falsch das *Iso*-Prinzip in seiner Allgemeinheit durch das *Kompensations*-Prinzip zu ersetzen. Es stellt sich die Frage, wann das eine und wann das andere auftritt. Vorläufig scheinen nachfolgende Hypothesen annehmbar:

Hypothese 1: Es besteht sowohl ein *Kompensations*-Prinzip als auch ein *Iso*-Prinzip.
Hypothese 2: Welches Prinzip zutrifft, hängt von der Art der Stimmung ab. Das eine Prinzip tritt mehr bei dieser und das andere mehr bei jener Stimmung auf.
Hypothese 3: Bei einigen Stimmungen können beide Prinzipien auftreten. Welches Prinzip auftritt, hängt von Persönlichkeitseigenschaften ab.

Die Punkte 2 und 3 können durch eine Untersuchung, die von Behne (1986) und Gembris (1990, 1991) durchgeführt wurde, näher illustriert werden.

Behne gebrauchte vier Emotionen: Freude, Zufriedenheit, Ärger und Trauer und fragte die Testpersonen, welche Musik sie bei diesen Emotionen hören wollten. Beispiel: "Stell dir vor, du hast einen freien Tag, es ist schönes Wetter; Du liegst auf einer Sommerwiese, guckst in den blauen Himmel und bist rundherum zufrieden. Wenn du nun Musik einschalten könntest, die du in dieser Situation am liebsten hören würdest,

---

[1] Bei einem Vergleich der Daten aus diesen Untersuchungen stößt man auf das Problem, daß in dem einen Fall von "Gefühlen" gesprochen wird, in anderen Fällen von "Emotionen" oder "Stimmungen".

wie sollte diese Musik beschaffen sein?” (“Zufriedenheit”). Die Testpersonen erzielten Punkte auf einem semantischen Differential, worauf eine Clusteranalyse durchgeführt wurde.

Das differenzierteste Bild trat bei der Emotion Zorn auf. Die wichtigsten Vorlieben waren: 1) aggressive, schnelle, harte, lebhafte, erregende Musik, 2) schnelle, lebhafte, heitere, frohe Musik, 3) Musik, die sowohl schnell, hart und aggressiv, als auch trübe und traurig ist, 4) gefühlvolle, beruhigende, weiche, langsame, friedvolle Musik und 5) sehr extrem gefühlvolle, traurige, weiche, langsame Musik.

Die große Anzahl an Vorlieben verdeutlicht in jedem Fall, daß die Annahme, daß eine bestimmte Art von Musik am besten bei dieser Emotion geeignet ist, aufgegeben werden sollte. Leitet man aus diesen Vorlieben Bedürfnisse ab, so scheint es, daß einige Menschen das Bedürfnis haben, sich abzureagieren (1), andere wiederum zu verdrängen (2). Wieder andere verlangen nach einer Kombination von sich abreagieren und trauern (3), oder nach Trost im geringen oder stärkeren Maße (4 und 5). Wir entdecken Personen, bei denen das *Iso*-Prinzip angewendet werden kann, aber auch Personen, bei denen auf unterschiedliche Art und Weise von *Kompensation* gesprochen werden kann, wodurch wiederum die Hypothesen 1 und 3 bestätigt werden.

Bei den Emotionen Freude, Zufriedenheit und Trauer unterschieden sich die Vorlieben der Menschen nicht so sehr voneinander.

Vor allem bei der Emotion Trauer zeigte sich, daß die meisten Testpersonen Musik auswählten, die in ihrem Charakter zu dieser Emotion paßte. Sie machten also übereinstimmend vom *Iso*-Prinzip Gebrauch. Hiermit wird Hypothese 2, die unterstellt, daß die Bedeutung eines Prinzipes mit der Art der Emotion zusammen hängt, bestätigt. Es besteht scheinbar ein Widerspruch zu den Ergebnissen von Schaub. Hier hatten die Personen ja in einer traurigen Stimmung das Bedürfnis nach fröhlicher Musik, das als Streben nach Kompensation erklärt werden kann. Neben der großen Gruppe, die das Bedürfnis nach einer mit der Traurigkeit übereinstimmenden Musik hat, entdeckte Behne aber noch andere Gruppen: Personen, die beinahe keine Vorlieben haben, Personen, die harte und aggressive Musik wünschen, die gleichzeitig traurig und müde klingen sollte und Personen, die ebenfalls harte und aggressive Musik wünschen, aber diese Eigenschaften mit den Kennzeichen heiter, froh und lebhaft kombinieren möchten. Bei der letzten Gruppe kann man von Kompensation sprechen. Es ist also auch in Behne’s Untersuchung zur Trauer die Rede von Kompensation.

Man kann sich die Frage stellen, warum die Personen, die in der Untersuchung von Behne kompensieren, nur eine Minderheit bilden. Eine Antwort verbirgt sich möglicherweise in der Tatsache, daß Schaub’s Untersuchung mit Klienten stattgefunden hat, während Behne Schüler untersuchte[1].

---

1 Bei dem, was in diesem Abschnitt besprochen wurde, darf man nicht vergessen, daß der Unterschied zwischen Klienten und Nicht-Klienten essentiell ist. Jeder Mensch ist von Zeit zu Zeit traurig, aber damit ist er noch kein depressiver Klient. Kennzeichnend für Depression ist, daß neben der depressiven Stimmung, Symptome anwesend sind wie Anhedonie, ein gestörter Wach-Schlafrhythmus, Energieverlust, Schuldgefühle, Suizidgedanken usw.

Bei der Forschungsarbeit von Gembris, die als eine Folge von Behne's Untersuchung gesehen werden kann, wurde auch mit Studenten gearbeitet. Gembris entdeckte ebenfalls sowohl das *Iso*-Prinzip, als auch das *Kompensations*-Prinzip: Musik, die mit dem Charakter der Emotion übereinstimmt oder ihr entgegengesetzt ist.

Bei Traurigkeit wurden, genauso wie bei Behne, Personen wahrgenommen, die wünschten, daß die Musik die Traurigkeit widerspiegelt und zum Ausdruck bringt, außerdem Personen, die keine deutliche Vorliebe zeigten, aber ebenso Personen, die eine Kombination von schneller, aggressiver, lebhafter, erregender und trauriger Musik wünschten.
Kombiniert man die Angaben von Behne und Gembris, ergibt dieses unterschiedliche Reaktionsmuster (Tabelle 9).

Tabelle 9: Musikalische Vorlieben als Äußerung tieferliegender Bedürfnisse bei Traurigkeit

Gewünschte Musik	**Tieferliegende Bedürfnisse**
• langsam, trübe, friedvoll, traurig, müde, gefühlvoll	Projektion
• neutral	Kontrolle
• hart, aggressiv, heiter, froh, lebhaft	Verdrängung
• hart, aggressiv, trübe, traurig, müde	Widerstand
• hart, aggressiv, lebhaft, trübe, traurig	Aufklärung

In der amerikanischen Literatur begegnen uns Ausdrücke wie "outlet for expression" und "mood-lifting". Sie werden als Bedürfnis aufgefaßt, die der Klient jeweils bei einem "disturbed affect and mood" oder bei einem "disturbed sense of self" hat. Mit anderen Worten: Eingehen auf das Gefühl ist bei depressiven Gefühlen angebracht und Kompensation ist bei Gefühlen von Wertlosigkeit und Schuld notwendig".

6.2.3 Der Einfluß von Musik auf Emotionen und Stimmungen

In den vorherigen Abschnitten hat sich gezeigt, daß sich Menschen, die sich in derselben Stimmung befinden, sich nicht zur selben Musikwahl entschließen. So entstehen bei Traurigkeit unterschiedliche Strategien: der eine wählt Musik, die die Traurigkeit widerspiegelt, der andere wählt gerade Musik mit einem entgegengesetzten Charakter. Es scheint, daß Menschen unterschiedliche Vorlieben haben, wenn sie dieselbe Stimmung erfahren und es ist sogar so, daß dieselbe Person in derselben Stimmung nicht immer dieselbe Musikwahl trifft.

Wenn wir von Strategien sprechen, bedeutet das, daß Menschen aus einem unterschiedlichen Bedürfnis Musik mit unterschiedlichem Charakter wählen. Die Annahme, daß Musik einen bestimmten Charakter hat und daß dieser Charakter durch jeden als solchen wahrgenommen werden kann, bleibt in diesem Fall implizit. Die Person, die ihre depressive Stimmung kompensieren will, wählt "lebhafte" Musik, die durch sie als derartig typisiert wird.

Aus der Untersuchung der Konnotationen ergibt sich tatsächlich, daß musikalischen Elementen dieselbe Stimmungsqualität zugeschrieben wird (Rigg, 1964). Rigg verglich die Forschungsergebnisse mehrerer Untersucher und stellte fest, daß ein schnelles Tempo mit Freude, eine starke Dynamik mit Glück und Aufregung, hohe Töne und einfache Harmonien mit Glück zusammenhängen.

Die Annahme, daß Personen der Musik und musikalischen Elementen dieselbe Stimmung zuschreiben, sollte jedoch nuanciert werden. Sie stimmt nur, wenn keine anderen Faktoren bestehen, die das Erleben beeinflussen.

Zum einen sind einige Musikstücke durch die Biographie der Person mit besonderen Assoziationen verbunden. Dieses kann dazu führen, daß sogar ein Marsch als Schlafmittel wirken kann, weil sich der Erwachsene an seine Kinderjahre erinnert, in denen er einschlief, während der Vater im Wohnzimmer seine geliebte Marschmusik hörte (Decker-Voigt, 1991).

Außerdem kommt hinzu, daß der Charakter eines Musikstückes durch die Stimmung, in der sich jemand in dem Moment befindet, mitbestimmt wird. Hiermit ist gemeint, daß die Person, weil sie sich in einer bestimmten Stimmung befindet, dem Stück Merkmale zuschreibt, die zu anderen Zeitpunkten nicht zutreffend wären. Anders gesagt: in einer bestimmten Stimmung werden derselben Musik andere Konnotationen zugeschrieben, als wenn sich die Person nicht in dieser Stimmung befindet (Eagle, 1971). Der Charakter der Musik ist dementsprechend genauso von der Stimmung der Person abhängig. Noch weitreichender kann man annehmen, daß die Beurteilung von Musik von der vorangehenden Erfahrung abhängig ist.

Cantor und Zillmann (1973) stellten fest, daß die Beurteilung von Musik von dem Maß, in dem vorangehende Stimuli als angenehm/unangenehm und als aufregend/ langweilig erfahren werden, abhängig ist. Sie untersuchten den Einfluß von Filmausschnitten auf die Beurteilung von Musik. Konnte eine Person sich nicht schnell genug, nachdem sie einen Filmausschnitt gesehen hatte, auf das Musikstück einstellen, dann hatte ein als negativ erfahrener Filmausschnitt zur Folge, daß die Musik positiver beurteilt wurde ("hedonic-contrast effect"). War die Person jedoch imstande, sich auf die Musik einzustellen, dann führte ein vorangehender aufregender Film zu einer Beurteilung der Musik als aufregender und positiver ("excitation-transfer effect"). Pekrun (1985) spricht von einem Kontrastprinzip und einem Kongruenzprinzip. Nach dem Kontrastprinzip führt eine negative Stimmung dazu, daß Musik positiver wahrgenommen wird als bei einer neutralen Stimmung. Der Faktor der musikalischen Professionalität scheint Einfluß auf die stimulierende und entspannende Wahrnehmung von Musik zu haben (Hadsell, 1989).

Zusammenfassend kann gesagt werden, daß wir uns davon bewußt sein sollten, daß was als "aufgeweckte", "traurige" oder "neutrale" Musik für einen Außenstehenden scheint, von einem Klienten ganz anders erfahren werden kann.

In einer Untersuchung von Stratton & Zalanowski (1989) schien es, daß Musik an sich nahezu keinen Einfluß auf die Stimmung hatte. Musik in Kombination mit Bildern veränderte die Stimmung jedoch signifikant, übereinstimmend mit dem Charakter der Musik. Angenehme Musik mit angenehmen oder unangenehmen Bildern kombiniert, führte zu einer Abnahme der depressiven und einer Zunahme der positiven Stimmung. Dort, wo angenehme Musik und ein unangenehmes Bild zusammenkommen und die depressive Stimmung abschwächen, setzen sie das Erscheinen einer kognitiven Dissonanz voraus. Hieraus kann man schließen, daß der Charakter der Musik zwar die Richtung der Stimmung bestimmt, aber daß anscheinend ein anderer Stimulus notwendig ist, der zu einer kognitiven Evaluation führt, wodurch die Wirkung der Musik vergrößert wird. Eine Folgeuntersuchung (Zalanowski & Stratton, 1989; Stratton & Zalanowski, 1992) erwies, daß der kognitive Aspekt tatsächlich ausschlaggebend ist. Eine kognitive Instruktion, die dem Hören von Musik vorausgeht, neutralisierte den eigenen Charakter der Musik. Dasselbe wurde in bezug auf den Text der Musik festgestellt: ein unangenehmer Text zerstörte den aufgeweckten Charakter der Musik (siehe über den Einfluß von Text auch Gfeller, Asmus & Eckert, 1991). Wie Menschen Musik erfahren, hängt also von den bei ihnen bestehenden Kognitionen ab.

Die Tatsache, daß die Art und Weise, wie jemand auf den eigenen Gemütszustand reagiert bzw. die Erfahrungen aus der Vergangenheit oder die Stimmungen und die Kognitionen, die der Musik vorausgehen, die Wirkung von Musik mitbestimmen, erschwert eine Aussage darüber, welche Eigenschaften Musik besitzen sollte, um Depressionen zu beeinflussen. Diese Eigenschaften werden ja auch von Faktoren, die nicht aus der Musik selber abgeleitet werden können, mitbestimmt.

Es ist jedoch nicht so, daß die Eigenschaften von Musik unwichtig sind. Die musikalischen Eigenschaften stellen Faktoren dar, die bei der Bestimmung des Effektes eine eigene Rolle spielen. Das Kongruenzprinzip (Pekrun, 1985) beinhaltet nicht nur, daß die Stimmung die Musik färbt, sondern umgekehrt auch, daß der Charakter der Musik die Stimmung beeinflußt, daß zum Beispiel fröhliche Musik fröhlich macht.

Wenn wir einiges zusammenfassen, ergibt sich hieraus, daß die Wirkung von Musik in jedem Fall durch folgende Faktoren bestimmt wird:

1.	Die vorangehende Stimmung	
2.	Die Verarbeitungsstrategie eines Klienten bei einer bestimmten Stimmung	Projektion oder Kompensation
3.	Persönlichkeitseigenschaften	
4.	Assoziationen und Stimmungen während der Musik als Folge von früheren Erfahrungen	
5.	Die Wahrnehmung von der Musik als Folge von vorangehenden Stimmungen (und Kognitionen)	Kongruenz oder Kontrast
6.	Das Zusammentreffen von Musik mit anderen Stimuli	
7.	Die Eigenschaften der Musik	

Die letztendliche Wirkung von Musik ist die Folge einer Kombination der verschiedenen Parameter. Einige Faktoren stehen im Zusammenhang miteinander, so ist beispielsweise Kompensation möglich, weil der Klient die Stimmung von der fröhlicher Musik übernimmt (kongruent reagiert) und macht fröhliche Musik, wenn ein Bedürfnis an Projektion besteht, nicht fröhlicher (Kontrast).

Abhängig von den Werten anderer Faktoren, spielen die musikalischen Faktoren eine mehr oder weniger wichtige Rolle.

Es ist zwar so, daß Musik sich theoretisch auf jede Stimmung beziehen kann, da sie von willkürlichen Assoziationen begleitet werden kann und durch die Stimmung gefärbt wird. In den meisten Fällen nimmt sie jedoch diese willkürlichen Bedeutungen nur innerhalb der Grenzen der unterschiedlichen Parameter an. Diese erklärt beispielsweise, warum Musik, die in der Anästhesie gebraucht wird (Spintge, 1988), sowohl dem Kriterium "individuelle Vorliebe" des Patienten als auch den Kriterien, die das Tempo und die Dynamik begrenzen, entsprechen sollte.

Im weiteren Verlauf dieses Abschnittes wird darauf eingegangen, welche Eigenschaften der Musik dafür sorgen können, daß eine depressive Stimmung sich verändern kann.

Reinhardt und Lange (1982) stellten fest, daß sich vor allem durch Walzer von Johann Strauß (Frühlingswalzer und Kaiserwalzer) die Stimmung bei depressiven Klienten bedeutend verbesserte, wohingegen das Hören von Teilen aus dem fünften Klavierkonzert von Prokofjev die Stimmung verschlechterte. Die Leistungsfähigkeit nahm bei den Walzern von Strauß, bei den langsamen Teilen aus den Klavierkonzerten von Mozart (KV 488 und KV 491) und dem ersten Teil von Beethovens dritter Symphonie zu. Die Musik von Prokofjev hatte auch in diesem Fall einen negativen Einfluß auf (agitierte) depressive Personen.

Reinhardt und Ficker (1983) erkannten die Gefahr, daß bei depressiven Klienten die pathologische Stimmung durch den Einsatz von ungeeigneter Musik verstärkt wird. Darum finden sie traurige, melancholische und dramatische Musik ungeeignet. Musikstücke wie Bach's "Air" aus der zweiten Orchestersuite, die ersten Teile aus Beethovens fünfter Symphonie und Brahms erster Symphonie und zweites Klavierkonzert, führten bei depressiven Klienten zu Reaktionen wie "Ich fühlte mich durch die Musik bedroht" und "Ich fühle mich hilflos und alleingelassen".

Aus anderen Quellen ist bekannt, daß Musik von Mozart (Krönungsmesse) und Händel eine mit der Funktion der Walzer von Strauß vergleichbare Wirkung haben kann (Kuiper, 1988).

Ein depressiver Klient schrieb nach dem Hören des ersten Themas aus dem ersten Satz und des zweiten Themas aus dem dritten Satz der Frühlingssonate von Beethoven, dem ersten Satz des fünften Violinkonzertes und den ersten Sätzen aus dem neunzehnten und siebenundzwanzigsten Klavierkonzert von Mozart:

"Ich möchte den ganzen Tag dieser Musik zuhören, die ein Gefühl von Friedlichkeit bei mir hervorruft. Es ist oft, verrückt genug, keine langsame Musik. Die Musik von

Mozart ist hell und zaubert das Licht und die Sonne wieder zum Vorschein." (Smeijsters, 1991b)

Die in Abschnitt 2.2 aufgestellte Annahme, daß depressive Klienten ein Bedürfnis nach Kompensation haben, wird durch die Tatsache bestätigt, daß Walzer von Strauß wirklich die Stimmung und Aktivität positiv beeinflussen. Eine Bemerkung nebenbei: auch bei schizophrenen Patienten mit depressiven Symptomen wurde durch die Walzer der Gesichtsausdruck weicher und manchmal bewegte man sich sogar im Rhythmus mit.

Auf das Verhältnis zwischen dem *Iso*-Prinzip und dem *Kompensations*-Prinzip wird noch näher eingegangen.

6.2.4 Die Widerspiegelung der depressiven Störung im musikalischen Verhalten

Dieser Abschnitt schließt bei dem Kapitel über pathologisch-musikalische Prozesse aus dem ersten Teil an. An dieser Stelle wird noch näher auf das Analogieprinzip eingegangen.

Wählt man einen theoretischen Ausgangspunkt, dann kann ein Vergleich zwischen Erscheinungsformen der musikalischen Parameter und Merkmalen der Depression erstellt werden.

Tempo bezieht sich auf die Schnelligkeit, mit der gehandelt wird. Man kann annehmen, daß sich ein Gemütszustand, der mit der Veränderung in der Schnelligkeit des Handelns zusammen geht, wie bei Depression, im Tempo ausdrückt. Rhythmus sagt etwas über das Maß an Variation und Lebendigkeit aus. Umschreibt man wie Preckel (1992) eine Depression mit Antriebsminderung mit einem stehenden Gewässer mit Eis an der Oberfläche, dann erwartet man bei dieser Depression einen erstarrten Rhythmus. Probleme mit dem Rhythmus können auch durch die Tatsache erklärt werden, daß bei einer endogenen Depression der Wach- und Schlafrhythmus und der Zyklus der Körpertemperatur gestört sind (Pflug, 1981).

Dynamik ist Ausdruck des Maßes, in dem Kraft und Energie gebraucht werden. Der Umfang der Melodie kann etwas über den Willen zum Entdecken aussagen. Die Komplexität der Harmonie weist möglicherweise auf "Leichtigkeit" oder "Ernsthaftigkeit" hin. Weil sich Depression durch Kraftlosigkeit ausdrückt, einem Verlust an Energie, dem fehlenden Interesse an neuen Dingen und Ernsthaftigkeit, kann man eine geringe Dynamik, einen geringen Melodie-Umfang und eine komplexe Harmonie als musikalische Analogien zu den depressiven Merkmalen betrachten. Dieser theoretische Ausgangspunkt, in dem Kennzeichen von Depression mit musikalischen Parametern verglichen werden, sollte ebenfalls empirisch überprüft werden. Das kann auf zwei Arten geschehen. An erster Stelle kann man untersuchen, ob Musik mit diesen Merkmalen, Assoziationen oder Gefühle hervorruft, die mit der Depression in Verbindung stehen. Außerdem sollte untersucht werden, ob das musikalische Verhalten des depressiven Klienten diese musikalischen Eigenschaften aufweist.

Eine Untersuchung von Wagner (1978) ergab, daß langsame, leise, in kleinen melodiösen Schritten absteigende Musik in Moll, in einer tiefen Lage Gefühle von Schwermut und Traurigkeit hervorrufen. Dies stimmt mit der Annahme überein, daß eine zur Depression analoge Musik ein langsames Tempo hat, dynamisch schwach ist und nicht durch große Sprünge gekennzeichnet wird. Ein hohes Tempo und ein großer Melodiebogen scheinen dahingegen Lebhaftigkeit hervorzulocken.

Was die Übereinstimmungen zwischen Musik und Depressionen betrifft, war in der Einleitung dieses Abschnittes hauptsächlich von Tempo, Dynamik, Melodieumfang und harmonischer Struktur die Rede. Hierbei fehlte der naheliegende Zusammenhang zwischen Depression und dem Tongeschlecht "Moll". Dieser Zusammenhang liegt auf der Hand, weil Menschen das Tongeschlecht "Moll" als traurig erfahren. Es stellt sich jedoch die Frage ob "Moll" ein Kennzeichen ist, das auf analoge Art und Weise in Depressionen wiederzufinden ist, wie es bei den übrigen Parametern der Fall ist. Was ist an einer depressiven Person "moll-artig"? Besteht eine Analogie zwischen "Moll" in der Musik und der Depression?

Die empirische Untersuchung von Schaub (1980) unterstützt die Annahme, daß "Dur" und "Moll" nicht im selben Maße eine Analogie zur Stimmung darstellen, wie beispielsweise unterschiedliche Tempi.

Schaub verglich vier Musikstücke mit den Kennzeichen: Dur/schnell, Dur/langsam, Moll/schnell, Moll/langsam. Die übrigen Parameter wurden in allen vier Stücken nicht verändert. Die Testpersonen notierten, ob sie durch die Musik traurig oder aufgeweckt gestimmt wurden. Die Ergebnisse zeigten, daß das Tempo signifikant die Stimmung beeinflußte, während das bei dem Tongeschlecht nicht der Fall war. Es wurde jedoch ein Hinweis gefunden, daß das Tongeschlecht bei einem langsamen Tempo die Stimmung beeinflussen konnte. Anders gesagt: langsame Musik ist immer "trauriger" als schnelle Musik, aber am meisten trifft dieses bei langsamer Musik in Moll zu.

Die Forschung nach vegetativen Reaktionen (Pignatiello u.a., 1989) ergibt, daß Musik einen Einfluß auf den Herzschlag und den systolischen Blutdruck hat, beides Indikatoren der Stimmungsveränderung. Ein schnelles Tempo und ein lebendiger Rhythmus stehen mit einer Erhöhung des Herzschlages und des systolischen Blutdruckes und einem niedrigen Ergebnis auf der "Depression Adjective Checklist" in Verbindung.

In der rezeptiven Musiktherapie wird die Depression, wie in dem ersten Teil dieses Buches angeführt, vor allem in dem Weidemotiv sichtbar. In der aktiven Musiktherapie kommen Depressionen unter anderem bei geringer Teilnahme an Aktivitäten, dem geringen Appell, der von den Instrumenten ausgeht, der Schwierigkeit zu wählen und der Tatsache, daß keine Initiativen ergriffen werden, zum Ausdruck. Wenn es dennoch zu einer Teilnahme kommt, kennt das Spiel keine Spannung und wenig Variationen oder Entwicklungen. Es werden leise klingende Instrumente gewählt (Xylophon) und man spielt in einem eingeschränkten melodischen Umfang. Haas (1983) spricht hierbei von einer extremen Sensibilität für Dynamik, die aus einer Angst vor Spannung entsteht. Wenn andere Teilnehmer ihr Spiel dynamischer gestalten, wendet sich der depressive Klient oft ab (Bock, 1982).

Die psychische Störung kommt, übereinstimmend mit den Aspekten der Analogie auf unterschiedliche Weise im musikalischen Spiel zum Ausdruck: indem das Verhalten, das außerhalb der Musiktherapie auftritt, auch im Spiel festgestellt wird, und indem die Störung in den spezifischen musikalischen Kennzeichen sichtbar wird. Ein Beispiel für ersteres ist die geringe Teilnahme und die Tatsache, daß keine Initiativen ergriffen werden und ein Beispiel für das Zweite ist die geringe Dynamik.

Im dritten Kapitel des ersten Teils wurde aufgrund von Forschungsergebnissen festgestellt, daß das musikalische Spiel von Klienten mit einer endogenen Depression nicht stabil (schwankend, undeutlich), unrhythmisch und ohne Ausdruck ist. Endogene Depressionen gehen außerdem Hand in Hand mit einer Verlangsamung des Tempos, die stärker ist als bei neurotisch Depressiven. Bei endogener Depression scheint mit der Verminderung der Störung das Tempo zuzunehmen. Das musikalische Tempo von neurotisch Depressiven ist zwar ein wenig niedriger als das Tempo von Personen aus einer Kontrollgruppe, nimmt aber bei einer Verminderung der Störung nicht zu.

Unterschiede im Tempo wurden bei endogenen Depressionen auch im Tagesverlauf zwischen den Morgenstunden und anderen Tageszeiten festgestellt. Miliore (1991) verglich das Schlagen mit den Händen auf den Knien, das Stampfen mit Füßen auf einer Stelle und das Laufen durch das Zimmer in unterschiedlichen Tempi (langsam, mäßig, schnell) vor und nach der Behandlung mit Trizyklischen Antidepressiva und Lithium miteinander. Die endogen depressiven Klienten waren nach der Behandlung eher imstande, im mäßigen Tempo zu laufen.

Depressive Klienten können, anders als schizophrene Klienten, auf eine musikalische Beziehung eingehen, ergreifen jedoch weniger Initiativen in dieser Beziehung. Das kann man als Widerspiegelung des Fehlens von Selbstsicherheit und Eigenwert interpretieren.

Decker-Voigt (1991, 1993) stellt die depressive Kraft der schizoiden Kraft gegenüber. Die depressive Kraft äußert sich, so Decker-Voigt, im positiven Sinn in dem Vermögen Rücksicht auf andere zu nehmen, dem anderen zu vertrauen und in Fürsorglichkeit. Die schizoide Kraft ist in positiver Bedeutung das Vermögen sich von dem anderen abzugrenzen, "nein" sagen zu können und allein sein zu können. Im negativen Sinn äußert sich die depressive Kraft in einer starken Abhängigkeit von dem anderen, in dem Unvermögen, etwas aus eigener Kraft zu machen und in der Angst vor Selbständigkeit. Bei der "negativen" schizoiden Kraft entsteht eine übertriebene Distanz und die Angst vor zu viel Nähe.

In der Musiktherapie wird die negative Seite der depressiven Kraft in der Angst vor Selbständigkeit, dem Fehlen einer eigenen musikalischen Identität in der Improvisation und dem Unvermögen des Klienten, eine befriedigende gegenseitige Beziehung aufzubauen, sichtbar. Der "misfit" (Außenseiter) in der Person, das Gefühl nichts zu taugen und der "misfit" in Beziehungen wird in dem "misfit" in der musikalischen Interaktion hörbar[1]. Klient und Musiktherapeut finden im musikalischen Spiel nicht zueinander. Sie befinden sich auf musikalischen Inseln, die musikalischen Elemente schließen nicht aneinander an (Davies, 1993).

Die Musik, die ausgewählt wird oder die in den Improvisationen entsteht, ist Musik, in der Gegensätze nicht entwickelt werden: keine Tempowechsel, keine rhythmischen

[1] Decker-Voigt (1993) bezeichnet das Widerklingen der Störung im musikalischen Verhalten folgendermaßen: "Der Patient spielt seine Diagnose".

Veränderungen, keine Dissonanzen, keine großen dynamischen Unterschiede. Dem Klienten fehlt das Vermögen einzugreifen, ein "Wörtchen mitzureden".

Gerade weil eine Analogie zwischen den depressiven und musikalischen Prozessen besteht, ist es möglich, daß der depressive Klient Musik abwehrt. Frohne-Hagemann (1985) erklärt dieses anhand von Kuipers "Ver Heen" (Weit hinüber) indem sie anzeigt, daß bei Kuiper eine starke Schuld anwesend war, die durch das Bewußtsein, daß sie unumkehrbar ist, weil die Zeit nicht zurückgedreht werden kann, heftiger wurde. Weil Musik in der Zeit verläuft und nicht zum Stillstand kommt, so Frohne-Hagemann, wird dieses Gefühl von Unumkehrbarheit in der Musik widergespiegelt und beim Musikhören erfahren.

6.3 Die musiktherapeutische Behandlung von Depressionen

Ob Musiktherapie indiziert ist, hängt unter anderem von der Frage ab, ob andere Behandlungen unzureichend sind, Musiktherapie jedoch erfolgreich eingesetzt werden kann.

Aus dem ersten Abschnitt können wir ableiten, daß es nicht immer so ist, daß Kognitionen Emotionen verursachen. In den Fällen, in denen Emotionen den Kognitionen vorausgehen und nicht umgekehrt, bietet es sich eher an, die Behandlung auf die Emotionen und nicht auf die Kognitionen auszurichten. Musiktherapie ist unter diesen Umständen indiziert, weil das Musikhören oder das Musizieren stark an Emotionen appelliert.

In den Fällen, in denen jedoch die Kognition die Emotion verursacht, besteht die Behandlung aus dem Aufspüren, Herausfordern und Verändern von dysfunktionellen Kognitionen, Denkfehlern und kognitiven Strukturen. Was die Arbeit an Kognitionen und die Möglichkeit zur positiven Verstärkung funktioneller Kognitionen und Verhaltensweisen betrifft, sollte bei jedem einzelnen Klienten untersucht werden, ob die übliche kognitive Therapie und die Verhaltenstherapie ausreichend sind. Wenn der Klient Schwierigkeiten mit dem Finden funktioneller Kognitionen und den Aktivitäten, die verstärkend sein können, hat, dann kann Musiktherapie indiziert sein, weil innerhalb der Musiktherapie die Möglichkeit besteht, die dysfunktionellen Kognitionen durch symbolische Texte und symbolische Aktivitäten in funktionelle Kognitionen zu verändern. Wenn der Klient sehr wohl imstande ist, die Kognitionen zu benennen, können diese durch das Auswählen von passender Musik ihren Ausdruck finden. Für eine musiktherapeutische Methode, die von einer Veränderung des Selbstbildes durch Vergrößerung der Erfahrung von "mastery" ausgeht, siehe Willemsen (1995).

Eine durch Thaut (1993) beschriebene Möglichkeit für die Arbeit an Kognitionen basiert auf Forschungsresultaten, die angeben, daß die Stimmung das kognitive Funktionieren beeinflussen (Teasdale & Fogarty, 1979; Bower, 1981; Clark & Teasdale, 1985). Unter dem Einfluß von durch Musik hervorgerufenen Emotionen scheinen depressive Klienten schneller imstande zu sein, negative Kognitionen abzubauen (Sutherland, Newman & Rachman, 1982; Eifert, Craill, Carey & O'Connor, 1988).

Musikalische Improvisationen bieten sowohl die Möglichkeit zur verbalen als auch zur musikalischen Verstärkung. Die therapeutisch erfolgreiche Technik, die aus einer Kombination von seltenen Verstärkern mit häufig vorkommenden Verhaltensweisen besteht, kann durch den Musiktherapeut in der musikalischen Improvisation eingeführt werden.

Musikalische Interaktionen bieten die Gelegenheit, das gängige, auf der Hilflosigkeit des Klienten basierende Interaktionssystem zu durchbrechen. Dadurch, daß dem Klienten soviel wie möglich Kontrolle über das Geschehen zugestanden wird, wird die Hilflosigkeit nicht länger verstärkt.

Weiterhin ist für die Musik kennzeichnend, daß sie Parameter besitzt, in denen unterschiedliche Werte eine Analogie zu depressiven Symptomen darstellen. Die depressiven Symptome werden in den musikalischen Elementen, vor allem im Tempo, widergespiegelt. Durch das Variieren der musikalischen Expression können die Ausdrucksform der depressiven Symptome und somit auch die depressiven Symptome an sich verändert werden. Diese Art und Weise an musikalischen Prozessen zu arbeiten, gewährleistet eine Arbeit an psychischen Prozessen.

Vieles von dem, was vorausgehend erörtert wurde, hat Konsequenzen für die Musiktherapie. In den folgenden Abschnitten wird auf Musiktherapeuten eingegangen, die explizit Methoden für die Arbeit mit depressiven Klienten entwickelt haben.

6.3.1 Rezeptive Musiktherapie

Rezeptive Musiktherapie hat in den letzten Jahrzehnten eher im Schatten der aktiven Musiktherapie gestanden. Dieses liegt unter anderem daran, daß viele Musiktherapeuten die musikalische Improvisation als musiktherapeutisches Mittel schlechthin ansehen. In der Arbeit mit depressiven Klienten nimmt die rezeptive Musiktherapie jedoch einen gesonderten Stellenwert ein, weil depressive Klienten durch die Art ihrer Störung häufig nicht zu einer aktiven Teilnahme motiviert sind.

Aus den vorangegangenen Abschnitten wird deutlich, daß es wichtig ist zu wissen, wie der depressive Klient auf die eigene Stimmung reagiert. Wer ein Bedürfnis nach Kompensation hat wünscht sich fröhliche Musik, wer das Bedürfnis nach Projektion empfindet, wünscht sich Musik, die mit der eigenen negativen Stimmung übereinstimmt.

Die geeigneteste Therapie ist jedoch die, die aus einer Integration von positiven und negativen Stimmungspolen besteht: bei der Person, die projiziert, ausgehend vom negativen Gefühl auf ein positives Gefühl hinarbeiten; bei demjenigen, der kompensiert, der Kompensation begegnen, aber auch mit der Verarbeitung von negativen Gefühlen beschäftigt sein. Auf diese Weise wird verhindert, daß man zu wenig an bestehenden Bedürfnissen anschließt oder diesen Bedürfnissen gerade zuviel entgegenkommt. Bei der Person, die ihre negative Stimmung zu projizieren wünscht, schließt ein Beginn mit fröhlicher Musik unzureichend an die bestehende Stimmung an. Wenn man aber ausschließlich mit Musik arbeiten würde, die die negative Stimmung projiziert, würde es zu einem Stillstand in der negativen Stimmung führen. Gleichermaßen würde die Arbeit mit ausschließlich fröhlicher Musik bei demjenigen, der eine Kompensation wünscht, zuviel dem Bedürfnis nach Verdrängung entgegenkommen. Dadurch bekommt die nach innen gekehrte Wut zu wenig Möglichkeiten zur Expression (Haas, 1983; Kuiper, 1989; Decker-Voigt, 1993; Davies, 1993).

Für den depressiven Klienten, der im Netz der negativen Gefühlen gefangen ist, ist es wichtig, sowohl die negativen als auch die positiven Gefühle zu erforschen und schließlich zu integrieren. Es geht dabei nicht darum, die bestehenden negativen Gefühle durch positive zu verdrängen, sondern darum ein Gleichgewicht von negativen und positiven Gefühlen zu finden, wobei weder das eine noch das andere verdrängt wird. Die Musik hat hierbei eine steuernde Funktion, weil sie unterschiedliche Gefühle widerspiegeln kann.

Musiktherapeuten verwenden darum häufig Musik, in der sich die Stimmung während des Musikstückes langsam verändert. Das kann sowohl aktiv als auch rezeptiv geschehen. Priestley (1982) beschreibt derartige Prozesse in der aktiven Musiktherapie.

In der rezeptiven Musiktherapie kann das eingeschränkte emotionale Erleben eines depressiven Klienten durchbrochen werden. Mit Hilfe von Musikstücken, in denen ein der emotionalen Störung entsprechendes musikalisches Element, wie beispielsweise geringe Dynamik, im Laufe des Stückes verändert wird, kommt der Klient allmählich in "Bewegung". Bock (1982) hält aus diesen Gründen Ravels Bolero sehr geeignet. Schwabe (1986) spricht in diesem Zusammenhang von der Zielsetzung "Korrektur der pathologisch bedingten Erlebniseinschränkung" deren Ziel es ist, den Klienten emotional zu aktivieren. Diese Korrektur findet statt, indem nach der Musik, die der Stimmung des Klienten entspricht (ISO-Prinzip), nach und nach Musik angeboten wird, die einen eher "dramatischen" Charakter hat. Diese Musik kann auch durch suggestive Aufträge, Vorstellungen oder Worte die Gefühle ausdrücken, die auf die Merkmale einer nicht-depressiven Stimmung hinweisen, begleitet werden (Galinska, 1973; Assagioli, 1988; Raijmaekers, 1990; Unkefer, 1990).

Klienten, die das Bedürfnis nach Kompensation haben, kommen mit der Erwartung von ihrer Stimmung erlöst zu werden in die Therapie. Schwabe (1986) hält darum die reaktive Gruppenmusiktherapie für ungeeignet, weil diese Klienten sich bedroht fühlen, wenn sie mit starken emotionellen Erlebnissen konfrontiert werden.

Über die von Schwabe entwickelte Regulative Musiktherapie (siehe Smeijsters 1991a), bemerken Reinhardt und Ficker (1983), daß die Instruktion "Versuchen Sie, sich der Wahrnehmung der Musik, der Wahrnehmung Ihres Körpers zu überlassen ohne unangenehme Gedanken und Gefühle abzuwehren", bei depressiven Klienten am Anfang einer Therapie nicht angewendet werden kann, weil Klienten dann in den viel zu dominant anwesenden negativen Gefühlen steckenbleiben. Darum wird zu Beginn die Aufmerksamkeit auf die Wahrnehmung von Musik bzw. von Geräuschen aus der Umgebung und auf Körperempfindungen gerichtet. Erst allmählich wird der Klienten aufgefordert, die Aufmerksamkeit auf die negativen Gefühle zu richten. Damit tritt der Kern der Regulativen Musiktherapie in Aktion, nämlich das Prinzip, daß gegen negative Gefühle nicht gekämpft wird, sondern daß sie akzeptierend wahrgenommen werden. Ziel ist es, den Umgang mit den negativen Gefühlen zu erlernen, ohne sie zu verdrängen und von ihnen überwältigt zu werden.

Lecourt (1988) findet bei der Arbeit mit depressiven Klienten vor allem die "nourissage musical" indiziert. Hiebei wird der Klient durch Musik "genährt" und ist das Verbalisieren auf die Kennzeichen von Musik und nicht auf die eigene Stimmung gerichtet. Dadurch daß man sich auf die Musik richtet, wird (vorläufig) nicht nur negativen Gedanken ausgewichen, sondern löst sich der Klient zugleich aus seiner innerlichen Welt und richtet sich auf die Außenwelt. Vergleichbar mit der "nourissage musical" ist die "Nachreifung", in der die Musik im emotionellen Sinn das Defizit an Liebe aus der präverbalen Phase kompensiert (Decker-Voigt, 1993).

In der Erläuterung der Beziehung zwischen Musik und Wertegebieten wird zwischen einer individuellen und einer kollektiven Vorgehensweise unterschieden. Eine individuelle Vorgehensweise wird angewendet, wenn die Musik nur als "Lockmittel" wirkt und der Klient persönliche Wertegebiete assoziiert. Diese Arbeitsweise wird in den Niederlanden in der "Selbstkonfrontationsmethode" (Hermans, 1981; Consten, 1986) angewendet.

Freund (1986) entwickelte dahingegen einen Klangtest mit Musikstücken, von denen er annahm, daß sie eine feste Beziehung mit Wertegebieten aufweisen. Hiermit kann man die "Ausdrucksklassifikation musikalischer Werke" von Galinska (1973) vergleichen, ein Klassifikationssystem, in dem bestimmten Musikstücken eine feste expressive Bedeutung zugeschrieben wird.

Wird in der Vorgehensweise von Hermans und Consten von einem "offenem" Wertegebiet gesprochen, das der Klient selber benennt, entscheidet Freund sich in seinem Klangtest für eine Anzahl inhaltlich fest umschriebener Wertegebiete. Während in der Selbstkonfrontationsmethode angenommen wird, daß verbale oder musikalische "Lockmittel" den Klienten in die Lage versetzen, individuelle Wertegebiete zu benennen, denen folglich Gefühle zugesprochen werden, nimmt Freund an, daß die musikalischen "Lockmittel" durch ihre emotionelle Ladung kollektive Wertegebiete repräsentieren.

Die erste Arbeitsweise hat den Nachteil, daß, was die Auswahl der Musik betrifft, zu wenig Rücksicht auf die Tatsache genommen wird, daß Musik Assoziationen in eine bestimmte Richtung lenken kann. Ein Vorteil ist jedoch, daß, was das Benennen von Wertegebieten angeht, für die individuelle Ergänzung durch den Klienten ausreichend Raum gelassen wird.

Ein Nachteil der zweiten Arbeitsweise ist, daß die Musikstücke sich offensichtlich auf kollektive Wertegebiete beziehen, aber dadurch noch keine Aussage über die individuelle Bedeutung gemacht wird, die hiermit verbunden ist.

Forschungsergebnisse zeigen, daß tatsächlich ein allgemeiner Zusammenhang zwischen Musikausschnitten und Wertegebieten besteht, aber daß dieses nicht für jedes Wertegebiet und jeden Musikausschnitt gilt. Außerdem scheint es, daß Wertegebiete untereinander zusammenhängen und daß ein Wertegebiet oder eine Gruppe von Wertegebieten in den meisten Fällen mit mehreren Musikausschnitten zusammenhängen. Das bedeutet, daß ein einzelner Musikausschnitt, unterschiedliche, miteinander zusammenhängende Wertegebiete hervorrufen kann und daß ein Wertegebiet durch unterschiedliche, einander ähnelnde Musikausschnitte hervorgerufen werden kann. Es besteht also nicht, mit einigen Ausnahmen, die durch Freund suggerierte Verbindung zwischen einem Musikfragment und einem einzelnen Wertegebiet (Smeijsters, Wijzenbeek, van Nieuwenhuijzen, 1995a, 1995b).

Die Methode von Freund wurde durch Wijzenbeek (1994) weiter ausgearbeitet und in der Arbeit mit Klienten mit einer vitalen Depression angewendet. Da diese Klienten nicht aktiv sind, das spielerische Beschäftigtsein als Kränkung auffassen und das Auswählen eines Musikstückes durch den Musiktherapeuten oft als ein Geschenk erfahren, ist hier rezeptive Musiktherapie indiziert.

Übereinstimmend mit Freund wird angenommen, daß Musik eine Emotion hervorruft, die zu Assoziationen und folglich zu Wertegebieten führt, die eine individuelle Projektion ermöglichen. Durch die Musikauswahl wird ein spezifisches Wertegebiet thematisiert. Wichtige Wertegebiete sind: Chaos, Autorität, Tod, Religion, Zukunftsträume.

Es wird mit 7-9 kurzen Musikfragmenten gearbeitet, mit Rücksicht auf Konzentrationsschwierigkeiten und die Tatsache, daß eine Aufgabe nicht zu schwer sein darf. Anleitungen beim Hören bieten dabei Halt. Ziel ist die Bewußtwerdung von Verdrängtem, gefolgt von Einsicht und Integration. Zu diesem Zweck läßt die Musiktherapeutin den Klienten Vorstellungen (Projektionen) in ein Heft aufschreiben, worauf sie schriftlich reagiert. So entsteht ein Briefwechsel, der durch die Ordnung und Interpretation der Musiktherapeutin zur Bewußtwerdung und Einsicht beim Klienten führt.

Aus einer Forschungsarbeit von Reinhardt und Lange (1982) wird deutlich, daß die Auswahl der Musikausschnitte sehr sorgfältig geschehen sollte. Sie stellten fest, daß Volkslieder mit Text bei depressiven Klienten zwar starke Assoziationen hervorriefen, aber daß die Reaktionen so heftig waren, daß die Klienten durch die hervorgerufenen Erinnerungen verstärkt gefährdet waren, zu dekompensieren.

Innerhalb der rezeptiven Musiktherapie wurden Methoden (neben den schon genannten) entwickelt, in denen mit angeleiteter Tagtraumbehandlung gearbeitet wird. Der Klient wird durch geeignete Musik und verbale Unterstützung stimuliert, Vorstellungen zu entwickeln (Imageries). Beispiele dieser Methode sind das "Musikalische katathyme Bilderleben" (Nerenz, 1969; Leuner, 1974) und die "Guided Imagery and Music" (Jarvis, 1988; Bonny, 1989; Summer, 1989).

Williams & Dorow (1983) dienen als Beispiel für die verhaltenstherapeutische Beeinflussung depressiven Verhaltens mit Musik. Sie richten sich auf verbale Klagen wie "Ich will nicht mehr länger leben", "Es macht mir alles nichts mehr aus", "Ich bin wertlos". Sie wechselten zwischen einer verständnisvollen Haltung bei geäußerten Klagen und dem Unterbrechen der Musik nach einer Klage; letzteres wird mit oder ohne Tadel versehen. Das Ausbleiben von Beschwerden wird gelobt.

Durch das Zeigen von Sympathie bei geäußerten Klagen wurde die Anzahl der Beschwerden nur größer, während die Kombination vom Anhalten der Musik mit verbalen Kommentar und dem Anhalten der Musik ohne verbalen Kommentar zur Folge hatte, daß sich die Anzahl der Klagen stark verringerte. In der Situation, in der nur mit Musik gearbeitet wurde, war die Anzahl der Klagen sogar am geringsten. Hierbei sollte jedoch beachtet werden, daß dieses die Folge eines kumulativen Effektes sein kann. Dieser Situation gingen nämlich zwei Perioden voraus, in denen mit Unterbrechungen der Musik in Kombination mit verbalen Kommentaren gearbeitet wurde. Offensichtlich ist es jedoch so, daß im Verlauf der Zeit verbale Kommentare nicht mehr notwendig sind.

Ob derartige verhaltenstherapeutische Techniken die Depression wirklich beeinflussen oder nur die äußere Erscheinungsform verändern, müßte noch näher untersucht werden.

6.3.2 Aktive Musiktherapie

Im Abschnitt 6.2.4 wurde die geringe Teilnahme und das verflachte Spiel des depressiven Klienten beschrieben. Beides sind musikalische Widerspiegelungen der depressiven Störung. Mit anderen Worten kann von einer Analogie zwischen der psychischen Störung und dem musikalischen Spiel gesprochen werden. Die aus der psychischen Störung abzuleitenden Zielsetzungen sind zum Beispiel: das Erreichen von einer erhöhten Teilnahme, das Ergreifen von Initiativen und das Erfahren anderer emotioneller Dimensionen. Es ist die Aufgabe des Musiktherapeuten, die psychischen Prozesse, die zu den eben genannten Veränderungen führen, mittels musikalischer Prozesse, die in ihrer Essenz eine Analogie zu den psychischen Prozessen darstellen, zu initiieren. Die erhöhte Teilnahme und das Ergreifen von Initiativen sprechen, was das betrifft, für sich. Das Erfahren anderer emotioneller Dimensionen kann durch ein Variieren mit musikalischen Parametern, die den emotionellen Dimensionen, wie Tempo, Dynamik, Rhythmus, Tonumfang u.a. entsprechen, eingeleitet werden. Die Entstehung von Rhythmen kann außerdem als Gestaltung der Zeit angesehen werden, nämlich als das Ersetzen der starren metrischen Zeiteinteilung durch lebendige Gestalten in der Zeit. Die Fähigkeit größere Gestalten zu erfassen, ist ebenfalls wichtig, da der Mangel am gestaltmäßigen Denken bei der depressiven Person zum Energieverlust führt. Der depressive Klient "scant" Informationen auf einer sehr elementaren und detaillierten Ebene, was einen Energieverlust zur Folge hat und schließlich das Erlöschen von Aktivität und den Rückzug aus dem Kontakt mit sich bringt (Van Hoof, 1993).

Weil der depressive Klient die Neigung hat sich abzuwenden, wenn er mit einem lebendigeren Spiel konfrontiert wird, sollte der Musiktherapeut dafür sorgen, daß der Klient durch einen allmählichen Aufbau an einem differenzierteren Spiel teilnehmen kann. Bock (1982) und Murphy (1991) arbeiten darum zu Beginn mit nicht-musikalischen Übungen, bei denen der Klient die Möglichkeit einer größeren körperlichen Expression erhält (z.B. mit den Füßen stampfen, mit den Händen klatschen, Atmen, sich ausstrecken). Diese vorbereitenden körperlichen Übungen haben zur Folge, daß auch das emotionale Erleben lockerer wird (siehe körpergerichtete Musiktherapien, Smeijsters 1991a). Wenn auf diese Weise der "Mut zum Improvisieren" entsteht (Bock), kann die Monotonie der unterschiedlichen musikalischen Elemente durchbrochen werden.

In der integrativen Musiktherapie (Frohne-Hagemann, 1992, 1995; Bacher, 1992) sind es die interaktiven Prozesse "Konfluenz", "Kontakt" und "Begegnung", die alternative Relationen, Intersubjektivität und damit auch neue emotionale Erfahrungen möglich machen. Der Klient lernt anstatt "in den Therapeuten hineinzukriechen, bzw. ihn aufzufressen" (Frohne-Hagemann) sich selbst und den anderen als selbstständige Identität in der Interaktion zu akzeptieren.

Frohne-Hagemann hebt im besonderen die Umstände hervor, daß "Wirklichkeit" konstruiert wird und daß eine Person nur dann besteht, wenn ihre Identität mit einem anderen geteilt wird. Der andere objektiviert meine Identität, indem er sie für mich und mit mir symbolisiert. Der Musiktherapeut erreicht dieses dadurch, daß er, beginnend bei der Konfluenz, das Gefühlsleben des depressiven Klienten in Klängen erfaßt und die Welt des Klienten zu der seinen macht. Auf diese Weise wird in der Musik der Schmerz geteilt. Ausgehend von der musikalischen Konstruktion von bestehenden Gefühlen, arbeitet Frohne-Hagemann auf eine musikalische Konstruktion von neuen Erfahrungen und Beziehungen hin.

Wenn Improvisationen möglich sind, können sie für den Ausdruck und das Verständnis von negativen Emotionen, mit Hilfe eines nicht-musikalischen Themas, angewendet werden. Weil Zorn auch eine Folge von Machtlosigkeit ist, kann durch eine musikalische Improvisation dem Klienten ein Gefühl von Kontrolle zurückgegeben werden. Außerdem bedeutet Kontrolle auch, daß auf eine kontrollierte Weise Emotionen geäußert werden können.

Arbeiten mit Text

Goldstein (1990) entwickelte eine diagnostische Methode, die einige Interpretationsschwierigkeiten der "Hopelessness Scale" von Beck beseitigen könnte. Der Klient bekommt die Gelegenheit bei einem Blues von 12 Takten, die offenstehenden Textpassagen zu ergänzen. Der Text wird durch den Forscher aus Items von Beck's "Hopelessness Scale" abgeleitet und mit leeren Stellen, die der Klient ausfüllen kann, versehen. Zum Beispiel: "Ich habe genügend Zeit die Dinge, die ich am liebsten mache, abzurunden" (Beck Hopelessness Scale, zu beantworten mit stimmt/stimmt nicht) wurde verändert in: "Es besteht .... Zeit die Dinge abzurunden, die ich machen möchte". Dieses wurde als erste Textzeile angegeben. In den darauffolgenden Textzeilen kann der Klient mit eigenen Worten die Äußerung aus der ersten Zeile ergänzen. Der Blues wurde ausgewählt, weil dieser Musikstil sehr geeignet ist, traurige Gefühle zum Ausdruck zu bringen (Moreno, 1987).

Diese Arbeitsweise, die der Diagnostik dient, sollte hierauf nicht beschränkt bleiben, denn das Auswählen von Texten zur Musik und das Singen und Spielen des so entstandenen Liedes mit dem Musiktherapeuten ist eine Form von Expression, die ein Teil der Behandlung sein kann.

Wie bei der musikalischen Improvisation kann durch die Arbeit mit Liedtexten zwei Elementen der Behandlung begegnet werden: der Expression von Emotionen und dem Vermögen zu Beeinflussen. Mit Hilfe von Texten kann auch die andere Seite der Stimmung, die Hoffnung auf ein glücklicheres Dasein und die Phantasie angesprochen werden.

Der durch die Musik unterstützte Text kann auf direkte oder indirekte Weise die eigene Emotion artikulieren, indirekt, wenn der Text imaginäre Personen beschreibt, direkt, wenn der Text vom Klienten selber handelt.

Charakteristisch für die Arbeit mit Text ist, daß sich die emotionale Qualität des Textes während des Liedes verändert. Manchmal wenden Musiktherapeuten Texte an, in denen sich das Negative ins Positive verändert (Perilli, 1991), manchmal gebrauchen sie Texte, in denen das Negative allmählich zunimmt (Martin, 1991).

Welcher Text verwendet wird, ist von der Ausgangssituation des Klienten abhängig, übereinstimmend mit dem, was schon an anderer Stelle hervorgehoben wurde. Wer starke negative Gefühle erfährt, kann mit negativen Textteilen beginnen und durch seine Phantasie stimuliert, den Text in eine positive Richtung verändern. Wer negative Gefühle verdrängt, kann durch den Text allmählich mit diesen negativen Gefühlen in Kontakt gebracht werden.

Martin (1991) sieht in der Auswahl der Lieder eine Form des Ausübens von Kontrolle über die eigene Situation. Es ist auffallend, daß Klienten oft Lieder wählen, deren Text sie vergessen haben, wobei jedoch im Nachhinein deutlich wird, daß der Text genau ihren Gefühlen entspricht (Whittall, 1991; Martin, 1991). Wahrscheinlich hat das Lied mehr oder weniger bewußt eine bestimmte emotionelle Ausstrahlung.

Auch bei aktiver Musiktherapie sollte man die musiktherapeutische Arbeitsweise genau abwägen. Schwabe (1986) hält beispielsweise Singtherapie bei Depressionen, in denen eine Suizid-Gefahr besteht, für gefährlich.

6.4. Richtlinien und Zusammenfassung

In diesem Abschnitt werden die Angaben und die daraus entstehenden Schlußfolgerungen aus den vorherigen Abschnitten zu Richtlinien integriert, die mit ziemlicher Wahrscheinlichkeit in der Musiktherapie mit depressiven Klienten angewendet werden können.

Allgemein

Wenn wir von dem Unterschied (wenn überhaupt unterschieden werden kann) zwischen einer Behandlung, die bei dem kognitiven Funktionieren anschließt und einer Behandlung, die das emotionelle Erleben berührt, ausgehen, dann scheint Musiktherapie weniger indiziert zu sein, wenn kognitive Aspekte in den Vordergrund treten. Eine verbale Therapie liegt hierbei eher auf der Hand.

Bei einer schweren Depression scheint eine kognitive Therapie jedoch weniger indiziert und es gibt Anzeichen dafür, daß eine Therapie, die auf Trauerverarbeitung und Beziehungstraining beruht, bessere Resultate erzielen kann. Musik ist imstande Vorstellungen hervorzurufen und Emotionen zu intensivieren und ist indiziert, weil sie direkt und indirekt einen Einfluß auf Emotionen haben kann, die innerhalb des Trauerprozesses eine Rolle spielen können. Musik kann Emotionen, wie Wut und Kummer, die bei einer Depression auftreten können, hervorrufen und zum Ausdruck bringen. Das Erleben und der Ausdruck der Emotionen im Hier-und-Jetzt ist eine wichtige Voraussetzung für ein erfolgreiches Verarbeiten der Trauer.

Musik ist ebenfalls in der Lage, Emotionen zu verändern. Wenn dieses in einer Kombination mit anderen Stimuli passiert, ist die Wirkung größer. Derartige nichtmusikalische Stimuli - wie Bilder, Instruktionen und Texte - können jedoch auch die Wirkung der Musik vernichten. Das bedeutet, daß der Musiktherapeut bei der Instruktion beachten sollte, daß er dem, was er mit der Musik erreichen will, (nicht) entgegenarbeitet und nur Stimuli hinzufügen sollte, die den gewünschten Effekt der Musik vergrößern. Wenn die Musik nicht von anderen Stimuli begleitet wird, scheint sie nicht so sehr die Richtung, jedoch die Intensität der Emotionen zu beeinflussen. Sie kann also eine Emotion vertiefen und wieder als echt erleben lassen. Das ist der Grund, warum Musik imstande ist, Defizite anderer Therapien zu kompensieren. Dies bezieht sich nicht nur auf die Behandlung einer schweren Depression. Musiktherapie kann auch bei anderen Formen von Depressionen eingesetzt werden. Die trauerverarbeitende Therapie, an die Musiktherapie gut anschließt, erzielt ja bei leichteren Depressionen genauso gute Ergebnisse wie die kognitive Therapie, und beide Therapien bedürfen bezüglich ihrer Erfolgsquote noch Verbesserungen oder Ergänzungen. Außerdem kommt noch hinzu, daß es in Fällen, in denen eine kognitive Therapie indiziert ist, manchmal notwendig ist, Kognitionen auf symbolische Weise zu verändern. Musik mit symbolischen Texten würde dann eine der Möglichkeiten bieten.

In der Arbeit mit emotionalen Inhalten ist es wichtig, ein Gleichgewicht zwischen positiven und negativen Emotionen anzustreben oder vielmehr von negativen auf positive oder von positiven auf negative Emotionen hinzuarbeiten. Ebenso sollte ein Gleichgewicht zwischen der depressiven und der schizoiden Kraft bzw. zwischen Verschmelzung und Absonderung entstehen.

Neben dem Ausdruck von Emotionen ist das Vergrößern des Einflusses auf die eigene Situation eine wichtige Zielsetzung in der Arbeit mit depressiven Klienten. Dieses Element tritt zusammen mit den verhaltenstherapeutischen und interaktiven Behandlungsaspekten in der rezeptiven und aktiven Musiktherapie auf.

Rezeptive Musiktherapie

Welche Musik in der rezeptiven Musiktherapie gebraucht werden sollte, ist von mehreren Faktoren abhängig. Gibt es Musikstücke, die für den Klienten aufgrund persönlicher Assoziationen eine bestimmte Bedeutung haben? Befindet sich der Klient in einer Stimmung, in der er die Musik anders erfährt oder andere musikalische Vorlieben hat? Der Klient kann der Musik Gefühle zuschreiben, die er ihr in anderen Situationen nicht zuschreiben würde. Er kann durch seine Stimmung das Bedürfnis nach Musik haben, die seine Stimmung widerspiegelt oder er kann gerade das Bedürfnis nach Musik haben, die ihn aus seiner Stimmung befreien kann. Es scheint öfter so zu sein, daß depressive Klienten das Bedürfnis zur Kompensation haben. Musik, die daran anschließt, ist unter anderem Musik von Johann Strauss und Mozart.

Die mehrmals genannte Arbeit an dem Gleichgewicht von Emotionen erfolgt durch das Prinzip der "Umkehrung". Abhängig von dem Klienten ist es möglich, von einem verflachten emotionalen Leben ausgehend, auf mehr Spannung hinzuarbeiten, wie beispielsweise in Ravels Bolero. Ausgehend von lebhafter Musik kann mit Hilfe eines gegenübergestellten Textes oder Musik auf die Expression negativer Gefühle hingearbeitet werden. Mit trauriger Musik kann zuerst ein Anschluß an negative Emotionen gesucht werden und allmählich in die Richtung von positiveren Emotionen hingearbeitet werden.

Die Veränderung der emotionellen Qualität kann in demselben Stück oder in demselben Text stattfinden, beispielsweise dadurch, daß der Text sich in sein Gegenteil verändert. Musikalisch gesehen ist bei der Bestimmung, ob Musik eine traurige oder lebhafte Stimmung widerspiegelt vor allem das Tempo von großer Bedeutung.

Dadurch, daß der Klient in der rezeptiven Musiktherapie selbst die Musik auswählt, wird ihm die Möglichkeit zur Kontrolle über die eigene Situation wiedergegeben.

Aktive Musiktherapie

Da Bewegungen einen Einfluß auf Emotionen haben und in der aktiven Musiktherapie ebenfalls der Körper aktiviert wird, ist die aktive Musiktherapie, wenn der Klient bereit ist daran teilzunehmen, ebenfalls geeignet. Der Mut zur Improvisation kann durch vorangehende Körperübungen verstärkt werden. Thematische Improvisationen und Lieder mit einem selbstgemachten Text bieten die Gelegenheit Emotionen auszudrücken. Auch hierbei gilt, daß durch die Improvisation oder den Text das Gleichgewicht der Emotionen sichergestellt werden sollte.

Mit Hilfe musikalischer Spielformen ist es möglich, den "Beziehungsaspekt" zu beeinflussen, indem:

- zur Teilnahme stimuliert wird,
- dem Klienten eine untergeordnete folgsame Rolle angeboten wird, die seiner depressiven Kraft entspricht,
- das Verhältnis "dominant-untergeordnet" verändert wird,
- ein Kollektiv oder eine Gruppe, bestehend aus Individuen, gebildet wird,
- die Hilflosigkeit durchbrochen wird, dadurch daß zum eigenen Beitrag animiert wird,
- die Aktivitäten und musikalischen Elemente selbst ausgewählt werden und somit die Kontrolle über die eigene Situation vergrößert wird,
- das nicht-depressive musikalische Verhalten musikalisch und verbal verstärkt wird.

Durch die Veränderung des musikalischen Verhaltens in der aktiven Musiktherapie wird vor allem bei endogen depressiven Klienten die Ausdrucksform der Depression beeinflußt. Die Variationsmöglichkeiten im Spiel des Klienten gelten als allgemeine Richtlinie, insbesondere in bezug auf Veränderungsmöglichkeiten in den musikalischen Elementen wie Tempo, Rhythmus, Dynamik, Tonumfang und in bezug auf eine Gestaltungsform, in der Elemente von "Abwechslung" und "Einheit" einbezogen werden.

Auf den folgenden Seiten wird der Text dieses Kapitels zusammengefaßt und an einigen Stellen ergänzt.

AUFFASSUNGEN ZUR ENTSTEHUNG UND BEHANDLUNG VON DEPRESSIONEN

1. Neurotransmitter (Mono-Amine: Serotonine, Noradrenalin): "Mono-Amine-Oxydase Blocker" und Trizyklische Antidepressiva beeinflussen die Produktion von Mono-Aminen;
2. Abnorme Trauer: Die Psychoanalyse & Interpersönliche Psychotherapie (Klerman) bringen durch Äußerung der nach innengekehrten Aggression einen Trauerprozeß in Bewegung;
3. Dysfunktionelle Kognitionen beeinflussen Emotionen: Die kognitive Therapie (Beck) arbeitet an dem Ersatz von dysfunktionellen durch funktionelle Kognitionen;
4. Negative Ereignisse dem eigenen Unvermögen zuschreiben: (Hilflosigkeitstheorie: Seligmann); die Therapie richtet sich auf die Verminderung der Hilflosigkeit;
5. Defizit an Verstärkung: Die Verhaltenstherapie (Lewinsohn) vergrößert die Anzahl (angenehmer) Aktivitäten;
6. Paradoxale Interaktion führt zu einer Aufrechterhaltung der Symptome: Die Therapie (Coyne) richtet sich auf das Durchbrechen von Interaktionsmustern;

Fragen im Hinblick auf die jeweiligen Ausgangspunkte:

1. Ist die Medikation ausreichend?
2. Ist Expression sinnvoll? (Psychoanalyse)
3. Wie ist die Relation zwischen Kognition und Emotion? (Kognitive Therapie)
4. Verwenden Menschen kausale Attribute ? (Hilflosigkeitstheorie)
5. Ist das Erstellen von Aktivitätsprogrammen möglich? (Verhaltenstherapie)
6. Entstehen Irritationen bei anderen? (Interaktionsmodell)

Bemerkungen in bezug auf die Fragen:

1. Oft ist eine Kombination von Medikamenten und Gesprächen indiziert;
2. Expression scheint, in Kombination mit Medikamenten und Beziehungstraining, vor allem bei schwerer Depression sinnvoll;
3. Emotion geht in einigen Fällen der Kognition voraus;
4. Menschen verwenden nicht immer kausale Attribute;
5. Aktivitäten sind durch das niedrige Energieniveau nicht immer möglich;
6. Ob Irritationen bei anderen auftreten, ist nicht sicher;

Vorläufige Schlußfolgerung in bezug auf Musiktherapie:

1. Bei einer geringen Aktivitätsebene: rezeptiv ("passive" Expression von Emotionen);
2. Bei einer hohen Aktivitätsebene: aktiv (aktive Expression von Emotionen, beschäftigt sein, Einfluß ausüben);

MUSIKHÖREN

Was kann Musik hervorrufen?

- konkrete Vorstellungen
- abstrakte Gedanken
- Wertegebiete
- Empfindungen (körperlich)
- Emotionen

Untersuchungsergebnisse:

- Musik ruft vor allem Vorstellungen hervor (Osborne);
- Musik erhöht die Häufigkeit der Vorstellungen und macht sie lebendiger (Nerenz, Leuner, Quittner & Glückauf);
- Durch Musik werden Geschichten, aufgrund von Bildern, länger und strukturierter in der Zeit (Bock);
- Musik erhöht die Intensität der Gefühle (McKinney);

Faktoren, die eine Rolle bei dem was durch Musik hervorgerufen wird spielen:

1. Die vorangehende Stimmung;
2. Die Verarbeitungsstrategie des Klienten während einer bestimmten Stimmung;
3. Persönlichkeitseigenschaften;
4. Assoziationen und Stimmungen während der Musik als Folge von früheren Erfahrungen;
5. Die Wahrnehmung der Musik als Folge von vorhergehenden Stimmungen (und Kognitionen);
6. Die Kombination von Musik mit anderen Stimuli;
7. Die Eigenschaften von Musik;

DIE MUSIKALISCHEN PARAMETER

Theoretische Erwägungen betreffend der psychischen Bedeutung von Parametern:

Tempo (Schnelligkeit und Handelen)
Rhythmus (Variation und Lebendigkeit)
Dynamik (Kraft und Energie)
Melodie (entdecken)
Harmonie (Komplexität)

Der Effekt der Parameter beim Musikhören:

- Langsame, leise Musik mit kleinen melodiösen Schritten, fallend, in einer tiefen Lage, macht Menschen schwermütig (Wagner);
- Tempo hat einen Einfluß auf die Stimmung (Schaub);
- Ein schnelles Tempo und ein lebendiger Rhythmus entsprechen einem niedrigen Ergebnis auf der Depression Adjective Checklist (Pignatiello);

DIE WIDERSPIEGELUNG VON DEPRESSIVEN STÖRUNGEN IM MUSIKALISCHEN VERHALTEN UND MUSIKALISCHEN PARAMETERN

Analogie 1:

Symptome werden in Verhaltensweisen, die in der Musiktherapie noch nicht spezifisch musikalisch sind, widergespiegelt: z.B.

- nicht auswählen können;
- keine Initiativen ergreifen;

Analogie 2:

Symptome spiegeln sich in den Kennzeichen der Parameter wider: z.B.

- leise klingende Instrumente auswählen (Xylophon);
- extrem empfindlich sein für Dynamik (sich abwenden von Klavier, Schlagzeug);
- innerhalb eines begrenzten melodischen Umfanges spielen;
- monotones und nicht rhythmisches Spiel;
- in einem langsamen Tempo spielen;
- musikalische Symbiose;

Der Effekt der aktiven Musiktherapie auf die Parameter:

- Bei der depressiven Neurose (Dysthyme Störung) treten Veränderungen in der Melodie auf (Steinberg);
- Bei der endogenen Depression treten Verbesserungen im Tempo, im Rhythmus und in der Spannung auf (Steinberg);
- Endogen depressive Klienten sind nach der Musiktherapie eher imstande, in einem mäßigen Tempo zu laufen;

BEISPIELE FÜR MUSIKTHERAPEUTISCHE METHODEN

Möglichkeiten:

1. Rezeptiv:

- Aufrufen und Steuern von Emotionen ("passive Expression");
- Anwenden von Texten, die sich auf die Problematik beziehen;

2. Aktiv:

- Ausdruck von Emotionen durch symbolische Spielformen und Texte: *expressiv*;
- Erstellen von Texten, die die dysfunktionellen Kognitionen verändern: *kognitiv*;

- Einfluß ausüben; die Hilflosigkeit vermindern und das Abhängigkeitssystem verändern: *attributiv*;
- Beschäftigt sein und durch die Beschäftigung verstärkt werden: *verstärkend*;
- Erforschung und Veränderung der musikalischen Parameter Tempo, Rhythmus, Melodie, Dynamik: *analog*;

Prinzip: Integration
Bei einem Bedürfnis nach Kompensation:
- Von positiven Emotionen zur Erforschung negativer Emotionen;

Bei einem Bedürfnis nach Expression:
- Von negativen Emotionen zur Entdeckung von positiven Emotionen;

BEISPIELE AUS DER PRAXIS DER MUSIKTHERAPIE

1. Rezeptiv:
Bei einem flachen Gefühlsleben:
- Den Klienten durch Zunahme der musikalischen Spannung/des dramatischen Charakters der Musik emotional in Bewegung bringen (Bock: Ravels Bolero);

Bei einem Bedürfnis nach Kompensation:
- Regulative Musiktherapie (Schwabe): zuerst den negativen Gefühlen ausweichen und allmählich im Laufe der Zeit den Klienten auffordern sich diesen Gefühlen zuzuwenden;
- Nourissage Musical (Lecourt): das Nähren des Klienten mit der Musik und das Ausweichen vor den negativen Gefühlen;

Expression durch Exploration von Vorstellungen:
- Musikalisches katathymes Bilderleben und “Guided Imagery and Music”;
- Verhaltensbeeinflussung durch musikalisches Verstärken und Auslöschen:
- Bei Ausdrücken wie “Ich will nicht länger leben” die Musik unterbrechen (Williams & Dorow);

2. Aktiv:
- Erst körpergerichtete Übungen anbieten um den “Mut zu improvisieren” zu vergrößern und anschließend mittels Improvisation die Monotonie durchbrechen (Bock, Murphy);
- Mit Textpassagen in einem Blues arbeiten (Goldstein);
- Den selbstgemachten Text von einer negativen zu einer positiven (Perilli) oder von einer positiven zu einer negativen emotionalen Qualität verändern (Martin);
- Die Auswahl von Liedern als eine Form von Kontrolle erfahren (Martin);

Literatur

Albersnagel, F.A. (1989). 'Het cognitieve model.' In: F.A. Albersnagel, P.M.G. Emmelkamp & R.H. van den Hoofdakker (red), Depressie. Theorie, diagnostiek en behandeling. Van Loghum Slaterus, Deventer.

Albersnagel, F., W. Boelens, D. Debats & P. Emmelkamp (1989).'Gedragstherapeutische en cognitieve interventies.' In: F.A. Albersnagel, P.M.G. Emmelkamp & R.H. van den Hoofdakker (red), Depressie. Van Loghum Slaterus, Deventer.

Arntz, A. & W. Boelens (1989). 'Interactionele modellen.' In: F.A. Albersnagel, P.M.G. Emmelkamp & R.H. van den Hoofdakker (red), Depressie. Van Loghum Slaterus, Deventer.

Assagioli, R. (1988). Psychosynthese. Servire, Katwijk aan Zee.

Bacher, B. (1992). 'Musiktherapie mit depressiven Patienten in der psychosomatischen Kurklinik.' Dokumentation der 1 Fachtagung MUSIK UND DEPRESSION. Fritz Perls Institut, Hückeswagen-Beversee, 37-43.

Beck, A.T., A.J. Rush, B.F. Shaw & G. Emery (1979). Cognitive therapy of depression. New York, Wiley.

Behne, K.E. (1972). Der Einfluss des Tempos auf die Beurteilung von Musik. Veröffentlichungen des Staatlichen Institutes für Musikforschung, Köln.

Behne, K-E (1986). 'Die Benutzung von Musik.' In: K-E Behne, G. Kleinen & H. de la Motte-Haber (Hrsg), Musikpsychologie. Jahrbuch der Deutschen Gesellschaft für Musikpsychologie. Band 3. Heinrichshofen, Wilhelmshaven.

Bock, L. (1982). 'Musiktherapie und Zeiterleben in der Depression.' In: G. Harrer (Hrsg), Grundlagen der Musiktherapie und Musikpsychologie, Gustav Fischer Verlag, Stuttgart.

Bonny, H.L. (1989). 'Sound as symbol: Guided Imagery and Music in clinical practice.' Music Therapy Perspectives, 6, 7-10.

Böttcher, H.F. & U. Kerner (1978). Methoden in der Musikpsychologie. Edition Peters, Leipzig.

Bower, G. (1981). 'Mood and memory.' American Psychologist, 36, 129-148.

Bueno de Mesquita, F. (1990). 'Muziekcollages binnen een psychotherapeutische dagbehandeling.' Lezing Studiedag Receptieve Muziektherapie, Den Haag.

Cantor, J.R. & D. Zillmann (1973). 'The effect of affective state and emotional arousal on music appreciation.' The Journal of General Psychology, 89, 97-108.

Carson, R.C. (1969). Interaction concepts of personality. Chicago, Aldine.

Clark, D.M. & J.D. Teasdale (1985). 'Constraints on the effects of mood on memory.' Journal of Personality and Social Psychology, 48, 1595-1608.

Consten, J. (1986). Muziek in gesprek. Een onderzoek naar het gebruik van muziektherapie als uitbreiding van de zelfconfrontatiemethode. K.U. Nijmegen, Intern rapport.

Coyne, J.C. (1976). 'Depression and the response of others.' Journal of Abnormal Psychology, 85, 186-193.

Davies, A. (1993). 'The acknowledgement of loss in working through depression.' Lezing Symposium Muziektherapie en Depressie, Conservatorium Hogeschool Enschede.

Decker-Voigt, H.H. (1991). Aus der Seele gespielt. Goldmann Verlag, München.

Decker-Voigt, H.H. (1993). 'Aspekte zur förderlichen und erschwerenden Seite depressiver Anteile in der Persönlichkeitsstruktur - unter Einbeziehung musiktherapeutischer Behandlungsmöglichkeiten.' Lezing Symposium Muziektherapie en Depressie, Conservatorium Hogeschool Enschede.

Eagle, C.T. (1971). 'Effects of existing mood ans order of presentation of vocal and instrumental music on rated mood responses to that music.' Dissertation Abstracts International, 32, 2118A.

Eifert, G.H., L. Craill, E. Carey & C. O'Connor (1988). 'Affect modification through evaluative conditioning with music.' Behavior Research and Therapy, 26, 321-330.

Emmelkamp, P.M.G. & W. Boelens (1986). 'Evaluatie-onderzoek naar het effect van gedragstherapie en cognitieve therapie.' In: A.P. Cassee, P.E. Boeke & C.P.F. van der Staak (red), Psychotherapie de maat genomen. Van Loghum Slaterus, Deventer.

Fockema Andreae, L. (1993). 'Depressie en de stem.' Lezing Symposium Muziektherapie en Depressie, Conservatorium Hogeschool Enschede.

Freund, L. (1986). 'De toepassing van receptieve muziektherapie.' In: R. Adriaansz, F. Schalkwijk, L. Stijlen (red), Methoden van muziektherapie. Intro, Nijkerk.

Frohne-Hagemann, I. (1992). 'Integrative Therapie bei Menschen mit depressiven Zuständen - Legimitation und Konzepte.' Dokumentation der 1 Fachtagung MUSIK UND DEPRESSION. Fritz Perls Institut, Hückeswagen-Beversee, 17-35.

Frohne-Hagemann, I. (1995). 'Integrative Musiktherapie bei Menschen mit depressiven Zuständen'. Musiktherapeutische Umschau, 16 (1), 16-31.

Galinska, E. (1973). Die Musiktherapie für Gruppen in der Psychiatrie. Zentrum für Wissenschaftliche Information. Krakau.

Gembris, H. (1990). 'Situationsbezogene Präferenzen und erwünschte Wirkungen von Musik.' In: K-E Behne, G. Kleinen & H. de la Motte-Haber (Hrsg), Musikpsychologie. Jahrbuch der Deutschen Gesellschaft für Musikpsychologie. Band 7. Heinrichshofen, Wilhelmshaven.

Gembris, H. (1991). 'Musiktherapie und Musikpsychologie. Möglichkeiten einer interdisziplinären Kooperation.' Musiktherapeutische Umschau, 12, 279-297.

Gfeller, K., E. Asmus & M. Eckert (1991). 'An investigation of emotional response to music and text.' Psychology of Music, 19, 128-141.

Goldstein, S.L. (1990). 'A songwriting assessment for hopelessness in depressed adolescents: a review of the literature and a pilot study.' The Arts in Psychotherapy, Vol. 17, 117-124.

Gundlach, R.H. (1935). 'Factors determining the characterization of musical phrases.' American Journal of Psychology, XLVII, 624-643.

Haas, J. (1983). Musiktherapie bei psychischen Störungen. Gustav Fischer Verlag, Stuttgart.

Hadsell, N.A. (1989). 'Multivariate analysis of musicians' and nonmusicians' ratings of pre-categorized stimulative and sedative music.' Journal of Music Therapy, XXVI-3, 106-114.

Hanser, S. (1990). 'A music therapy strategy for depressed older adults in the community.' Journal of Applied Gerontology, Vol.9-3, 283-298.

Hermans, H.J.M. (1981). Persoonlijkheid en waardering. Swets & Zeitlinger, Lisse.

Hoevenaars, J. & M. van Son (1989). 'Het operante model.' In: F.A. Albersnagel, P.M.G. Emmelkamp & R.H. van den Hoofdakker, Depressie. Van Loghum Slaterus, Deventer.

Hoof, J. van (1993). 'Neurologische aspecten van depressie.' Lezing Symposium Muziektherapie en Depressie, Conservatorium Hogeschool Enschede.

Hoogduin, C.A.L., W. Boelens & E. Hoencamp (1992). 'Psychotherapie.' In: W.A. Nolen, C.A.L. Hoogduin & P. Moleman (red), Behandelingsstrategieën bij depressie. Bohn Stafleu Van Loghum, Houten/ Zaventem.

Horowitz, L.M. & J. Vitkus (1986). 'The interpersonal basis of psychiatric symptoms.' Clinical Psychology Review, 6, 443-469.

Hurk, J. van den & H. Smeijsters (1991). 'Musical improvisation in the treatment of a man with obsessive compulsive personality disorder.' In: K.E. Bruscia (ed), Case studies in music therapy. Barcelona Publishers, Phoenixville-PA.

Jarvis, J. (1988). 'Guided Imagery and Music (GIM) as a primary psychotherapeutic approach.' Music Therapy Perspectives, 5, 69-72.

Jonghe, F. de (1991). 'Psychotherapie van de depressie in engere zin: twee specifieke benaderingen.' Tijdschrift voor Psychotherapie, 17, 4, 215-223.
Kuiper, P.C. (1988). Ver heen. SDU Uitgeverij, Den Haag.
Kuiper, P.C. (1989). Nieuwe neurosenleer. Van Loghum Slaterus, Deventer.
Lecourt, E. (1988). La musicothérapie. Presses Universitaires de France, Paris.
Leuner, H. (1974). 'Die Bedeutung der Musik in imaginativen Techniken der Psychotherapie.' In: W.J. Revers, G. Harrer, W.C.M. Simon (Hrsg), Neue Wege der Musiktherapie. Econ, Düsseldorf.
Lewinsohn, P.M., M. Weinstein & T. Alper (1970). 'A behavioral approach to the group treatment of depressed persons: A methodological contribution.' Journal of Clinical Psychology, 26, 525-532.
Martin, J.A. (1991). 'Music therapy at the end of a life.' In: K.E. Bruscia (ed), Case studies in music therapy. Barcelona Publishers, Phoenixville-PA.
McKinney, C.H. (1990). 'The effect of music on imagery.' Journal of Music Therapy, XXVII(1), 34-46.
Migliore, M.J. (1991). 'The Hamilton Rating Scale for Depression and Rhythmic Competency: A Correlational Study.' Journal of Music Therapy, XXVIII-4, 211-221.
Moreno, J.J. (1987). 'The therapeutic role of the blues singer and considerations for the clinical application of the blues form.' The Arts in Psychotherapy, 14-4, 333-340.
Murphy, M. (1991). 'Group music therapy in acute psychiatric care: the treatment of a depressed woman following neurological trauma.' In: K.E. Bruscia (ed), Case studies in music therapy. Barcelona Publishers, Phoenixville-PA.
Nerenz, K. (1969). 'Das musikalische Symboldrama als Hilfsmethode in der Psychotherapie.' Zeitschrift für Psychotherapie und medizinische Psychologie, 19, 1, 28-33.
Nieuwenhuijzen, N. van (1993). 'Over het waarom en hoe van receptieve muziektherapie bij depressie.' Lezing Symposium Muziektherapie en Depressie, Conservatorium Hogeschool Enschede.
Nolen, W.A., C.A.L. Hoogduin & P. Moleman (red) (1992). Behandelingsstrategieën bij depressie. Bohn Stafleu Van Loghum, Houten/Zaventem.
Osborne, J.W. (1981). 'The mapping of thoughts, emotions, sensations and images as responses to music.' Journal of Mental Imagery, 5, 133-136.
Pavlicevic, M. & C. Trevarthen (1989). 'A musical assessment of psychiatric states in adults.' Psychopathology, 22, 325-334.
Pekrun, R. (1985). 'Musik und Emotion.' In: H. Bruhn, R. Oerter & H. Rösing (Hrsg), Musikpsychologie. Urban & Schwarzenberg, München.
Perilli, G.G. (1991). 'Integrated music therapy with a schizofrenic woman.' In: K.E. Bruscia (ed), Case studies in music therapy. Barcelona Publishers, Phoenixville-PA.
Pflug, B. (1981). 'Neue ergebnisse auf dem Gebiet der Rhythmusforschung bei endogener Depression.' In: Pflug, B., Depressive Syndrome. Klinik, Forschung und Praxis. Gustav Fischer verlag, Stuttgart.
Pignatiello, M., C.J. Camp, S.T. Elder & L.A. Rasar (1989). 'A psychophysiological comparison of the Velten and musical mood induction techniques.' Journal of Music Therapy, XXVI (3), 140-154.
Preckel, J. (1992). 'Das Erscheinungsbild der Depression und Wege zum Verständnis.' Dokumentation der 1 Fachtagung MUSIK UND DEPRESSION. Fritz Perls Institut, Hückeswagen-Beversee, 5-15.
Priestley, M. (1982). Musiktherapeutische Erfahrungen. Gustav Fischer Verlag, Stuttgart.
Quittner, A. & R. Glückauf (1983). 'The facilitative effects of music on visual imagery: A multiple measures approach.' Journal of Mental Imagery, 7 (1), 105-119.

Raijmaekers, J. (1990). 'Individuele receptieve muziektherapie in geval van een belemmerd ideaal.' Lezing Studiedag Receptieve Muziektherapie, Den Haag.

Reinecke, H-P. (1982). 'Kommunikative Musikpsychologie.' In: G. Harrer (Hrsg), Grundlagen der Musiktherapie und Musikpsychologie, Gustav Fischer Verlag, Stuttgart.

Reinhardt, A. & F. Ficker (1983). 'Erste Erfahrungen mit Regulativer Musiktherapie bei psychiatrischen Patienten.' Psychiatrie, Neurologie und medizinische Psychologie, 35, 10, 604-610.

Reinhardt, U. & E. Lange (1982). 'Musikwirkungen bei Depressiven.' Psychiatrie, Neurologie und medizinische Psychologie, 34, 7, 414-421.

Reinhardt, U., H. Rohrborn & C. Schwabe (1986). 'Regulative Musiktherapie bei depressiven Erkrankungen-Ein Beitrag zur Psychotherapie-entwicklung in der Psychiatrie.' Psychiatrie, Neurologie und medizinische Psychologie, Leipzig, 38 (9), 547-553.

Rösing, H. (1983). Rezeptionsforschung in der Musikwissenschaft. Wissenschaftliche Buchgesellschaft, Darmstadt.

Schaub, S. (1980). 'Experimentelle Wirkungsvergleich von Tongeschlecht und Tempo als Indikatoren musikalischer Stimmung.' Musiktherapeutische Umschau, 1, 45-56.

Schaub, S. (1981).'Zum Einfluss situativer Befindlichkeit auf die musikalische Erwartung.' Musiktherapeutische Umschau, 2, 267-275.

Schwabe, C. (1986). Methodik der Musiktherapie und deren theoretische Grundlagen. J.A. Barth, Leipzig.

Seligman, M.E.P. (1975). Helplessness; on depression development and health. San Francisco, Freeman.

Smeijsters, H. (1990). 'Functies van muziek bij scholieren en studenten muziektherapie.' Tijdschrift voor Kreatieve Therapie, 3, 74-81.

Smeijsters, H. (1991a/1994). Muziektherapie als psychotherapie. Van Gorcum, Assen/Maastricht. Gustav Fischer Verlag, Stuttgart.

Smeijsters, H. (1991b). Verslag van de behandeling door middel van receptieve muziektherapie van een depressieve cliënte.

Smeijsters, H. (1993). 'Listener responses on a graded scale between opposite semantic descriptors of 30 musical ex-cerpts.' In: R.R. Pratt (ed), Music therapy and music education for the handicapped. MMB Music-Inc, St. Louis-MO.

Smeijsters, H. (1995a). 'Functions of music in music therapy.' In: T. Wigram, R. West & B. Saperston, (eds), The art and science of music therapy: A handbook. Harwood Academic Publishers, London.

Smeijsters, H. (1995b). 'Music as the sounding board for feeling. How music catalyzes the process of expressing inaccessible feelings when suffering from a major depression.'

Smeijsters, H. & J. van den Hurk (1993). 'Research in practice in the music therapeutic treatment of a client with symptoms of anorexia nervosa.' In: M. Heal & T. Wigram (eds), Music therapy in health and education. Jessica Kingsley Publishers, London.

Smeijsters, H. & J. van den Hurk (1994). 'Praxisorientierte Forschung in der Musiktherapie.' Musiktherapeutische Umschau, 15 (1), 25-42.

Smeijsters, H., G. Wijzenbeek & N. van Nieuwenhuijzen (1995a).'De relatie tussen muziekfragmenten en waardegebieden in de receptieve muziektherapie met depressieve patiënten'. Tijdschrift voor Psychiatrie, 37 (7), 582-595.

Smeijsters, H., G. Wijzenbeek & N. van Nieuwenhuijzen (1995b). 'The evocation of values of depressed patients by excerpts of recorded music'. Journal of Music Therapy, Vol. XXXII (3), 167-188.

Smith, G. Hudson (1991). 'The song-writing process: a woman's struggle against depression and suicide.' In: K.E. Bruscia (ed), Case studies in music therapy. Barcelona Publishers, Phoenixville-PA.

Son, M.J.M. van & J. Hoevenaars (1983). 'De anti-therapeutische omgeving van depressieven: een gedragstherapeutische visie.' In: R. Beer & H. Mulders (red), Psychologische benaderingswijzen van depressie. Lisse, Swets & Zeitlinger.

Spintge, R. (1988). 'Musik und Medizin - Biologie und Therapie.' In: G. Hörmann (Hresg), Musiktherapie aus medizinischer Sicht. Ferdinand Hettgen Verlag, Münster.

Steinberg, R. (1987). 'Musikpsychopathologie. Musikalischer Ausdruck und psychische Krankheit.' In: K-E Behne, G. Kleinen & H. de la Motte-Haber (Hrsg), Musikpsychologie. Jahrbuch der Deutschen Gesellschaft für Musikpsychologie. Band 4. Heinrichshofen, Wilhelmshaven.

Steinberg, R. & L. Raith (1985). 'Music psychopathology. I. Musical tempo and psychiatric disease.' Psychopathology, 18 (5-6), 254-264.

Stratton, V.N. & A.H. Zalanowski (1989). 'The effects of music and paintings on mood.' Journal of Music Therapy, XXVI-1, 30-41.

Stratton, V.N. & A.H. Zalanowski (1992). Mood as a function of music versus lyrics. Paper presented at the Conference Music Therapy in Health and Education in the European Community, Cambridge.

Summer, L. (1989). 'Imagery and music.' Journal of Mental Imagery, 9 (4), 83-90.

Sutherland, G., B. Newman & S. Rachman (1982). 'Experimental investigations of the relations between mood and intrusive unwanted cognitions.' British Journal of Medical Psychology, 55, 127-138.

Teasdale, J.D. & S.J. Fogarty (1979). 'Differential effects of induced mood on retrieval of pleasant and unpleasant events from episodic memory.' Journal of Abnormal Psychology, 88, 248-257.

Thaut, M.H. (1993). 'The effects of music on mood state-dependent recall.' Journal of Music Therapy, XXX (2), 70-80.

Unkefer, R. (ed)(1990). Music therapy in the treatment of adults with mental disorders. Schirmer Books, New York.

Verdeau-Pailles, J. (1974). 'Le test de réceptivité musicale.' Texte zum 1 Weltkongress für Musiktherapie, Paris.

Wagner, R. (1978). 'Studie zur emotionalen und assoziierenden Wirkung von Musik.' Psychologie in Erziehung und Unterricht, 25, 374-376.

Whittall, J. (1991). 'Songs in palliative care: a spouce's last gift.' In: In: K.E. Bruscia, Case studies in music therapy. Barcelona Publishers, Phoenixville-PA.

Wijzenbeek, G. (1994). 'Methodische aspecten in het gebruik van receptieve muziektherapie bij de behandeling van ernstig depressieve patiënten.' Lezing Cursus Grondslagen van Muziektherapie, Katholieke Universiteit Nijmegen.

Wijzenbeek, G., F. Bueno de Mesquita, N. van Nieuwenhuijzen, José Raijmaekers & J. Gabriëls (1990). Lezingen Studiedag Receptieve Muziektherapie. Den Haag.

Willemsen, R. (1995). Muziektherapie; Een sleutel tot de behandeling van depressie. Eindscriptie. Enschede: Conservatorium.

Williams, G. & L.G. Dorow (1983). 'Changes in complaints and non-complaints of a chronically depressed psychiatric patient as a function of an interrupted music/verbal feedback package.' Journal of Music Therapy, XX, 3, 143-155.

Wolfram, I. (1992). "Ich kann mich nicht spüren...". Zur Theorie von Depression und Agression am Beispiel einer Musiktherapie mit einer jungen Frau.' Dokumentation der 1 Fachtagung MUSIK UND DEPRESSION. Fritz Perls Institut, Hückeswagen-Beversee, 45-51.

Zalanowski, A. (1986). 'The effects of listening instructions and cognitive style on music appreciation.' Journal of Research in Music Education, 34-1, 43-53.
Zalanowski, A.H. & V.N. Stratton (1989). 'The effects of music and cognition on mood.' Paper presented at the 5th International Congress Music Therapy and Music Education for the Handicapped. Noordwijkerhout.

7 Musiktherapeutische Möglichkeiten in der Arbeit mit Autismus

Autismus ist eine Störung, die seit Jahrzehnten reichlich in der musiktherapeutischen Praxis und in der Literatur über Musiktherapie vertreten ist. Auch auf Kongressen ist das Angebot an Vorträgen über Autismus meistens groß. Allein diese Tatsache könnte ein Hinweis darauf sein, daß Musik in der Arbeit mit autistischen Menschen besondere Möglichkeiten bietet. Man braucht hierbei nicht lange nach einem Grund zu suchen: Autismus ist ja eine Kommunikationsstörung und Musik ist ein Medium, mit dem auf eine nonverbale Art kommuniziert werden kann. Trotzdem bildet diese Erwägung an sich keine ausreichende Erklärung, denn Autismus wird nicht nur durch einen Mangel an verbaler, sondern auch durch einen Mangel an nonverbaler Kommunikation gekennzeichnet. Warum sollte mit Musik etwas möglich sein, was mit Gebärden nicht möglich ist?

Diese und andere Fragen sind zentrale Themen des folgenden Kapitels. Genauso wie bezüglich des Autismus noch viele Fragen unbeantwortet sind, gilt dieses auch in bezug auf die Rolle, die Musiktherapie hierbei spielen kann.

7.1 Beschreibung der autistischen Störung

7.1.1 Tiefgreifende Entwicklungsstörungen

Die Tiefgreifende Entwicklungsstörungen werden im DSM-IV (1995) in die Autistische Störung, die Rett-Störung, die Desintegrative Störung im Kindesalter, die Asperger-Störung und die Nicht Näher Bezeichnete Tiefgreifende Entwicklungsstörung unterteilt. Die Störungen in dieser letzten Kategorie werden Atypische Tiefgreifende Entwicklungsstörungen genannt, weil sie nicht vollständig den Kriterien der genannten Störungen entsprechen. Von Atypischem Autismus ist die Rede, wenn die Störung in einem späteren Alter auftritt und atypische und/oder weniger Symptome feststellbar sind.

Die typische autistische Störung, die im Anschluß auch als Autismus bezeichnet wird, ist ein selbständiges Syndrom, das nicht nur von der Psychose und der emotionellen Verhaltensstörung, sondern auch von der geistigen Behinderung, den Lernstörungen und Kommunikationsstörungen deutlich unterschieden werden kann (Rutter & Schopler, 1987; Kraijer, 1991; Buitelaar, 1992-1). Das Syndrom unterscheidet sich von der Psychose, weil eine Psychose später entsteht, fluktuiert und andere Symptome hat. Der Gedanke, daß Autismus als eine frühkindliche Psychose aufgefaßt und als solche benannt werden sollte, wurde von den meisten Forschern inzwischen aufgegeben. Im Gegensatz dazu wurde der Beziehung zwischen Autismus und der geistigen Behinderung stets mehr Aufmerksamkeit gewidmet. Der Bezug zur geistigen Behinderung und die Frage, inwieweit von Therapie gesprochen werden kann, wird noch gesondert behandelt.

Der Unterschied zur geistigen Behinderung drückt sich vor allem in der Tatsache aus, daß bei letzterer von einem Rückstand ("retardation") und bei Autismus von einer deutlichen Abweichung im Funktionieren ("distortion") gesprochen werden kann. Kennzeichnend für Autismus ist, daß mehrere Funktionen betroffen sind (tiefgreifend), wohingegen eine einzige Funktion noch intakt sein kann (Rutter & Schopler, 1987). Die Tatsache, daß mehrere Funktionen gestört sind, unterscheidet Autismus von beispielsweise der Rechen- oder Lesestörung. Kommunikationsstörungen werden durch einen eingeschränkten expressiven Sprachgebrauch (z.B. beschränkter Wortschatz), ein eingeschränktes Sprachverständnis, Artikulationsstörungen und Stottern gekennzeichnet. Diese Einschränkungen entsprechen nicht den Kriterien für Tiefgreifende Entwicklungsstörungen.

Innerhalb der Kategorie der Tiefgreifenden Entwicklungsstörung kann Autismus in die Rett-Störung, die Desintegrative Störung im Kindesalter und die Asperger-Störung unterschieden werden[1]. Zu einer musiktherapeutischen Behandlung der Rett-Störung siehe Wigram (1991b).

Wing (1991) geht von einem autistischem Kontinuum aus. Bei Verheij und von Loon (1993) ist von einer "Entwicklungsstörung" und einer "Spektrumstörung" die Rede. Fundamentelle Fähigkeiten können sich in ihrem Entwicklungsstand unterscheiden. Autismus, als schwerwiegenste Form, bildet in diesem Sinne den extremsten

---

[1] Die Rett-Störung wird gekennzeichnet durch: offensichtlich normale pränatale und perinatale Entwicklung, normale psychomotorische Entwicklung in den ersten fünf Lebensmonaten, normaler Kopfumfang bei der Geburt. Verlangsamung des Kopfwachstums im Alter zwischen 5 und 48 Monaten, Verlust von zuvor erworbenen zielgerichteten Fertigkeiten der Hände im Alter zwischen 5 und 30 Monaten, Verlust der Kontaktaufnahme in der Anfangsphase der Störung, Auftreten von schlecht koordinierten Rumpf- oder Gangbewegungen, stark beeinträchtigte Entwicklung der expressiven und rezeptiven Sprache mit starker Retardierung im psychomotorischen Bereich. Die Desintegrative Störung im Kindesalter wird gekennzeichnet durch: eine offensichtlich normale Entwicklung bis zu einem Alter von mindestens zwei Jahren, bedeutender Verlust von zuvor erworbenen Fertigkeiten (expressive und rezeptive Sprache, soziale Fertigkeiten, Darm- oder Blasenkontrolle, Spielverhalten, motorische Fertigkeiten); Auffälligkeiten der Funktionsfähigkeit in mindestens zwei der folgenden Bereiche: qualitative Beeinträchtigung der sozialen Interaktionen; qualitative Beeinträchtigung der Kommunikation; restrikte, repetitive und stereotype Verhaltensmuster. Die Asperger-Störung wird gekennzeichnet durch: qualitative Beeinträchtigungen der sozialen Interaktion, die sich in mindestens zwei der folgenden Bereiche manifestieren: nonverbales Verhalten; Beziehung zu Gleichaltrigen; das spontane Teilen von Freude, Interessen oder Erfolge mit anderen; sozio-emotionaler Gegenseitigkeit. Außerdem mindestens zwei der folgenden Merkmale: umfassende Beschäftigung mit einem oder mehreren stereotypen und begrenzten Interessen; starres Festhalten an bestimmten nicht-funktionalen Gewohnheiten oder Ritualen; stereotype repetitive motorische Manierismen; kein Rückstand der kognitiven Entwicklung, kein Rückstand der Entwicklung der altersgemäßen Selbsthilfefertigkeiten, kein Rückstand bezüglich des Interesses des Kindes an der Umgebung.

Punkt dieses Entwicklungskontinuums. Daß von einer Entwicklungsstörung die Rede ist, erklärt, warum so viele Entwicklungsniveaus und dementsprechend Unterschiede bei Autismus bestehen.

Bezüglich der unterschiedlichen Verursachungshypothesen von Autismus kann davon ausgegangen werden, daß der psychogenetische Standpunkt, in dem unterstellt wird, daß Autismus die Folge einer gefühlskalten Beziehung zwischen Eltern und Kind ist (Tinbergen, 1984), nicht haltbar ist. Mütter von autistischen Kindern haben keinen anderen Erziehungsstil als Mütter von nicht-autistischen Kindern (Kehrer, 1988; Howlin & Rutter, 1989).

Außerdem führt Deprivation nicht ohne weiteres zu Autismus, und Autismus tritt auch dann auf, wenn von Deprivation nicht die Rede ist (Weber, 1991).

Über die Auffassung, in der der Autismus als ein Andauern der von Mahler (1990) beschriebenen "normalen autistischen Phase" des Kindes (Tustin, 1981) betrachtet wird, kann bemerkt werden, daß es erstens fraglich ist, ob man autistisches Verhalten so beschreiben darf, und daß zweitens noch nach einer Erklärung gesucht werden sollte, warum das Kind diese Neigung zeigt. Was den ersten Punkt betrifft: es würde unzutreffend sein anzunehmen, daß das autistische Kind ohne weiteres dieselben Gefühle erfährt, die für ein nicht-autistisches Kind kennzeichnend sind (Cohen, Paul & Volkmar, 1987; Gillberg u.a. 1990).

Forscher wie Rutter (1992), Blomquist u.a. (1985) und Damasio (1978) heben als Ursache neurologische Dysfunktionen, das fragile X-Syndrom und neurologische Faktoren (Gillberg u.a., 1990) hervor. Die neurologische Dysfunktion ist, anders als bei der geistigen Behinderung, noch unbekannt und daher wahrscheinlich von subtiler Art. Bei neurobiologischen Untersuchungen ergibt sich aus unterschiedlichen Meßmethoden, daß Probleme bei der Verarbeitung neuer, komplexer und sprachrelevanter Informationen auftreten (die Amplitude der Gehirnströme, die zu den "Event Related Potentials" gehören, unterscheiden sich auf kortikalem Niveau; Van Engeland, 1992; Buitelaar, 1992-II). Da soziale und emotionale Informationen komplex sind, ist es zu erklären, daß auch sie für autistische Menschen Probleme darstellen, sei es weil autistische Menschen nicht die Fähigkeit besitzen, zu symbolisieren, wodurch emotionale Expression und Begriffe unverständlich bleiben, sei es weil eine "theory of mind" fehlt, die das Verhalten anderer vorhersehbar macht (Van Berckelaer-Onnes, 1992; Buitelaar, 1992-I&II).

In Übereinstimmung mit der Annahme, daß es um eine Störung in der Informationsverarbeitung geht, wurden Abweichungen in den subkortikalen Gebieten, die für die Verarbeitung von Informationen und Emotionen verantwortlich sind, vorgefunden. Es entsteht jedoch wieder ein undeutlicheres Bild durch die Tatsache, daß Probleme in bezug auf die Sprache auf eine schlecht funktionierende linke Hemisphäre weisen, die Mängel beim Erkennen von Emotionen dahingegen auf eine dysfunktionierende rechte Hemisphäre hinweisen (Buitelaar, 1992-II).

Symptome von Autismus

In bezug auf die basale psychische Funktion, die als Folge der organischen-neurologischen Erkrankung zerstört ist und die dem wahrnehmbaren autistischen Verhalten zugrunde liegt, ist man sich vorläufig noch nicht im klaren (Kraijer, 1991). Am ehesten betrifft es hier, auch in Übereinstimmung mit den neurologischen Befunden, eine zerstörte kognitive Funktion mit der Folge, Information nicht ordnen, kodieren und abstrahieren zu können. Die kognitive Dysfunktion führt zu sozialen Mängeln wie zum Unvermögen, emotionale Zeichen voneinander zu unterscheiden und das Unvermögen, sich in jemand anderen zu versetzen (Rutter & Schopler, 1987; Van Engeland, 1990).

Eine Person, deren Vermögen zur Verarbeitung nicht gestört ist, kann durch das Differenzieren und Zusammenfassen von Informationen, indem sie mit schon bekannter Information in Beziehung gebracht und mit einem Code versehen wird, größere Mengen an Informationen ordnen und im Gedächtnis speichern. Die Gedächtnisstrukturen sind anschließend wiederum nützlich beim Antizipieren und Ordnen neuer Informationen (Feuser, 1988). Mit einer autistischen Störung ist die Person hierzu beinahe nicht imstande. Informationen bleiben fortwährend ungeordnet, komplex und neu, mit der Folge, daß die Person dazu angetrieben wird, den Zustrom von Stimuli auf eine künstliche Weise einzudämmen, anders gesagt: die Redundanz der Informationen zu vergrößern. Die Fixierung auf Teile eines Gegenstandes, die Ritualisierung und die stereotypen Verhaltensweisen könnte man als kognitive Abwehrmechanismen betrachten, die dafür sorgen, daß die Person nicht in den externen Stimuli untergeht. Auch hier kann man sagen, daß der Abwehrmechanismus ein Versuch ist, einen psychischen Konflikt zu beherrschen. Dieses können wir auch im musikalischem Verhalten wiederfinden, wobei in kurzen, sich wiederholenden Motiven gespielt wird (Thaut, 1988). Komplexere Strukturen können nicht überblickt werden.

Snijders-Oomen u.a. (1990) sehen das stereotypische Verhalten, neben der "Verteidigungsfunktion" auch als eine Form von Wiederholung, die Entwicklung ermöglicht. Durch eine häufige Wiederholung von Handlungen, kann allmählich die Bedeutung davon durchdringen (z.B. in einem Buch blättern).

Die zerstörte kognitive Funktion kommt in dem sichtbaren autistischen Verhalten zum Ausdruck, das in "spezifische" und "nicht-spezifische" Verhaltensmerkmale (Rutter, 1985) oder "Kern-Charakteristiken" und "sekundäre Charakteristiken" (Rapin, 1987) unterschieden wird. Kraijer (1991) unterscheidet "spezifische", "halb-spezifische" und "nicht spezifische" Probleme. Spezifische Probleme gehören zum Autismus. Halb-spezifische Probleme können auch bei anderen Störungen auftreten, werden jedoch häufiger bei Autismus vorgefunden. Nicht-spezifische Probleme sind Probleme, die nicht autistisch sind, aber die auch bei autistischen Menschen auftreten können. Spezifisch ist die gestörte Entwicklung auf dem Gebiet der Kognition, der Kommunikation und der Sozialisierung. Halb-spezifisch sind unter anderem die rigiden, stereotypen, obsessiven, übertrieben ordentlichen und ritualisierenden Verhaltensweisen. In den Ansätzen, in denen der Unterschied zwischen spezifisch und halb-spezifisch nicht gemacht wird, wird das zwanghafte, stereotype Verhalten zu den spezifischen Kennzeichen gezählt (Snijders-Oomen u.a., 1990). Das geschäftige, destruktive Verhalten ist nicht-spezifisch.

Im DSM-IV werden Unterschiede gemacht zwischen:

- qualitative Beeinträchtigung der *sozialen Interaktion* in mindestens zwei der folgenden Bereiche: a) ausgeprägte Beeinträchtigung im Gebrauch vielfältiger nonverbaler Verhaltensweisen wie beispielsweise Blickkontakt, Gesichtsausdruck, Körperhaltung und Gestik zur Steuerung sozialer Interaktionen, b) Unfähigkeit, entwicklungsgemäße Beziehungen zu Gleichaltrigen aufzubauen, c) Mangel, spontan Freude, Interessen oder Erfolge mit anderen zu teilen, d) Mangel an sozio-emotionaler Gegenseitigkeit;
- qualitative Beeinträchtigungen der *Kommunikation* in mindestens einem der folgenden Bereiche: a) verzögertes Einsetzen oder völliges Ausbleiben der Entwicklung von gesprochener Sprache, b) bei Personen mit ausreichendem Sprachvermögen deutliche Beeinträchtigung der Fähigkeit, ein Gespräch zu beginnen oder fortzuführen, c) stereotyper und repetitiver Gebrauch der Sprache oder idiosynkratische Sprache, d) Fehlen von verschiedenen entwicklungsgemäßen Rollenspielen oder sozialen Imititationsspielen;
- beschränkte, repetitive und *stereotype Verhaltensweisen, Interessen und Aktivitäten* in mindestens einem der folgenden Bereiche: a) umfassende Beschäftigung mit einem oder mehreren stereotypen und begrenzten Interessen, wobei Inhalt und Intensität abnorm sind, b) auffällig starres Festhalten an bestimmten nichtfunktionalen Gewohnheiten oder Ritualen, c) stereotype und repetitive motorische Manierismen, d) ständige Beschäftigung mit Teilen von Objekten.

Die Beeinträchtigung in der sozialen Interaktion, in der Kommunikation und in dem Vorstellungsvermögen bestimmen auch das Kontinuum von Wing (1991). Das rigide Muster von Interessen und Beschäftigungen sieht sie als eine Folge hiervon.

Verheij und van Loon (1993) beschreiben die Symptome anhand von 3 Entwicklungsachsen. Auf der *biologisch-körperlichen Entwicklungsachse* finden wir Symptome wie Hypo- und/oder Hypersensibilität für Stimuli, schlecht ausgeprägte Motorik, ein eingeschränktes Körperbild, Konzentrationsschwierigkeiten und Hypo- und/oder Hyperaktivität. *Die kognitive Entwicklungsachse* ist unter anderem durch Schwierigkeiten mit Imitation, Symbolik, Antizipation bei Veränderungen, Abstraktion und Sprachgebrauch gekennzeichnet. Auf der *emotionalen-sozialen Entwicklungsachse* finden wir Kennzeichen wie Angst vor Veränderung, Mangel an Grenzen zwischen Phantasie und Wirklichkeit, ritualisierend beschäftig sein, Probleme mit der Übernahme von Rollen.

Atypischer Autismus

Der Ausdruck Atypischer Autismus wird, wie schon erwähnt, im DSM-IV angewandt, wenn nicht von einem Beginn des Autismus vor dem dritten Lebensjahr die Rede ist und eine atypische und/oder weniger ernsthafte Symptomatik anwesend ist.

Man spricht auch von “mit Autismus verwandten Kontaktstörungen”. Cohen, Paul & Volkmar (1987) unterscheiden zwischen “atypisch” und “nicht anders beschrieben”. Zu Letzterem zählen sie unter anderem Autismus als Folge von neurologischen Erkrankungen, die im späteren Alter auftreten.

Bryan (1982) machte, nach Tustin, einen Unterschied zwischen der "encapsulated" und "confusional" Form von Autismus. Wing und Gould (1979) führten schon früher die "passive" und "active-but-odd" Gruppe ein, die sie von der typisch autistischen Gruppe unterschieden. Letztere wird mit "aloof" angedeutet (Hierauf wird später noch eingegangen). Cohen, Paul & Volkmar (1987) ordnen zwischen der Tiefgreifenden Entwicklungsstörung und der spezifischen Entwicklungstörung (z.B. Lernstörungen) noch die "multiplex developmental disorder" ein. Als Kennzeichen hiervon werden emotionale Labilität, Angst, Probleme in der sozialen Interaktion und kognitive Störungen genannt.

Aus den Kennzeichen, die Minderaa (1990) der Atypischen Tiefgreifenden Entwicklungsstörung zuschreibt - Ruhelosigkeit, Offenheit und Angst - ergibt sich, daß hier sowohl ein Anschluß bei der "active-but-odd" Gruppe, als auch bei der "multiplex developmental disorder" besteht. Kraijer kommt, ausgehend von der "active-but-odd" Gruppe, zur Definition des "Launenhaften Typ" (Kraijer, 1991).

In der musiktherapeutischen Literatur begegnet man der Atypischen Tiefgreifenden Entwicklungsstörung noch nicht oder kaum, trotz der Tatsache, daß sie zwei- bis dreimal so häufig vorkommt wie der Typische Autismus (Verheij & van Loon, 1993).

Ansätze zu einer Methode für das Arbeiten mit Klienten mit Atypischem Autismus sind bei Kuiper (1993) und Van der Beek (1994) zu finden. Kuiper entwickelte Techniken zur Beeinflussung des Widerstandes gegen Veränderungen. In der Methode von Van der Beek nimmt die Angstreduktion einen zentralen Stellenwert ein.

Beide Ansätze werden durch ein unterschiedliches theoretisches Modell und einer daraus abgeleiteten therapeutischen Haltung gekennzeichnet. Im ersten Fall handelt es sich dabei um Empathie und bedingungslose Akzeptanz, im zweiten Fall um unnachgiebiges, konstantes Verhalten des Therapeuten. Da beide Ansätze sich auf den Atypischen Autismus beziehen, ist weitere Forschung, ausgehend von der Frage, wann die empathische und wann die distanzierte Haltung indiziert ist, notwendig. Ausgangspunkte, die bei der Beantwortung dieser Frage hilfreich sein können, sind einerseits die Unterschiede innerhalb der Gruppe der Atypischen Tiefgreifenden Entwicklungsstörungen (im Sinne des DSM-IV) und andererseits die unterschiedlichen Phasen der Behandlung. Später in diesem Kapitel ergibt sich, daß bei dem typischen Autismus die musikalische Empathie dosiert eingesetzt werden sollte. Abstand und Nähe sollten sich regelmäßig abwechseln. Hieraus ergibt sich die Frage: ob dieses auch für den Atypischen Autismus gilt.

Diese letzte Frage ruft erneut eine Frage hervor: Inwieweit unterscheiden sich die methodischen Prinzipien in der Behandlung des Atypischen Autismus, wie er durch Kuiper und Van der Beek skizziert wurde - z.B. Konservierung & Variation, Abstand und Nähe, Struktur - im wesentlichen von der Behandlung des typischen Autismus?

Hinzu kommt, daß man, nach Wing (1991), vielleicht mehr von einem Kontinuum ausgehen sollte, wodurch die Zweiteilung zwischen dem typischen und Atypischen Autismus weniger relevant wird, was natürlich nicht ausschließt, daß an den Extremen des Kontinuums eine andere Methode indiziert sein kann. Weiterhin ist es von Bedeutung - in bezug auf den Aspekt der "sozialen Interaktion" - den von Wing und Gould (1979) festgestellten Unterschied zwischen "aloof", "passive" und "active-but-odd" zu handhaben. Die erste Gruppe stimmt mit der gängigen Vorstellung von Autismus überein.

Kinder aus der zweiten Gruppe reagieren nicht spontan; sie reagieren jedoch nach einer Aufforderung. Sie verfügen über eine bessere Sprachbeherrschung, während die autistischen Züge weniger stark auftreten als bei der ersten Gruppe. Kinder aus der dritten Gruppe nähern sich einem anderen bizarr an und haben eine bessere Sprachbeherrschung. Es treten jedoch Probleme mit der Motorik auf. Ihre zwanghaften Interessen liegen auf einer höheren Ebene als in der ersten Gruppe (Kalender, Stammbäume, Astrologie u.a.).

Die Einteilung von Wing kann für die Beantwortung der Frage hilfreich sein, ob Akzentunterschiede in der Behandlung auftreten.
Im Folgenden wird nicht weiter auf den Atypischen Autismus eingegangen.

7.1.2 Der Bezug zur geistigen Behinderung

Von den Kindern und Erwachsenen mit Autismus sind 70 bis 80% auch geistig behindert. Da aufgrund von Ätiologie und Verhaltensmerkmalen von zwei unter-schiedlichen Behinderungen die Rede ist, sollte fortwährend der Umstand einer doppelten Behinderung berücksichtigt werden. Umgekehrt pendelt der Prozentsatz geistig Behinderter, die auch autistisch sind, zwischen 15 und 45%. Dadurch entsteht folgendes Bild:

Grafik 3: Autismus und geistige Behinderung

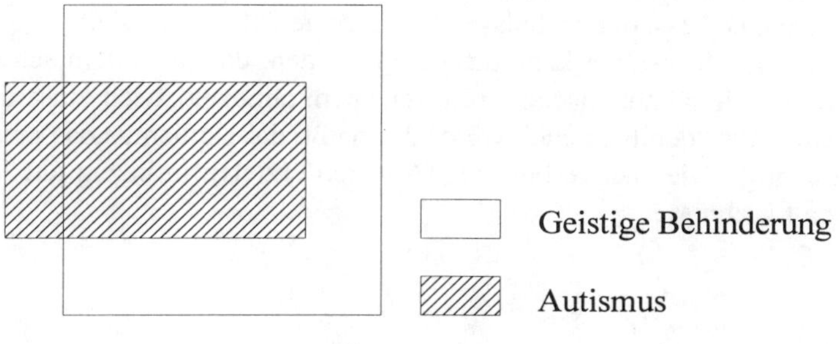

Merkmale, die Autismus von der geistigen Behinderung unterscheiden: das Fehlen von Spielverhalten, sich vor der Umgebung abschließen, scheinbare Taubheit, übertriebene Aufregung beim Kitzeln, wenig Imitation von Bewegungen, ein leerer Blick, die Aufmerksamkeit von Erwachsenen nicht auf sich lenken, nur Aufmerksamkeit für stabile Objekte haben, sich alleine in Absonderung selber beschäftigen, nicht lachen, wenn dieses erwartet werden könnte und weniger imstande sein, sich in andere zu versetzen (Gillberg u.a., 1990; Roeyers & Impens, 1993).

Michel (1985) sieht in der Art der Reaktion auf Musik ein Kriterium, zwischen der geistigen Behinderung und dem Autismus zu differenzieren. Diese Annahme wird durch eine Untersuchung bestätigt (Thaut, 1988), aus der hervorgeht, daß autistische

Kinder in einer gewissen Anzahl von Fällen bessere Ergebnisse erzielen als geistig behinderte Kinder.

Zwischen autistischen und nicht-autistischen Kindern treten keine Unterschiede in rhythmischen Mustern, im Benutzen der verfügbaren Intervalle und im Maß der Originalität auf. Darin unterscheiden sich autistische Kinder von geistig behinderten Kindern. Die Befunde von Thaut stimmen nicht mit der Annahme von Alvin und Warwick (1991), daß nur wenige autistische Kinder ein verinnerlichtes Gefühl für Rhythmus besitzen, überein. Die gleiche Kapazität von autistischen und nicht-autistischen Kindern in bezug auf Originalität bedarf einer genauen Untersuchung, weil dies mit der Annahme im Widerspruch zu stehen scheint, daß autistische Kinder Schwierigkeiten damit haben, sich etwas Neues auszudenken.

Das musikalische Verhalten autistischer Kinder ähnelt dem Verhalten geistig behinderter Kindern bezüglich der Länge von Motiven und des Maßes, in dem ein Motiv ein größeres Ganzes gestaltet. Autistische und geistig behinderte Kinder spielen kurze Motive und gebrauchen Motive nicht zum Aufbauen einer Phrase. Für beide Gruppen ist eine größere Gestalt offensichtlich nicht überschaubar.

Bei einer doppelten Behinderung wird deutlich, daß geistig Behinderte mit Autismus bei einer Vielzahl Faktoren, wie soziales Verhalten und Sprachgebrauch, schlechtere Ergebnisse erzielen als geistig Behinderte ohne Autismus (Kraijer, 1991).

Nicht-autistische geistig Behinderte schneiden nach einer Kombination von Kunsttherapie und Musiktherapie, was das Akzeptieren von physischen Kontakt, das Achten auf den Therapeuten und die Zeit, die sie für das Spiel verwenden, betrifft, besser ab (Hairston, 1990). Autistisch geistig Behinderte erzielen nach dieser Theorie erst nach einer längeren Zeitspanne bessere Ergebnisse. Sie benötigen also mehr Zeit.

Über die gegenseitige Kausalität kann ausgesagt werden, daß vor allem schwerst geistig Behinderte manchmal autistisch zu sein scheinen, ohne autistisch zu sein und daß umgekehrt Autismus "debilisierend" wirkt, das heißt, daß Autismus das geistige Verhalten beeinträchtigt. Die "active-but-odd" Autisten erzielen in bezug auf Intelligenz die besseren Ergebnisse.

7.2 Kernpunkte für die Begleitung von Autisten

Bei Autismus und der geistigen Behinderung ist die Rede von einer "begrenzten Erziehbarkeit" (Kraijer, 1991). Im Gegensatz zu beispielsweise einem motorischen Behinderten, der in geistiger und im Prinzip auch in gesellschaftlicher Hinsicht erwachsen werden kann, ist bei Autismus das Heranwachsen zu einem vollständigen Erwachsensein unmöglich.

Anschließend an die oben schon erwähnte falsche Einordnung von Autismus als frühkindlicher Psychose und die Tatsache, daß es um eine unheilbare organisch-neurologisch verursachte Behinderung geht, kann in bezug auf die primären Kennzeichen von Autismus nicht von Therapie gesprochen werden. Die autistische Behinderung kann ja nicht aufgehoben werden. Es ist jedoch eine lebenslange Entwicklung möglich, unter der Voraussetzung, daß dieses in den eigenen konkreten Lebensumständen stattfindet (Snijders-Oomen u.a., 1990).

Wenn man von der Einteilung in spezifisches, halb-spezifisches und nicht-spezifisches Verhalten ausgeht, dann können hieraus drei unterschiedliche Zielsetzungen abgeleitet werden: 1) Fördern der normalen Entwicklung auf kognitivem und sozialem Gebiet und der Sprache 2)Verringern des rigiden und stereotypen Verhaltens 3) Beseitigen des nicht-spezifischen störenden Verhaltens (Rutter, 1985; Van Engeland, 1990; Kraijer, 1991).

Das Maß, in dem von Therapie die Rede sein kann, nimmt von der ersten bis zur dritten Zielsetzung zu. Stimulierung der normalen Entwicklung kann nur innerhalb der gegebenen Möglichkeiten stattfinden, bei halb-spezifischen und nicht spezifischen Verhaltensweisen kann jedoch von Verminderung und Aufhebung gesprochen werden, wobei es dann um Therapie geht. Aber auch das Verändern des Problemverhaltens der dritten Kategorie wird durch den Widerstand gegen Veränderungen erschwert (Snijders- Oomen u.a., 1990).

Der Begriff Struktur steht in der Behandlung zentral (Kraijer, 1991). Es handelt sich vor allem um das Schaffen von zusätzlicher Übersicht und Ordnung an den Stellen, an denen durch die autistische Störung die natürliche Fähigkeit hierzu beeinträchtigt wird. Strukturierung kann dadurch stattfinden, daß die Anzahl der Stimuli verringert wird, (Stimulusreduktion), daß die Aufmerksamkeit nur auf bestimmte Stimuli gerichtet wird (Stimulusselektion, z.B.: “Möchtest du Käse oder Wurst?”), daß mit Hilfe eines feststehenden Zeitpunktes, einem feststehenden Raum und derselben Reihenfolge das Angebot von mehreren Stimuli ermöglicht wird (Stimulusregulation), daß andere Stimuli extra hervorgehoben werden (Stimulusverstärkung, z.B.: das Kind ist auf die Brille des Therapeuten fixiert. Dieser setzt seine Brille ab und macht Bewegungen mit seinem Gesicht) und schließlich durch die Stimulusausbreitung. Merkmale einer richtigen Behandlung ist die Integration der unterschiedlichen Formen von Strukturierung, das Gleichgewicht zwischen Stimulusbeschränkung und Stimulus-variation, so daß Überreizung und Deprivation entgegengewirkt wird.

Aus der Perspektive des Entwicklungsprozesses gesehen, werden die Anleitungen für die Behandlung folgendermaßen formuliert: unterbrich Aktivitäten, die die Entwicklung hindern (z.B. ein Kind, das selbst beängstigende Aktivitäten unternimmt), erschaffe ein Klima, in dem die Angst vermindert wird (z.B. vermindere die Anzahl der Stimuli und halte Abstand) und biete Aktivitäten an, die die Entwicklung fördern (z.B. beschränkte, strukturierte Aufgaben) (Verheij & van Loon, 1993).

Ausgehend von diesen Anleitungen wird die erste Behandlungsphase durch das Vermindern von Angst, Chaos, Zurückgezogenheit und Hemmungslosigkeit, das Anbieten von strukturierten Aktivitäten und das Aufrechterhalten eines sicheren Abstandes gekennzeichnet. In späteren Phasen wird durch Kontaktmomente und verbale Beeinflussung auf das Anbieten neuen Verhaltens hingearbeitet (Verheij & van Loon, 1993).

Betrachtet man Autismus als das Unvermögen, Informationen zu klassifizieren, übersichtlich und beherrschbar zu machen, dann kann das Therapieziel mit Begriffen aus der Informationstheorie, als die Verminderung der Entropie durch erhöhte Redundanz umschrieben werden (Smeijsters, 1987; Feuser, 1988).

Ergänzende Anleitungen für die Begleitung von Personen mit Autismus sind das Anbieten von nicht-symbolischen Beschäftigungen und das Einbetten neuer Informationen in Informationen, die bekannt und bedeutungsvoll sind. Hierbei sollten die neuen Informationen emotional positiv sein, im Zusammenhang mit dem alten Verhalten stehen und erfolgreich sein (Feuser). Therapieformen, in denen mit Rollenspielen gearbeitet wird, sind nicht indiziert.

Die Behandlung von "active-but-odd" Kindern erfordert eine Begrenzung im persönlichen Kontakt, weil diese Kinder auf eine sehr fordernde Art Kontakt für sich beanspruchen.

Spielformen, die möglicherweise für die Musiktherapie in der Arbeit mit spezifischen Probleme wie Kontakt und Sprache von Bedeutung sind, sind die Gesangs- und Bewegungsspiele (alte Kinderlieder mit Gebärden, eventuell mit Imitation seitens des Kindes aus genügend Abstand heraus), Versteckspiele, das Imitieren und Variieren seitens des Therapeuten, die Hin-und-Her Spiele, das Arbeiten mit Bildern, Ergänzungsübungen und Spiele mit Klängen und Wörtern (Snijders-Oomen u.a., 1990; Kraijer, 1991). Die Rolle von nicht-behinderten Altersgenossen scheint bei der Förderung der sozialen Interaktion einen hohen Stellenwert einzunehmen (Buitelaar, 1992-I).

Stereotypes Verhalten, ein halb-spezifisches Problem, kann, wenn es eine Folge von Langeweile oder Mangel an Expression ist, bis zu einem gewissen Grad mit Aktivierung und dem Angebot von Expressionsmöglichkeiten behandelt werden. Es ist nicht so, daß hierbei dem stereotypen Verhalten ohne weiteres entgegengewirkt wird. Dieses Verhalten wird häufig, mit der Absicht Kontakt zu schließen, durch den Therapeuten übernommen. Wenn das stereotype Verhalten schadet oder lästig ist, dann wird es zuerst umgebildet. Snijders-Oomen u.a. (1990) zeigen hiervon einige Beispiele, wie der speziell für das Kind gemachte Lampenschirm, gegen den das Kind schlagen darf, oder die vom Vater gebastelte Platte mit Knöpfen und Schaltern, die das Kind ein- und ausschalten kann.

Nicht-spezifisches Verhalten, wie Aggressionen, kann, wenn es eine Folge von externen Umständen ist, beinahe immer wirksam behandelt werden.

Was die gängigen Psychotherapien betrifft, wird Verhaltenstherapie, abhängig von der Art des Problems, mit wechselndem Erfolg eingesetzt (Lovaas, 1987; Kehrer, 1988; Snijders-Oomen u.a. 1990) und sind die psychoanalytischen Methoden, unter anderem die Spieltherapie, nicht indiziert (Feuser, 1988).

Sozial-kognitive Programme werden zur Verbesserung des gedanklichen Rollentauschs[1] und dem hiermit zusammenhängenden sozialen Verhalten eingesetzt (Roeyers & Impens, 1993).

---

[1] Beispiele des gedanklichen Rollentauschs: das Zuordnen der richtigen Person zu einer Büchertasche, das Auswählen eines passenden Geschenkes, das Auswählen des richtigen Stuhls (für: Vater, Mutter, anderes Kind, sich selber). Siehe Boeyens & Impens (1993).

7.3 Musiktherapeutische Methoden

Im nachfolgenden Abschnitt wird anhand einiger Autoren eine Übersicht geboten, wie Musiktherapeuten mit autistischen Kindern und Erwachsenen arbeiten (dabei ist häufig von "Kind" die Rede, aber vieles von dem, was besprochen wird, hat auch einen Bezug auf autistische Erwachsene). Es wird hierbei zwischen spezifischen, halb-spezifischen und nicht-spezifischen Problemen unterschieden.

Vorher wird noch einmal betont, daß, im Anschluß an den ersten Teil dieses Buches vorausgesetzt wird, daß Kennzeichen der Behinderung im musikalischen Verhalten zum Ausdruck kommen. Wenn es sich ergibt, daß ein als autistisch diagnostiziertes Kind in der Musiktherapie anders reagiert, als man aufgrund dieser Diagnose erwarten könnte, ist dieses ein Hinweis darauf, daß das Kind möglicherweise nicht autistisch ist. Auf diese Art leistet Musiktherapie einen wichtigen Beitrag zur Feststellung der richtigen Diagnose. Musikalische Verhaltensweisen, die eine andere Diagnose annehmen lassen, sind zum Beispiel: der Reihe nach spielen, reagieren, musikalisch folgen, keine musikalischen Stereotypen, das Fehlen des Spielens von derselben Tonleiterfigur oder das nicht auf einen einzigen Klang fixiert Sein (Wigram, 1991a).

Wenn man Musiktherapeuten bezüglich ihrer Auffassungen über die Ursache und Folge vergleicht, dann fällt auf, daß einige einen psychoanalytischen Ausgangspunkt wählen (z.B. Bryan, 1982; Niedecken, 1989; Lecourt, 1991), andere bei der neurologisch-biologischen Auffassung anschließen (z.B. Weber, 1991) oder einen kombinierten Ansatz wählen (z.B. Nygaard-Pedersen, 1992, 1993; Schumacher, 1994). Nach der Ansicht von Schumacher besteht die Kombination daraus, daß einerseits von neurophysiologischen Ursachen ausgegangen wird und andererseits aus dem psychoanalytischen Ausgangspunkt heraus Umgebungsfaktoren berücksichtigt werden, die die Entwicklung stimulieren können. Diese Umgebungsfaktoren verdienen spezielle Aufmerksamkeit, weil sie unter ständigem Druck stehen. Das autistische Kind ermuntert seine Eltern ja nicht zur Hingabe, wodurch diese vielleicht nicht die nötige Kraft aufbringen können, dem Kind die natürliche Hingabe zu geben. Dann besteht die Gefahr einer abwärtslaufenden Spirale. Genauso wie bei der Erläuterung von Schizophrenie fällt auf, daß, auch wenn die Ursache nicht psychogenetisch ist, die Behandlung bestimmte psychogenetische Faktoren enthalten kann.

Die unterschiedlichen Auffassungen zu den Ursachen führen nicht automatisch zu Unterschieden in den angewandten Arbeitsweisen. Manchmal begegnet man bei verschiedenen Ansätzen denselben Spielformen, weil der Musiktherapeut sich auf die Kennzeichen des sichtbaren Verhaltens richtet. In diesen Fällen sagt das Gelingen der Therapie mehr über die Validität der Arbeitsweise als über die Richtigkeit der Auffassungen betreffend der Ätiologie aus.

In vielen Fällen hat die Musiktherapie eine Position in einem breiteren psycho-therapeutischen Behandlungsrahmen eingenommen, oder ein psychotherapeutisches Modell formt den Hintergrund der Behandlung. Vor allem verhaltenstherapeutische Techniken, wie "shaping" mit Musik als Verstärker, Aktivierung und Deaktivierung von Verhalten mittels Musik und die "holding therapy", wobei der Isolation beträchtlich entgegengearbeitet wird (z.B. bei Soraci u.a. 1982; Michel, 1985; Schulz, 1987; Alvin & Warwick, 1991; Fischer, 1991; Clarkson 1991), und Psychotherapien, die die Aktualisierung und den klientzentrierten Ansatz betonen (z.B. bei Nordoff & Robbins, 1986; Videsott & Rossi, 1992), werden nicht selten als Bezugsrahmen eingesetzt. Wenn es nötig ist, wird in folgenden Abschnitten hierauf eingegangen (siehe zum Vergleich der Auffassungen über Ätiologie und der psychotherapeutischen Ausgangs-punkten Mahns, 1988 und Nygaard-Pedersen, 1993).

In einem vorhergehenden Abschnitt wurde die Frage aufgeworfen, ob die Beschreibung von Autismus als eine verlängerte "normale autistische Periode" vielleicht zuviel auf dem Gedanken beruht, daß das autistische Kind fixiert ist, aber innerhalb dieser Fixierung Kennzeichen von der normalen Entwicklung zeigt. Auch die Annahme, daß es sich um eine fehl-entwickelte primäre Objektbeziehung handelt (Nygaard-Pedersen, 1993) sollte man weiter hinterfragen. Ausdrücke wie "Enttäuschung", "Zurückzug", "rudimentäres Selbst", "Streben nach Kommunikation" und "sich wehren", sind nur dann zutreffend, wenn die autistische Störung tatsächlich als eine beeinträchtigte Objektbeziehung beschrieben werden kann.

7.3.1 Spezifische Probleme

Gestörte kognitive Entwicklung

Bei Autismus wird, wie sich aus dem Vorangegangenem ergibt, ein vermindertes Abstraktionsvermögen vorgefunden. Das Kind verfügt nicht über verallgemeinernde Begriffe und koppelt ein Wort an ein konkretes Objekt (Snijders-Oomen, u.a. 1990; Van Berckelaer-Onnes, 1992). Alvin & Warwick (1991) beschreiben ein Beispiel, wobei ein Kind das Wort "laut" nur in dem Moment, als es einen Schlag auf das Instrument gab, aussprach. Es war nicht imstande das Wort zuvor auszusprechen und verfügte nicht über ein mentales Bild der Handlung. Durch das geringe Abstraktionsvermögen sollte der Musiktherapeut auf Lieder, in denen abstrakte Begriffe wie "Zukunft" und ähnliches vorkommen, verzichten (Fischer, 1991).

In der Musiktherapie wird Gegensätzen wie schnell-langsam und laut-leise dadurch Aufmerksamkeit gegeben, daß sie erst erfahren und danach mit Begriffen verbunden werden (Alvin & Warwick, 1991; Weber, 1991). Das konkrete Tun ist hierbei sehr wichtig.

Eine Spielform, in der an das Differenzierungsvermögen und an das Gedächtnis appelliert wird, ist die Arbeit mit unterschiedlichen Antwortmustern (Clarkson, 1991). Der erwachsene autistische Klient soll auf unterschiedliche musikalische Fragen mit unterschiedlichen Instrumenten, Melodien oder Rhythmen antworten.

Sprachstörung

Das Singen kann als ein Mittelweg zwischen verbalem und nonverbalem Kontakt fungieren und mit Hilfe von Musik kann versucht werden, das roboterartige Sprechen mit melodischen und rhythmischen Wendungen zu versehen (Weber, 1991).

Neue Wörter können durch Ergänzungslieder entlockt werden. Ein bekanntes Beispiel ist "What's that? That's Rosita's ..." von Nordoff & Robbins (1986), wobei der Musiktherapeut singt und auf ein Körperteil des Kindes zeigt. Nachdem der Musiktherapeut selber die Wörter ergänzt hat, wird das Kind aufgefordert, das passende fehlende Wort in der offenen Stelle zu ergänzen.

Mangel an Sozialisierung

Wenn man von der pränatalen Psychologie ausgeht, wird durch das Anbieten von Klängen, von denen angenommen wird, daß sie eine positive pränatale Erfahrung hervorrufen, Kontaktaufnahme stimuliert (Benenzon, 1983, Alvin & Warwick, 1991; Videsott & Rossi, 1992). Wenn diese Annahme stimmt, klingt die Außenwelt wie die allerersten Erfahrungen, mit denen das Kind vertraut wurde. So wird die Umgebung Teil der Erlebniswelt. Dadurch entsteht Offenheit in Richtung dieser Außenwelt und es ist möglich, ausgehend von der Umgebung, ein Loch in die "Glaskugel" (Benenzon) des Kindes zu machen.

Weil der Musiktherapeut sich anschließend mit einem Instrument, einem "intermediären Objekt", welches sich an diese Klänge anschließt, dem Kind zuwendet und eine Reaktion auslöst, wird eine gegenseitige Kommunikation möglich. Die Reaktion des Kindes wird dann wiederum vom Musiktherapeuten imitiert.

Wenn Reaktionen des Kindes spontan entstehen, kann dadurch, daß der Musiktherapeut Laute oder Bewegungen, die das Kind macht, sofort in die eigene Musik integriert, Kontakt geschlossen werden (Michel, 1985; Nordoff & Robbins, 1986; Hanser, 1987; Gustorff & Neugebauer, 1988; Mengedoht, 1988; Lecourt, 1991; Nygaard-Pedersen, 1992). Manchmal geschieht dieses auf elementarem Niveau, wie sich aus dem Beispiel von Holland & Hall (1992) ergibt. Die Musiktherapeutin hielt eine Trommel vor den tretenden Fuß des Kindes.

Akzeptanz und Imitation seitens des Musiktherapeuten sind Mittel zur Kontaktaufnahme. Imitation ist eine Form von musikalischer Empathie (siehe Bruscia, 1987)[1]. Musikalische Empathie kann durch buchstäbliche Imitation geschehen oder durch das Reflektieren der "dynamic forms" (Pavlicevic, 1990a, 1990b) und "pacing" Techniken (Bruscia, 1987). Hierbei handelt es sich nicht um das buchstäbliche Kopieren des

---

[1] Empathie ist im Kontext von Autismus ein relativer Begriff. Eines der Kennzeichen von Autismus ist, daß die Kinder überempfindlich sind für das, was ihnen angetan wird, und umkehrt nicht in der Lage sind, sich in das Gefühl anderer Menschen empathisch hineinzuversetzen (Cohen, Paul & Volkmar, 1987). Wenn von (musikalischer) Empathie gesprochen wird, darf darum noch nicht ohne weiteres angenommen werden, daß das autistische Kind dieses als Verständnis und Mitgefühl vom anderen erfährt.

(musikalischen) Verhaltens, sondern um das Übereinstimmen mit Kennzeichen wie Tempo, Dynamik, Timbre, Kontur u.a..

Weil der Musiktherapeut die Laute und Bewegungen des Kindes in dem eigenen musikalischen Spiel aufnimmt, wird das, was das Kind macht, ein Teil der musikalischen Struktur.

Sowohl Regression als auch Imitation können als Bestätigungsformen angesehen werden und im Grunde genommen erfüllt jedes musikalische Material, das eine Brücke zwischen Musiktherapeut und Klient darstellt - ein Klang, eine Melodie oder Rhythmus, gespielt auf einem Instrument -, die Rolle des intermediärem Objektes. Schulz (1987) sieht selbst das stereotype Verhalten als ein intermediäres Objekt. Manchmal wird der indirekte Kontakt dadurch visuell unterstützt, daß eine Puppe verwendet wird (Lecourt, 1991).

Von einem fortgeschrittenem Kontakt ist die Rede, wenn bei dem Kind eine Abwechslung zwischen Imitation und Initiation besteht. Es ist dann imstande, den Musiktherapeuten zu imitieren, aber auch einen eigenen Beitrag hinzuzufügen, indem es das Material variiert oder etwas Neues einbringt (Pavlicevic, 1990b). Die umgekehrte U-Kurve von Pavlicevic illustriert die Zusammengehörigkeit von Kontakt und Variation.

Grafik 4: Intersubjektivität

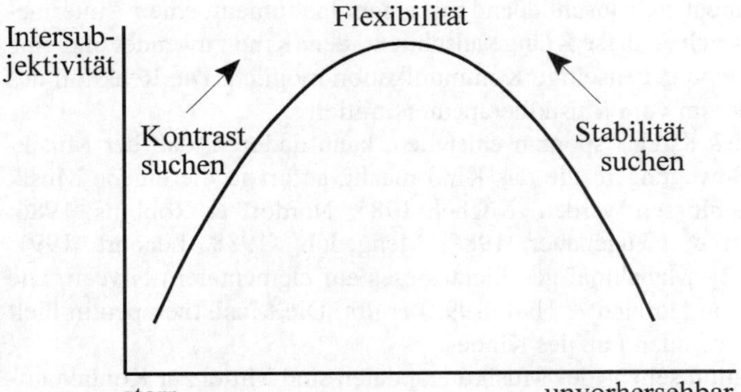

(Quelle: Pavlicevic, 1990b)

Indem starre Muster aufgelöst werden, wird Imitation, Variation und Initiation und dadurch wiederum ein Geben und Nehmen ermöglicht. Mengedoht (1988) beschreibt, wie Kontrast entsteht: das noch unzusammenhängende Nebeneinanderspielen als Ausgangspunkt, das sich zu einem Frage und Antwort Spiel entwickelt, wobei der Klient sich an den Musiktherapeuten anschließt, mündet in das Anbieten von Variationen durch den Klienten und Aufforderungen an den Musiktherapeuten hierauf zu reagieren. Während zuerst der Musiktherapeut musikalische Verhaltenselemente in sein

Spiel aufnimmt und variiert, ist es letztendlich der Klient, der das Spiel des Musiktherapeuten in sein eigenes Spiel aufnimmt und ausbreitet.

Der Musiktherapeut kann, während er sich auf einem Instrument begleitet, dem Kind singend eine Frage stellen und durch eine sich anschließende Pause das Kind zur Antwort stimulieren. Dieses bildet eine ideale Kombination von Struktur (Frage und Antwort) und indirekter Kommunikation (durch die musikalische Unterstützung).

Eine von Edgerton (1994) durchgeführte Forschung nach der Wirkung der Nordoff & Robbins Methode ergab, daß bei autistischen Kindern sowohl das Reagieren auf den Musiktherapeuten (z.B. im Takt mitspielen, imitieren, antworten), als auch das selber initiieren von Kontakt (z.B. selber einen Rhythmus oder eine Melodie introduzieren, ein Frage- und Antwortspiel beginnen) während der Improvisation zunahm. Verbesserungen traten im Tempo, im Rhythmus, in der Form, in der Tonhöhe und in nichtmusikalischen Verhaltensweisen wie Sprechen und Kommunizieren auf. Die Veränderungen des Tempos und der Tonhöhe übertrafen die Veränderungen des Rhythmus und der Struktur. Diese Angabe stimmt mit der Tatsache überein, daß die kognitive Verarbeitung von Informationen, die bei Rhythmus und Form schwieriger ist, bei autistischen Menschen gestört ist.

Während der Kontrollphase, in der der Musiktherapeut bestehende Lieder für die Kinder spielte und sang, nahmen die Reaktionen und Aktionen der Kinder stark ab.

Edgerton schließt aus diesen Ergebnissen, daß eine wenig strukturierte Vorgehensweise, wie die musikalische Improvisation, die mit der Methode von Nordoff & Robbins übereinstimmt, einer strukturierten Vorgehensweise vorzuziehen ist. Es stellt sich die Frage, ob diese Schlußfolgerung gerechtfertigt ist, weil die Improvisation nicht mit strukturierten instrumentalen Arbeitsformen, sondern mit dem Singen von Liedern verglichen wurde.

Eine ganz besondere Art des musikalischen Kontaktes tritt durch Synkopen auf (Levinge, 1990). Das Besondere einer Synkope, wobei der Musiktherapeut auf der ersten und das Kind auf der zweiten Zählzeit spielt, ist, daß sowohl von Trennung als auch von Zusammensein die Rede ist. Beide Spieler spielen zusammen, denn sie ergänzen denselben Takt, aber sie unterscheiden sich auch sehr deutlich voneinander, weil die Synkope gerade ein "Gegenakzent" ist. Die Synkope ist ein Beispiel für eine Analogie zwischen einem musikalischen Prozeß und einem psychischen Prozeß, der zur Entwicklung führt.

Sich Verstecken zu können und einen eigenen Platz zu haben, scheint in einer späteren Phase des Kommunikationsprozesses, wenn seitens des Kindes bestimmte Aktionen auftreten und das Kind bereit ist, diese Aktionen mit dem, was der Musiktherapeut macht, zu verbinden, ein wichtiger kommunikativer Bestandteil (Nordoff & Robbins, 1986; Lecourt, 1991). Der Musiktherapeut kann hieraus ein musikalisches Spiel machen, indem er das Verstecken und zum Vorschein kommen im Text zum Ausdruck bringt. Auf diese Art entsteht ein Grenzgebiet zwischen sozialem und nichtsozialem Kontakt. Einerseits wird dem Bedürfnis des Kindes, sich zurückzuziehen, entgegengekommen, während anderseits das Kind auf eine strukturierte Weise dazu eingeladen wird, sich zu zeigen.

7.3.2 Halb-spezifische Probleme

Rigides, stereotypes, obsessives, übermäßig ordentliches und ritualisierendes Verhalten

Im vorangegangenen Abschnitt wurde auf den Zusammenhang zwischen Kontakt und Variation eingegangen. Kontakt ist notwendig, um zur Variation zu kommen und Variation ist notwendig, um zum Kontakt zu kommen. Stereotypes Verhalten in unveränderlicher Form ist ein Kontakthindernis, während die Verminderung oder Veränderung des stereotypen Verhaltens nicht nur Kontakt, sondern auch Lernprozesse ermöglicht (Soraci u.a. 1982).

Dieser Zusammenhang zwischen Kontakt und Variation kommt zum Beispiel in dem, was Nordoff & Robbins als Voraussetzung für das Erwachen des "music child" betrachten, zum Ausdruck: "Offenheit" und das "Loslassen von starren Mustern" (Nordoff & Robbins, 1982; Robbins, 1990). Offenheit ist ein soziales Thema und das Loslassen von starren Mustern verweist auf Variation. Beides bildet, wie schon gesagt, die Kehrseite derselben Medaille, denn wenn sich jemand öffnet, wird das eigene Verhalten mit Verhalten von außen ergänzt und wenn jemand starre Muster losläßt, ist er imstande sich zu öffnen.

Im Vorangegangenem wurde auch über Imitation und Initiation gesprochen. Sie spielen nicht nur bei der Sozialisierung eine wichtige Rolle, sondern bilden, im Zusammenhang von Sozialisierung und Variation gleichzeitig den Ansatz zur Variation des Verhaltens des Kindes. Wenn der Musiktherapeut dadurch, daß er selber imitiert, das Kind zur Variation oder Imitation ansetzt, wird das Kind durch das Imitieren des Verhalten des Musiktherapeuten ja neues Verhalten zeigen und auf diese Weise das eigene Verhalten variieren.

Das Vermögen zur Veränderung kann dem Vermögen zu Spielen gleichgesetzt werden. Mit Offenheit und dem Spielen können werden ein rezeptives und aktives Kennzeichen von Kreativität realisiert (Rogers, 1961). Man beachte, daß bei autistischen Kindern der Schritt zur Imitation und im Allgemeinen der Schritt vom Imitieren zum Ausdenken eigener Dinge sehr große Schritte sind (Snijders-Oomen u.a. 1990; Clarkson, 1991).

Musiktherapeuten strukturieren die Sitzungen meistens dadurch, daß sie mit einem Begrüßungslied beginnen. Musiktherapeuten, die übereinstimmend mit der Nordoff & Robbins Methode arbeiten (z.B. Clarkson, 1991 u.v.a.), beginnen mit Liedern wie "Hello... What shall we do today?" und sie beenden die Sitzung mit einem Abschiedslied wie "Goodbye...And thank you for the music today".

Zwischen dem Begrüßungslied und dem Abschiedslied werden neue musikalische Aktivitäten eingefügt. Der Musiktherapeut kann damit beginnen, das stereotype Verhalten in ein musikalisches Spiel einzubauen.

Auf die Kontaktaufnahme über das stereotype Verhalten folgt das Anbringen von Variatonen. Eine Aktivität, die das Zwanghafte durchbricht, ist zum Beispiel das Aufnehmen des Kindes in die Kadenz eines Musikstückes, individuell oder in der

Gruppe (Bryan, 1982; Nordoff & Robbins, 1986; Weber, 1991). Die eigene Ritualisierung des Kindes, ein Versuch zu ordnen, wird dann durchbrochen, weil das Kind in eine externe Ordnung eingeführt wird. Alvin & Warwick (1991) nehmen ein Tempo, daß etwas schneller ist als das eigene Tempo des Kindes. Schulz (1987) spricht von "Externalisation". Ist das Kind noch nicht in der Lage, dem Musiktherapeuten oder der Gruppe wirklich zu folgen, dann kann es jedoch oft den Anfang oder das Ende einer Phrase angeben.

Variationen, in denen das Bekannte teilweise erhalten bleibt, werden dadurch ermöglicht, daß einzelne unterschiedliche Parameter der Musik verändert werden. So können Tempo, Dynamik und Timbre verändert werden, während die Melodie und der Rhythmus gleich bleiben (Alvin, & Warwick, 1991). Aber es ist auch möglich, die Melodie und den Rhythmus zu verändern. Bei der Melodie ist es beispielsweise durch die Anwendung von Verzierungen, die den Rahmen der Melodie konstant halten, möglich, oder es kann durch das Einsetzen ganz neuer Teile, als B-Teil in einer Rondoform, wobei der A-Teil eine bekannte Melodie ist, geschehen (Nordoff & Robbins, 1986; Weber, 1991).Weber spricht in diesem Fall von der Abwechslung zwischen dem ISO-Prinzip, das wir von Benenzon kennen und auch bereits bei Alvin sahen, und dem, was sie das Konfrontationsprinzip nennt: das Anbieten von neuen Dingen. Lecourt (1991) spricht von "alternation" und meint damit eine Kombination von Wiederholung und Differenzierung, das sich wiederholende rhythmische Abwechseln von zwei unterschiedlichen Verhaltensweisen (wie z.B. das Verstecken und wieder Auftauchen, in der Nähe und weiter weg stehen, eine Tür öffnen und schließen usw. oder das Abwechseln von Interaktion - keine Interaktion).

Lecourt ist in ihrem Vorgehen manchmal sehr herausfordernd, wenn sie das Kind zu einer Reaktion zwingt, indem sie das Verhalten des Kindes durchkreuzt (sie stellt sich z.B. vor das Kind, wenn es heraus will). Es ist eine Art der Musiktherapeutin, Aufmerksamkeit zur erlangen, was nicht nur dem Kontakt, aber auch der Variation dient. Sie ist ständig mit dem Spielen eines "off-beats", dem Durchbrechen festgefahrener Verhaltensmuster beschäftigt.

Das ist auch der Grund, warum sie mit Absicht von der Zeiteinteilung abweicht, die allzu strenge Begleitpersonen anwenden. Obschon dieses nicht einen direkten Bezug zur Musiktherapie hat, wird hierdurch ein wichtiges therapeutisches Prinzip deutlich: nicht nur die Struktur, aber auch die Variation ist wichtig. Was zuvor bei der Besprechung der Synkope musikalisch gedeutet wurde, bekommt hier eine größere Bedeutung. Der Off-Beat, das Durchkreuzen der bestehenden Regelmäßigkeit, ist ein essentieller Bestandteil der Therapie im Allgemeinen.

Schulz (1987) bemerkt ebenfalls, daß die Synkope eine besondere Rolle bei dem Durchbrechen stereotypen Verhaltens erfüllt. Die Synkope kann das Verhalten zerstören, was manchmal zu einer Verminderung und manchmal zu einer Zunahme von stereotypen Bewegungen führt[1]. Das Kind scheint das stereotype Verhalten auf eine

---

1 Stereotypes Verhalten bei geistig Behinderten scheint - wenn man die Drehzahlen eines Tonabnehmers vergleicht 16, 33, 45, 78 - am meisten bei 33 und 45 zuzunehmen (Soraci u.a., 1982).

bewußtere Weise zu zeigen, wenn es mit Synkopen konfrontiert wird, und reagiert damit auf das Spiel des Musiktherapeuten.

Das letztendliche Ziel der Therapie ist, daß das Kind selbst etwas Neues, wie z.B. ein melodisches Motiv, eine Veränderung des Tempos, Rhythmus oder Dynamik, einführt (Nordoff & Robbins, 1986; Lecourt, 1991). Diese Initiationen entstehen zuerst innerhalb einer alten Struktur und schließlich spontan.

Auch in der Musiktherapie von Schumacher (1994) spielt das Beeinflussen von der Stereotypie - die sie akzeptiert, nachahmt, im Klang hörbar macht und in eine Spielform einbaut - eine wichtige Rolle. Sie imitiert und unterstützt musikalisch, vokal/verbal und motorisch die Atmung, Bewegungen und Klänge des Kindes und nennt dieses "Singen und Spielen für das Kind". Hierbei verwendet sie Schlaflieder, Wiegenlieder und Tänze.

Sie gibt vor allem dem Schaukeln einen zentralen Platz. Sie schaukelt das Kind in der Hängematte, bewegt übereinstimmend und begleitet dieses Geschehen mit den passenden Liedern. Weil das Schaukeln durch Anfang und Ende gekennzeichnet ist, wird das Kind aufgefordert, ein Signal zu geben, um das Schaukeln fortzuführen. Dieses Signal kann eine Bewegung, eine ausgestreckte Hand oder ein Fuß, oder ein vokaler Klang sein. Dadurch entsteht innerhalb der Stereotypie Kontakt, Initiative des Kindes und variiertes Verhalten.

Durch den Gebrauch des Schaukelns ergibt sich, daß Schumacher multisensorisch arbeitet. Neben der auditiven Erfahrung spielt die taktile Erfahrung (den Rhythmus auf Körperteile klopfen, das Tragen während des Tanzens nach Musik, die Hände rhythmisch berühren und mitbewegen) eine wichtige Rolle. Sie verwendet hierbei Klatschspiele, Fingerspiele und Körperlieder, in denen diese Elemente vorkommen. Das Arbeiten mit körperlichem Kontakt während der Spiellieder und das Mitbewegen des Kindes, dadurch daß es festgehalten wird, nennt sie "Spielen mit dem Kind". Reagiert das Kind selbständig und ergreift es Initiative, dann bezeichnet sie es als "spielt das Kind mit mir". Wie bei vielen anderen Methoden versucht auch sie dieses dadurch zu erreichen, daß sie das Kind mit Hilfe von kleinen Variationen zur Imitation von Variationen und Initiativen bewegt.

Neben dem multisensorischen Ansatz fällt bei ihrer Methode auch auf, daß sie dem Gleichgewicht zwischen Nähe und Distanz viel Aufmerksamkeit schenkt. Nähe hat das Ziel Kontakt herzustellen und die Beeinflussung der Stereotypie. Schumacher baut jedoch explizit Momente von Distanz ein und verhindert dadurch, daß die Imitation von der Musiktherapeutin das Selbstbewußtsein des Kindes und die Nähe zu dem anderen überbelastet. Sie macht dieses dadurch, indem sie auf eine Art improvisiert, die nicht beim Kind anschließt und indem sie strukturierte Spielformen oder bekannte Lieder verwendet, die, weil sie schon vorher bestanden, mehr Abstand bewahren.

Vermindertes Selbstbewußtsein

Autistische Kinder sagen häufig nicht "Ich"; das ist ein Zeichen von fehlendem Selbstbewußtsein. Mit Hilfe von instrumentalen Frage- und Antwort Spielen, Liedern, in denen der Musiktherapeut den Namen des Kindes verwendet, oder mit Imitationen des musikalischen Spiels des Kindes kann die Aufmerksamkeit auf das Kind gerichtet werden und somit das Ich-Bewußtsein verstärkt werden (Levinge, 1990; Weber, 1991). Eine weitere Möglichkeit bieten Lieder, die zusammen mit dem Kind gemacht werden und die vom Kind handeln (Fischer, 1991).

Wenn die Betonung, wie bei der Musiktherapie gemäß Nordoff & Robbins, auch auf dem Beibringen musikalischer Fertigkeiten liegt, können sie als eine Verstärkung des Selbstbewußtseins gesehen werden (Clarkson, 1991). Das Auswählen von erreichbaren Zielen und das fortwährende Bestätigen ist hierbei äußerst wichtig (Snijders-Oomen u.a., 1990). Alvin & Warwick (1991) sehen die Konfrontation mit "Widerstand", zum Beispiel der Widerstand einer Klaviertaste, als eine Möglichkeit das Kind "mastery" erfahren zu lassen.

7.3.3 Nicht spezifische Probleme

Geschäftiges, destruktives und aggressives Verhalten

Aggressives Verhalten kann dadurch behandelt werden, daß die Aggression zur Expression geführt wird. Das Singen eines bestehenden oder selbstgemachten Liedes ist der Weg, der sich dazu am besten eignet. Wenn außer Autismus auch noch die Rede von einer geistigen Behinderung ist und das Gedächtnis so schlecht ist, daß ein Lied nicht behalten werden kann, kann eine graphische Partitur, in der das Kind Themen des Liedes zeichnet, hilfreich sein (Fischer, 1991).

Mit Expression wird das "zum Ausdruck bringen" von negativen Gefühlen und Verhaltensweisen auf eine "sublimierte" Art impliziert, was in diesem Zusammenhang bedeutet, daß andere hierdurch keinen Schaden erleiden. Die Entladung sollte innerhalb der musikalischen Struktur geschehen (Alvin & Warwick, 1991). Das Singen eines Liedes und das musikalische Spielen eines Instrumentes ist eine solche sublimierte Form von Expression. Auch andere Gefühle wie Angst können so ausgedrückt und reguliert werden.

Expression wird dadurch möglich, daß mit schnellen und rhythmischen Liedern oder Improvisationen auf die Stimmung und das Aktivitätsniveau des Kindes eingegangen wird. Der Musiktherapeut arbeitet ausgehend vom *Iso*-Prinzip (Nordoff & Robbins, 1986; Weber, 1991).

Was die Möglichkeit betrifft, Musik als Form der Expression von Emotionen zu verwenden (Alvin, 1983), kann jedoch die Frage gestellt werden, in wieweit autistische Menschen zu einer derartigen Expression in der Lage sind.

7.4 Warum Musiktherapie indiziert ist

Wir haben im vorherigen Abschnitt gesehen, daß außerhalb der Musiktherapie in der heilpädagogischen Behandlung von autistischen Menschen oft mit Singspielen, die durch Gebärden begleitet werden, begonnen wird, wobei das Erzeugen von Klängen stimuliert wird (Snijders-Oomen, 1990; Kraijer, 1991). Empirische Forschung ergibt, daß Musik eine Abnahme von Stereotypen, eine Zunahme von Relaxation und Kontakt zur Folge hat (Kehrer, 1988; Clarkson, 1991). Sie durchdringt das "schützende Schild" der autistischen Person (Alvin, 1983; Benenzon, 1983; Lecourt, 1991).

Der Musiktherapeut schafft es, durch Imitation bei dem Kind Offenheit und Imitation zu stimulieren und durch das Einbringen von etwas Neuem (der Initiation), das Kind zur Imitation und zum eigenen Einbringen von etwas Neuem anzuspornen.

Natürlich ist nicht jede musiktherapeutische Behandlung erfolgreich. In den Fällen aber, in denen es so ist, entsteht die Frage, wodurch die Musik diese Rolle erfüllen kann. Warum ist Musik aufgrund ihrer spezifischen Eigenschaften indiziert? Wie ist es möglich, daß Kontakt und Variation durch Musik entstehen können?

Auch Aussagen von Musiktherapeuten wie "Musik schafft ein 'non-threatening environment'", "Musik dringt immer nach innen", "Veränderungen in der Musik werden akzeptiert" (Alvin, 1983), " Mit Musik erreicht man den Kern der Persönlichkeit" (Robbins, 1990) verlangen nach einer Erklärung.

Die am häufigsten angeführte Argumentation ist, daß man sich vor Musik nicht verschließen kann. Was das Durchdringungsvermögen von Musik betrifft, sollte in Erwägung gezogen werden, auf welcher Verarbeitungsebene Musik nach innen dringt. Die Tatsache, daß wir sehr wohl unsere Augen aber nicht unsere Ohren verschließen können, ist nicht überzeugend, weil dann die informationsverarbeitenden Prozesse, die auf die Reizung der Sinnesorgane folgen, übergangen werden. Vom psycho-analytischen Standpunkt aus, bemerkt Lecourt (1991), in Anschluß an Bion, daß Klänge β-Elemente sein können, das heißt, Elemente, die nicht in die Psyche integriert sind. Wie im Anfang dieses Kapitels beschrieben wurde, ergeben neurobiologische Befunde, daß bei autistischen Personen Unterschiede in "event related potentials" in den kortikalen Reaktionen auftreten. Dieses wurde eindeutig bei auditiven Stimuli festgestellt (Buitelaar, 1992-II). Außerdem kann bei autistischen Personen die Rede von Übersensibilität für Geräusche sein, wodurch sie sich vor Geräuschen verschließen (Verhulst, 1990).

Hieraus ergibt sich nicht, daß Musik nicht in der Lage ist durchzudringen, sondern daß nach einer Erklärung gesucht werden sollte, die den informationsverarbeitenden Prozessen gerecht wird und eine Angabe erfolgen sollte, unter welchen Bedingungen Musik imstande ist durchzudringen.

Andere Erklärungen beziehen sich auf die durch Musik hervorgerufene Erinnerung an die pränatale Periode. Benenzon (1983) nimmt in seinem frühen Werk an, daß Musik an die Verbindung mit der Mutter, so wie diese in der fötalen Phase zustande gekommen ist, erinnert; daß der Mensch diese allerersten sinnlichen Eindrücke gerne wieder erfährt und dadurch Musik eine besondere "öffnende" Wirkung hat. Aus einer ähnlichen Idee heraus verwendet Schumacher (1994) bei der Arbeit mit dem Gleichgewichtsorgan und den taktilen bzw. auditiven Erfahrungen das Argument, daß sie durch ihre Arbeitsweise "...versucht, das Kind dort abzuholen, wo es wahrnehmen kann..." (S. 28). Weil die Interaktion mit der Mutter seit der Geburt erschwert wurde, sollten, so Schumacher, elementare Spielformen, die bei der pränatalen Erfahrung anschließen, verwendet werden.

Therapieberichte ergeben, daß Menschen während der Therapie manchmal Motive erleben, die ihren Ursprung vor oder während der Geburt haben (Janus, 1990). Forschungsergebnisse zeigen darüber hinaus, daß Kinder im Alter von bis zu 5-6 Monaten eine Vorliebe für die Stimme der eigenen Mutter haben, eine Angabe, die die Gedanken zu einer verlängerten pränatalen Periode glaubhaft macht. Nach dieser Periode haben Kinder mehr Aufmerksamkeit für neue Stimuli, wie z.B. die Stimme einer anderen Frau und Musik (Standley & Madsen, 1990). Basierend auf der Idee von Regression zur pränatalen Periode stellt sich noch die Frage, ob Musik am meisten geeignet ist, da die Vorliebe für Musik nach der Stimme der eigenen Mutter und der Stimme einer anderen Frau erst an dritter Stelle auftritt.

Bei einem Erklärungsmodell, daß von der pränatalen Periode ausgeht, taucht die Frage auf, ob diese Erklärung auch für autistische Kinder gilt. Die Regressions-Hypothese steht in einem engen Zusammenhang mit den psychogenetischen Erklärungsmodellen und geht von einer pränatalen Periode aus, in der die Beziehung mit der Umgebung noch nicht gestört war. Der Klient hofft, laut dieser Annahme, auf eine Rückkehr der harmonischen Welt, die damals erfahren wurde (siehe z.B. Balint, 1991). Sollte nicht angenommen werden, daß bei autistischen Kindern die pränatale Bindung als Folge des kognitiven Defektes bereits gehemmt war? Auch Benenzon zieht in seinem späteren Werk die Schlußfolgerung, daß das autistische Kind in der embryonalen Phase durch eine erhöhte Sekretion der Hormone von der Mutter "isoliert" wurde.

Das Vorhanden oder Nicht-Vorhandensein der kurzen Periode, in der das autistische Kind an der Stimme der Mutter hängt, könnte zeigen, ob möglicherweise die Rede von einer positiv erfahrenen pränatalen Periode ist. Außerdem kann angenommen werden, daß, weil autistische Kinder nicht in der Lage sind, den Übergang zur Verarbeitung neuer Informationen zu machen, ihre Anhänglichkeit an die Stimme der Mutter, im Vergleich zu nicht autistischen Kindern, länger dauern sollte. Es gibt jedoch noch keinen Hinweis, der diese Annahme bestätigt (Snijders-Oomen u.a., 1990).

Es gibt noch andere Erklärungen für die Tatsache, daß autistische Kinder positiv auf Klänge reagieren. Aus der Forschung von Blackstock (1978) ergibt sich zum Beispiel, daß sie, im Gegensatz zu nicht autistischen Kinder, gesungene Worte dem gesprochenen Wort vorziehen und daß sie vorzugsweise mit dem linken Ohr zuhören. Dieses kann bedeuten, daß sie gesungene Worte vorziehen, weil diese durch die rechte Hemisphäre verarbeitet werden, während gesprochene Worte an Verarbeitungsprozesse in der linken Hemisphäre appellieren, die bei autistischen Kindern weniger gut funktionieren (Erdonmez, 1992). Es ist dementsprechend nicht die Erinnerung an die pränatale Periode, sondern die Verarbeitung durch die rechte Hemisphäre, die für die Wirkung von Musik verantwortlich ist.

Eine zweite rivalisierende Erklärung, die sich auf die pränatale Periode bezieht, ist, daß pränatale Klänge sehr reduntant sind und dadurch das informationsverarbeitende System des Kindes nicht belasten. Redundant bedeutet die Anwesenheit vieler gleicher

Elemente. Benenzon verwendet selbst auch nicht-pränatale Klänge. Haben diese Klänge eine Wirkung, weil sie den pränatalen Klängen ähneln oder haben sie Wirkung, weil sie redundant sind und auf ein anderes psychisches Faktum einspielen? Ist ihre Wirkung genauso groß wie die Wirkung der Stimme der Mutter, dann widerspricht sich diese Angabe mit der Regression-Hypothese, die besagt, daß die Stimme der Mutter die stärkste regressive Wirkung hat.

Die Bemerkung von Feuser (1988), daß Musik so sehr geeignet ist, weil sie im hohen Maße redundant ist, sollte ebenfalls nuanciert werden. Wie aus der Kurve von Berlyne (siehe Smeijsters, 1987) deutlich wird, kann Musik sowohl intern als auch extern Entropie in hohem Maße besitzen, wenn sie aus vielen sich voneinander unterscheidenden musikalischen Elementen besteht und unbekannt ist. Musik ist also nicht ohne weiters redundant. Sie eignet sich jedoch ganz besonders dazu, redundant zu sein und kann so aufgebaut werden, daß die Menge der Informationen in der Zeit beschränkt ist. Vor allem Tempo und Tonhöhe kommen dem eingeschränkten informationsverarbeitenden Vermögen entgegen (Edgerton, 1994).

Musik kann oft wiederholt werden (externe Redundanz) und eine interne Struktur besitzen, die sehr einfach und repetitiv ist (interne Redundanz). Alvin & Warwick (1991) bemerken zur Repetition, daß Musik einerseits beim bestehenden Bedürfnis des Kindes nach Repetition anschließen kann, daß sie anderseits jedoch das Kind anspornt, diese Wiederholung in eine größere musikalische Struktur zu integrieren. Dieses ist eine wichtige Anpassung des autistischen Verhaltens.

Neben der möglichen Redundanz von Musik, strukturiert Musik die Zeit, das heißt, sie unterteilt die Zeit in kleinere Einheiten. Strukturierung ist ein wichtiger Ausgangspunkt in der heilpädagogischen Behandlung. Die musikalische Struktur kommt dem zugute. Musik teilt die Zeit ein und ermöglicht, nachdem sie öfter gehört wird, die Antizipation auf das, was noch passieren wird. Die Musikstunde kann stets zum selben Zeitpunkt beginnen und so aufgebaut werden, daß innerhalb der Sitzung in denselben Momenten dieselben Dinge passieren. Der Zeitpunkt der Sitzung, die Struktur der Sitzung und die Struktur der Musik an sich bilden eine Ordnung im Großen und im Kleinen. Jede andere Aktivität kann auf diese Weise geordnet werden, aber kennzeichnend für Musik ist, daß sie die Zeit im einzelnen strukturiert.

Weil Musik ebenfalls die Variationskunst schlechthin ist, ist sie, wenn es sich um das Verändern im Zusammenhang mit Strukturierung handelt, ganz besonders geeignet. Wenn man von sehr einfachen gleichbleibenden musikalischen Strukturen ausgeht, können schrittweise und in kleinen Mengen innerhalb der bekannten Struktur Veränderungen eingebaut werden.

Ein Aspekt von Musik, der durch Musiktherapeuten öfter als Erklärung angeführt wird, ist ihr konkreter sensorischer Charakter (Alvin, 1983; Alvin & Warwick, 1991; Weber, 1991). Alvin nennt Musik aufgrund dieser Angabe sogar eine "universelle Sprache".

Weil autistische Kinder, wie wir gesehen haben, nicht in der Lage sind, von konkreten Gegenständen ausgehend zu abstrahieren und beispielsweise Wörter mit konkreten Gegenständen zu verbinden, ist ein nicht-abstraktes Medium geeignet.

Weil Musik eine symbolische Funktion besitzen kann, wird sie in vielen Musiktherapieformen als Projektionsebene eingesetzt. Diese Form von Musiktherapie ist jedoch für das autistische Kind nicht geeignet. Musikalisches Phantasiespiel, das symbolische musikalische Nachspielen von Geschehnissen ist durch die kognitive Blockade nicht möglich.

Musik hat jedoch, im Gegensatz zu beispielsweise Wörtern, die vor allem einen Verweis auf etwas ausdrücken, diese verweisende Funktion nicht nötig.

Schon früher in diesem Kapitel wurde eine neurobiologische Untersuchung erwähnt, aus der sich ergibt, daß die Verarbeitung von auditiven Stimuli durch den Gerhirnstamm bei autistischen Personen nicht anders ist und daß Unterschiede vor allem bei den kortikalen Funktionen auftreten. Diese Tatsache unterstreicht die Wichtigkeit der "Konkretheit" von Musik.

7.5 Ein Ansatz zu einer zusammenhängenden musiktherapeutischen Methodik

Musiktherapie ist indiziert, wenn die Musik Kennzeichen besitzt, die bei den Eigenschaften der Behinderung anschließen oder mit ihr übereinstimmen. Das heißt, daß Kennzeichen der Behinderung im musikalischen Verhalten zum Ausdruck kommen und musikalische Prozesse möglich sind, die dadurch, daß auf das musikalische Verhalten eingespielt wird, psychische Prozesse, die zu psychischen Veränderungen führen, aktivieren (siehe im ersten Teil dieses Buches).

Behandlungen mit Musik, die nicht von spezifischen Kennzeichen von Musik ausgehen, wie die verhaltenstherapeutischen Techniken, in denen Musik als einer von vielen Verstärkern verwendet wird, werden hierbei außer Acht gelassen.

7.5.1 Musikalisches Verhalten als Analogie zur autistischen Störung

Wenn man von einigen allgemeinen Merkmalen von Autismus ausgeht (Van Engeland, 1990; Buitelaar, 1992-II) kann gefolgert werden, daß diese Verhaltensweisen ein musikalisches Äquivalent besitzen. Obwohl Musiktherapeuten manchmal feststellen, daß Klienten in der Musiktherapie anders reagieren als außerhalb, ist dieses im Allgemeinen bei Autismus nicht der Fall.
Kennzeichen wie:

- keine sozialen Signale aussenden
- stereotypes Verhalten
- nicht folgen
- nicht imitieren
- kein Frage-Antwort-Spiel
- heftige Reaktionen auf Fremdes und Neues
- Angst vor Komplexität
- Angst vor Variation
- schlechte Augen-Hand Koordination
- schlechte sequentielle Analyse und Synthese

werden auch in der musiktherapeutischen Sitzung hörbar und kommen dadurch zum Ausdruck, daß das Kind sich vom musikalischen Geschehen abwendet oder auf eine sehr selbstbezogene Art mit den Instrumenten beschäftigt ist.

Für die Musiktherapeuten sind die musikalischen oder noch-nicht-musikalischen Verhaltensweisen Ausgangspunkt für die Behandlung. Manchmal betrifft es Verhaltensweisen, die nicht spezifisch musikalisch sind (z.B. keine Imitation, kein Phantasiespiel), andere Verhaltensweisen sind es jedoch schon. In dem Eingehen auf diese Verhaltensweisen und dem Verändern von ihnen kommt der spezifische Charakter der Musiktherapie zum Ausdruck. Tabelle 10 zeigt, sozusagen als Illustration, einige Beispiele für Analogien zwischen allgemeinem und musikalischem Verhalten.

Tabelle 10: Analogie zwischen Behinderung und musikalischem Verhalten

Behinderung	**Musikalisches Verhalten**
Roboterartige Sprache	Geringer Melodieumfang Keine rhythmische Nuancierung
Stereotyp bewegen, Angst vor dem Neuen, Mangel an Variation	Repetierende Motive Keine musikalische Form Ein und dasselbe Tempo oder ein und dieselbe Dynamik Stereotyp steigende und fallende Tonsequenzen Verträgt keine andere Harmonie oder Verzierung
Keine Gemeinsamkeit	Kein Zusammenspiel
Keine Interaktion	Kein Frage-Antwort-Spiel

7.5.2 Musikalische Prozesse, die bei der autistischen Störung anschließen

Der methodische Schritt, der auf die im musikalischen Verhalten festgestellte Analogie der Behinderung folgt, ist das Entwerfen musikalischer Prozesse, die sich darauf ausrichten, durch Veränderung des musikalischen Verhaltens psychische Prozesse in Bewegung zu setzen. Diese musikalischen Prozesse sollten nicht nur auf das beobachtete musikalische Verhalten einspielen, sondern ebenso mit den für die Behandlung von Autismus als geeignet erwiesenen heilpädagogischen Techniken übereinstimmen.

Spielformen, in denen sich ausgehend von Musikstücken, die dem Kind vertraut sind, das Tempo und die Dynamik ändern oder kleine neue Bestandsteile innerhalb der Musikstücke einen Stellenwert erhalten, können die Akzeptanz von etwas Neuem fördern. Instrumentale und vokale Spielformen, in denen Tonhöhe und Rhythmus variieren, kommen der Zielsetzung, die monotone Sprache zu verändern, entgegen. Diese Spielformen sind Beispiele für musikalische Prozesse, die auch, übereinstimmend mit heilpädagogischen Behandlungstechniken, als "Stimulusverstärkung", "Stimulusregulation" und "Stimulusausbreitung" benannt werden können. Die Zunahme des Tempos oder der Dynamik ist beispielsweise eine Form von Stimulusverstärkung, das Einfügen neuer Phrasen zwischen gleichbleibenden Teilen der Rondoform kann als eine Kombination von Stimulusausbreitung und Stimulusregulation gesehen werden.

Die musikalischen Prozesse sind in Hinblick auf Autismus als therapeutische Prozesse aufzufassen, weil die Person sich entwickeln kann, indem auf eine bestimmte Art Musik gemacht wird.

Die wichtigsten Prozesse werden im folgenden Teilabsatz zusammengefaßt. Sie können zugleich an den Stellen, an denen dies nicht ausdrücklich geschieht, als Anleitung zum Handeln für die Praxis aufgefaßt werden.

7.5.2.1 Die Menge anzubietender Information: über Redundanz zu Konservierung und Variation

Redundanz enthält, wie schon der vorherige Abschnitt ergab, an erster Stelle das häufige Wiederholen desselben Stückes, so daß die Information in der Zeit dieselbe bleibt. An zweiter Stelle steht das das Auswählen von Stimuli, die aus nicht allzuvielen unterschiedlichen Teilen bestehen.

Wichtig ist jedoch, daß ein Gleichgewicht zwischen Stimulusbeschränkung und Stimulusvariation besteht, so daß sowohl Überreizung wie Knappheit verhindert wird. Dieses kann in Begriffen wie "Konservierung" und "Variation" zusammengefaßt werden. Beide Begriffe stammen von Piaget und wurden durch Musikpsychologen, die sich mit der Entwicklungspsychologie der Musik beschäftigen, übernommen (siehe Smeijsters, 1987 und 1991a).

Beispiele von Variation in Kombination mit Konservierung:
- konstantes Halten der Melodie und des Rhythmusses, während Tempo, Dynamik oder Timbre (Instrument) sich verändern,
- Verzieren der Melodie wie in einer Variationsform,
- Verändern der Harmonisierung,
- Einführen eines neuen B-Teils zwischen den bekannten A-Teilen einer Rondoform,
- Alternieren: das wiederholte rhythmische Abwechseln zweier unterschiedlicher Verhaltensweisen,
- das Anbieten eines neuen Musikstückes zu einem festen Zeitpunkt, einem festen Platz im Raum und auf demselben Instrument.

Variation verweist ebenfalls auf Begriffe, die von Piaget introduziert wurden. Nur durch Variation des Verhaltens kann das Kind entdecken, daß mit unterschiedlichen Gegenständen unterschiedlich umgegangen werden kann und eine Wechselwirkung zwischen den kognitiven Prozessen der Assimilation (sich dem Gegenstand mit bestehenden Verhaltensmustern annähern) und Akkommodation (das Verhaltensmuster an die Möglichkeiten des neuen Gegenstandes anpassen) entsteht.

7.5.2.2 Die Reaktion des Kindes: über Akzeptanz zur Imitation und Initiation

Der Musiktherapeut versucht zuerst, das Kind mittels musikalischer Empathie zur Akzeptanz der Situation zu bewegen. Musikalische Empathie erfolgt dadurch, daß der Musiktherapeut die Klänge und Bewegungen des Kindes über die "dynamic forms" dieser Klänge und Bewegungen imitiert (Bruscia, 1987; Pavlicevic, 1990). Das heißt, daß musikalische Kennzeichen des musikalischen und nicht-musikalischen Verhaltens des Kindes wie Tempo, Dynamik u.ä. vom Musiktherapeuten im eigenen Spiel übernommen werden.

Durch diese musikalische Empathie seitens des Musiktherapeuten erfährt das Kind Bestätigung in dem, was es macht, und es wird seinerseits dazu aufgefordert, die Klänge und Bewegungen mit der Struktur, die der Musiktherapeut in der Musik anbringt, parallel verlaufen zu lassen. Bestätigung durch den Musiktherapeuten führt folglich zu Offenheit (= das Geöffnet sein für) bei dem Kind und Offenheit ermöglicht Kontakt (= mit dem anderen mitmachen).

Wie schon festgestellt wurde, ist hierbei von einer zirkulären Kausalität die Rede: soziales Verhalten kommt durch Variation zustande, aber Variation wird erst durch soziales Verhalten ermöglicht. Anders gesagt: durch Variation des eigenen Verhaltens wird das Mitmachen mit dem anderen und dadurch sozialer Kontakt möglich. Aber um Variation zu erlangen, ist das Imitieren des anderen und folglich Kontakt notwendig. Im Grunde genommen ist von einer spiralförmigen Entwicklung die Rede. Der Musiktherapeut fängt an, die Grenzen zu öffnen, indem er das Kind imitiert und erreicht dadurch, daß das Kind sich für den sozialen Kontakt öffnet. Damit läßt das Kind seine starren Muster los. Weil es in dem auf diese Weise entstandenen Kontakt mit dem Musiktherapeuten anschließend dessen Verhalten imitiert, wird es mehr und mehr sein eigenes Verhalten variieren. Weil der Musiktherapeut neues Verhalten initiiert, wird das Kind nicht nur das Verhalten des Musiktherapeuten, sondern nach einiger Zeit auch das Erneuern selbst imitieren. Dieses führt schließlich zu Veränderungen, die von dem Kind selber initiiert werden und die einen vollständigen Kontakt ermöglichen, in dem von "Geben" und "Nehmen" gesprochen werden. Inititation durch das Kind selbst kündigt sich häufig dadurch an, daß das Kind spontan ehemals imitiertes Verhalten stelbständig einbringt.

Imitation und Initiation bilden einen wichtigen wechselseitigen Bestandteil der Musiktherapie: wenn der Musiktherapeut etwas Neues einbringt, wird das Kind dazu angesetzt dieses zu imitieren, bringt das Kind etwas Neues ein, dann imitiert der Musiktherapeut. Imitation und Initiation sind ebenfalls wichtige Beobachtungskriterien (Warwick & Müller, 1993).

Zusammengefaßt: auf Imitation seitens des Musiktherapeuten, Offenheit und Imitation seitens des Kindes, erfolgt das Einbringen von etwas Neuem (die Initiation) seitens des Musiktherapeuten, die Imitation hiervon seitens des Kindes und schließlich die Initiation von etwas Neuem seitens des Kindes selbst. Variation des Verhalten des Kindes hat Bestätigung, Offenheit und Kontakt als Basis. Ohne Bestätigung keine Offenheit, ohne Offenheit kein Kontakt und ohne Kontakt keine Veränderung.

Das Einführen von etwas Neuem vom Musiktherapeuten kann nur allmählich erfolgen, weil autistische Kinder und Erwachsene auf Variationen, die zum falschen Zeitpunkt stattfinden mit Ausbrüchen, mit oder ohne autoaggressivem Verhalten, reagieren.

Was die Ebenen der Veränderung betrifft, ist von Stufen mit einem steigendem Schwierigkeitsgrad die Rede, das heißt, daß die einfachste Ebene am schnellsten zu realisieren ist und daß die schwierigste Ebene erst später, nachdem die einfacheren Ebenen passiert wurden, erreicht wird. Wenn wir diesen und den vorigen Abschnitt in Ebenen zusammenfassen, entsteht das folgende Bild:

Ebene 1: der Musiktherapeut bietet Musik mit einem sehr redundanten Charakter an, die von dem Kind akzeptiert wird.

Ebene 2: der Musiktherapeut arbeitet mit Konservierung und Variation und das Kind akzeptiert, daß der Musiktherapeut Veränderungen im musikalischen Verhalten anbringt. Es äußert dieses dadurch, daß es nicht länger mit abwehrendem Verhalten reagiert (weinen, auf den Boden fallen u.ä.).

Ebene 3: das Kind reagiert positiv auf Veränderungen, es zeigt, daß es an den neuen musikalischen Elementen, die der Musiktherapeut einbringt, Gefallen findet.

Ebene 4: das Kind kommt zur Variation des eigenen Verhaltens, indem es den Musiktherapeuten imitiert. Diese Imitation kennt wiederum unterschiedliche Kontakt-Ebenen:

- Imitation mit Abstand im Raum
- auf einem Instrument spielen, das sich von dem Instrument des Musiktherapeuten unterscheidet
- auf demselben Instrument spielen wie der Musiktherapeut
- zusammen auf einem Instrument spielen
- erst spielen, wenn der andere fertig ist
- zugleich spielen, in Form von Synkopen
- zugleich spielen

Ebene 5: das Kind initiiert selber Veränderungen und der Musiktherapeut nimmt das, was das Kind macht in seinem eigenen Spiel auf.

7.6 Übrige Richtlinien und Zusammenfassung

In diesem letzten Abschnitt werden noch einige andere methodische Aspekte in Form von Richtlinien zusammengefaßt.

Daß Musik Kontakt ermöglicht, ist eine Folge der Tatsache, daß sie als intermediäres Objekt fungiert: eine indirekte Art von Kommunikation. Das Singen kann dementsprechend auch als ein Mittelweg zwischen verbalem und nonverbalem Kontakt gesehen werden.

Was die Kognition und Sprache betrifft, ist es wichtig, daß abstrakte Begriffe vermieden werden. Mit Hilfe von Ergänzungsliedern können neue Worte erlernt werden und durch die musikalischen Kennzeichen von dem Lied kann das roboterartige Sprechen beeinflußt werden.

Eine musikalische Improvisation ist ganz besonders zur Übung unterschiedlicher Graduierungen von Kontakt geeignet: Imitation, Initiation, Solo, warten bis du an die Reihe kommst, usw.

Die folgenden Schemata sind Zusammenfassungen.

DIE BEHINDERUNG

Autismus = "Tiefgreifend" (diffus) + Entwicklungsstörung

Ursachen:

1. Psychosoziale Faktoren wie Versorgung und Erziehung (keine Hinweise)
2. Genetische Faktoren: fragiles X-Syndrom (geringe Hinweise)
3. Kortikale neurologische Dysfunktionen in beiden Hemisphären (z.B. durch Krankheiten, prä- und perinatale Komplikationen) + Dysfunktionen in den subkortikalen Gebieten, die verantwortlich sind für die Selektion und Verarbeitung von Reizen (Formatio Reticularis); (viele Hinweise)

Resultiert in einer basalen psychologischen Störung:

Kognitive Störung:

- Sprache
- Ordnen neuer, komplexer Informationen
- kodieren
- abstrahieren
- sich in einen anderen hinein versetzen

Mit kennzeichnenden Folgen:

Spezifisch (typisch für Autismus):

- Sozial (u.a. kein Bewußtsein für den anderen, den anderen wie ein Möbelstück behandeln, keine Imitation, keinen Trost suchen, kein Spielverhalten)
- Kommunikativ (u.a. schlecht entwickeltes Sprechen, nicht gebärden oder grüßen, kein Augenkontakt, Echolalie, Monotonie im Sprechen, "Du" anstelle von "Ich")

Halb-spezifisch (öfters bei Autismus):

- Beschränktes Muster von Beschäftigungen (Fixierung auf Teile von Objekten, Rituale, Mangel an Variation)

Nicht-spezifisch (nicht öfters bei Autismus):
- geschäftig, destruktiv, aggressiv

Kognitive Abwehrmechanismen: sich Zurückziehen aus dem Kontakt und stereotype Verhaltensweisen können als Prozesse aufgefaßt werden, die dafür sorgen, daß der Informationsstrom dosiert wird.

Differentialdiagnose: von der frühkindlichen Psychose, geistigen Behinderung, Lernstörung, Kommunikationsstörung, Rett-Störung, Desintergrativen Störung im Kindesalter und Asperger-Störung zu unterscheiden.

HEILPÄDAGOGISCHE METHODEN

Begrenzte Erziehbarkeit

Spezifisch: Stimulieren von Kontakt

Halb-Spezifisch: Vermindern der Rigidität

Nicht-Spezifisch: Wegnehmen des destruktiven Verhalten

Struktur durch Manipulation des Stimulus, z.B.:

- Stimulusreduktion (weniger Stimuli)
- Stimulusselektion (die Auswahl einschränken)
- Stimulusverstärkung (die Aufmerksamkeit verschieben)
- Stimulusregulation (die Reihenfolge konstant halten)

und das Anbieten eines Gleichgewichtes zwischen Stimulusbeschränkung und Stimulusvariation: z.B.

- imitieren und variieren
- hin und her, Verstecken
- mit Klängen und Wörtern spielen

Nicht indiziert sind analytisch orientierte Therapieformen (z.B. symbolische Spieltherapie)

BEISPIELE MUSIKTHERAPEUTISCHER METHODEN

Zwischen den Klammern stehen als Beispiel ein oder zwei Namen von Musik-therapeuten. Die Namen sind exemplarisch, Vollständigkeit wird nicht angestrebt.

Kognitiv (kommt den Schwierigkeiten beim Abstrahieren, Ordnen und Kodieren entgegen):
- Geräusche machen und benennen (Alvin & Warwick)
- begriffsmäßige Gegensätze erfahren lassen (Weber)
- Lieder mit konkreten Texten (Fischer)
- mit Tempo und Tonhöhe arbeiten (Edgerton)

Sprache:
- an der Monotonie arbeiten (Weber)
- Ergänzungslieder (Nordoff & Robbins, Weber)

Sozialisierung (Kontakt schließen):
- pränatale Klänge (Benenzon)
- redundante Klänge (Feuser)
- intermediäres Objekt (Benenzon)
- "dynamic forms" (Pavlicevic)
- geben und nehmen (Nordoff & Robbins)
- Synkopen (Levinge)
- Nähe und Abstand (Schumacher)

Stereotypes Verhalten vermindern:
- Variationen in Parametern (Alvin, Nordoff & Robbins)
- Variationen in der Form (Alvin, Nordoff & Robbins)
- alternieren (Lecourt)
- "off-beat" (Lecourt)
- Pausen (Schumacher)

WARUM MUSIKTHERAPEUTEN ZUFOLGE MUSIKTHERAPIE INDIZIERT IST

Empirische Befunde:

Musik sorgt für:
- Abnahme des stereotypen Verhaltens
- Zunahme des Kontaktes

Weil:
- "Musik immer durchdringt"
- "Musik an die Gebärmutter erinnert"
- "Musik redundant ist" (Stimulusreduktion)
- "Musik strukturiert" (Stimulusregulation)
- "Musik Variationskunst ist" (Stimulusausbreitung)
- "Musik konkret ist"

BESTANDTEILE EINER MUSIKTHERAPEUTISCHEN METHODIK

Herstellen und Ausbreiten von Kontakt

Redundanz: Einschränken des musikalischen Angebotes durch den Musikthera-peuten mit Hilfe von Stimulusmanipulation

Imitation & Initiation: Abwechseln und Imitieren des Klienten und Einbringen eigener musikalischer Elemente seitens des Musiktherapeuten, komplementär zum Einsatz von (nicht)-musikalischen Elementen und zum Imitieren seitens des Klienten

Nähe & Abstand: Anschließen bei dem, was das Kind macht, und dadurch das Selbstbewußtsein des Kindes und das Gefühl, in der Umgebung aufgenommen zu werden, vergrößern, abwechselnd mit dem Bewahren eines sicheren Abstandes

Variieren des Verhaltensmusters

Konservierung & Variationen: Einfügen des Neuen in das Alte durch Veränderungen in den Parametern und in der Form, indem zugleich andere musikalische Elemente konstant gehalten werden

Literatur

Alvin, J. (1983). Music for the handicapped child. Oxford University Press, Oxford.

Alvin, J. & A. Warwick (1991). Music therapy for the autistic child. Oxford University Press, Oxford.

Balint, M. (1991). Angstlust und Regression. Klett-Cotta, Stuttgart.

Beek, R. van der (1994). Triangel in de jungle. Muziektherapie bij kinderen met een PDD-NOS. Eindscriptie Conservatorium Hogeschool Enschede.

Beknopte handleiding bij de Diagnostische Criteria van de DSM-IV (1995). Swets & Zeitlinger, Lisse.

Benenzon, R.O. (1983). Einführung in die Musiktherapie. Kösel-Verlag, München.

Benenzon, R.O. Music therapy as a treatment for autistic clients. Unpublished manuscript.

Berckelaer-Onnes, I.A. van (1992). 'Leven naar de letter.' Tijdschrift voor Orthopedagogiek, 31, 413-424.

Berckelaer-Onnes, I.A. van & A.W.M. Snijders-Oomen (1982). Autisme in ontwikkeling. Swets & Zeitlinger, Lisse.

Beresford-Peirse, S. (1990). Development of speech through music. Paper presented at the Nordoff & Robbins Music Therapy Centre, London.

Blackstock, E.G. (1978). 'Cerebral asymmetry and the development of early infantile autism.' Journal of Autism and Childhood Schizophrenia, 8 (3), 339-353.

Blomquist, H.K., M. Bohman, S.O. Edvinsson, C. Gillberg, K.H. Gustavson, G. Holmgren & J. Wahlstrom (1985). 'Frequency of the fragile X syndrome in infantile autisme.' Clinical Genetics, 27, 113-117.

Bruscia, K.E. (1987). Improvisational models of music therapy. Charles C. Thomas Publisher, Springfield-Ilinois.

Bryan, A. (1982). 'Autistic group case study.' Journal of British Music Therapy, 16-21.

Buitelaar, J.K. (1992). 'Recente ontwikkelingen in het onderzoek van autisme I: classificatie, epidemiologie, genetica, sociaal gedrag en cognitie.' Tijdschrift voor psychiatrie, 34, 3, 144-157.

Buitelaar, J.K. (1992). 'Recente ontwikkelingen in het onderzoek van autisme II: neurobiologie.' Tijdschrift voor psychiatrie, 34, 4, 268-280.

Burke, K. (1991). 'Music therapy in working through a pre-schooler's grief.' In: K.E. Bruscia (ed), Case studies in music therapy. Barcelona Publishers, Phoenixville-PA.

Clarkson, G. (1991). 'Music therapy for a nonverbal autistic adult.' In: K.E. Bruscia (ed), Case studies in music therapy. Barcelona Publishers, Phoenixville-PA.

Cohen, D.J. & A.M. Donnellan (1987). Handbook of autism and pervasive developmental disorders. Wiley & Sons, New York.

Cohen, D.J., R. Paul & F.R. Volkmar (1987), 'Issues in the classification of pervasive developmental disorders and associated conditions. In: D.J. Cohen & A.M. Donnellan (eds), Handbook of autism and pervasive developmental disorders. John Wiley & Sons, New York.

Damasio, A. & R. Maurer (1978). 'A neurological model for childhood autism.' Archives of neurology, 35, 777-786.

Edgerton, C.L. (1994). 'The effect of improvisational music therapy on the communicative behaviors of autistic children.' Journal of Music Therapy, XXXI, 1, 31-62.

Engeland, H. van (1990). 'Autisme en psychosen.' In: W. Vandereycken, C.A.L. Hoogduin & P.M.G. Emmelkamp, Handboek psychopathologie deel 1. Bohn Stafleu Van Loghum, Houten/Antwerpen, 1990.

Engeland, H. van (1992). Biological aspects: information processing, neuropeptides and behaviour. Paper presented at the IVth Congress on Autism, Den Haag.
Erdonmez, D. (1992). Current directions in cerebral dominance research. Applications for music therapy. Paper.
Feuser, G. (1988). 'Grundlegende Aspekte eines Verständnisses des "kindlichen Autismus".' Musiktherapeutische Umschau, 9, 29-54.
Fischer, R. (1991). 'Original song drawings in the treatment of a developmental disabled, autistic adult.' In: K.E. Bruscia (ed), Case studies in music therapy. Barcelona Publishers, Phoenixville-PA.
Gillberg, C. e.a. (1990). 'Autism under age 3 years: a clinical study of 28 cases referred for autistic symptomps in infancy.' Journal of Child Psychology and Psychiatry, 31, 6, 921-934.
Graves, E. (1990). Children with communication difficulties. Paper presented at the Nordoff & Robbins Music Therapy Centre, London.
Gustorff, D. & L. Neugebauer (1988). 'Ein Lied, ein Lied für Bahman.' Musiktherapeutische Umschau, 9, 79-88.
Hairston, M.J.P. (1990). 'Analyses of responses of mentally retarded autistic and mentally retarded nonautistic children to art therapy and music therapy.' Journal of Music Therapy, 3, 1990, 137-150.
Hanser, S.B. (1987). Music therapist's handbook. Warren H. Green Inc. St. Louis-Missouri.
Heimlich, E.P. (1975). 'An auditory-motor percussion test for differential diagnosis of children with communication difficulties.' Perceptual and Motor Skills, 40, 839-845.
Hoekman, J. & J.J.C. Kwakkel-scheffer. 'Autisme.' In: R. de Groot, K. Doornbos, J.D. van der Ploeg & P.A. de Ruyter (red), Handboek orthopedagogiek. Wolters-Noordhoff, Groningen.
Holland, P. & S. Hall (1992). Autism - Holding therapy in sound, "Thomas's Music". Paper presented at the conference Music Therapy in Health and Education in the European Community, Cambridge.
Howlin, P. & M. Rutter (1989). 'Mother's speech to autistic children: a preliminary causal analysis.' Journal of Child Psychology and Psychiatry, 30, 819-844.
Janus, L. (1990). Die Psychoanalyse der vorgeburtlichen Lebenszeit und der Geburt. Centaurus-Verlagsgesellschaft, Pfaffenweiler.
Kehrer, H.E. (1988). 'Das autistische Syndrom.' Musiktherapeutische Umschau, 9, 20-28.
Kraijer, D.W. (1991). Zwakzinnigheid, autisme en aan autisme verwante contactstoornissen. Swets & Zeitlinger, Amsterdam/Lisse.
Kraijer, D.W. & G.F. Nelck (1989). 'Zwakzinnigheid, pervasieve ontwikkelingsstoornissen en aetiologie.' Nederlands Tijdschrift voor Zwakzinnigenzorg, 15, 4, 171-192.
Kuiper, A.H. (1993). 'Muziektherapie en pervasieve ontwikkelingsstoornissen.' Tijdschrift voor Kreatieve Therapie, 12 (1), 11-15.
Lecourt, E. (1991). 'Off-beat music therapy: a psychoanalytic approach to autism.' In: K.E. Bruscia (ed), Case studies in music therapy. Barcelona Publishers, Phoenixville-PA.
Levinge, A. (1990). '"The use of I and Me": music therapy with an autistic child.' Journal of British Music Therapy, 2, 15-18.
Lovaas, O.I. (1987). 'Behavioral treatment and normal educational and intellectual functioning in young autistic children.' Journal of Consulting and Clinical Psychology, 55, 1, 3-9.
Mahler, M.S., F. Pine & A. Bergman (1990). Die psychische Geburt des Menschen. Symbiose und Individuation. Fischer Taschenbuch Verlag, Frankfurt am Main.
Mahns, B. (1988). 'Musiktherapeutische Ansätze in der Praxis mit autistischen Kindern und Jugendlichen.' Musiktherapeutische Umschau, 9, 68-78.

Mengedoht. T. (1988). 'Begegnung mit Karin.' Musiktherapeutische Umschau, 9, 89-99.
Michel, D.E. (1985). Music therapy. An introduction, including music in special education. Charles C. Thomas Publisher, Springfield-Illinois.
Minderaa, R.B. (1987). 'Kinderlijk autisme, een neuropsychiatrische ontwikkelingsstoornis.' Janssen Medisch-Wetenschappelijk Nieuws, 2, 247-255.
Minderaa, R.B. (1990). 'Kinderen met autisme en aan autisme verwante contact- en communicatiestoornissen.' In. G.H. van Gemert, R.B. Minderaa & R.A.M. van der Peet (red), Consultatie bij geestelijk gehandicapten met een ernstige gedragsstoornis. St. Kinderstudies, Groningen.
Niedecken, D. (1989). Namenlos. Piper, Zürich.
Nordoff, P. & C. Robbins (1986). Schöpferische Musiktherapie. Gustav Fischer Verlag, Stuttgart.
O'Connell (1974). 'The musical life of an autistic boy.' Journal of Autism and Childhood Schizophrenia, 4, 3, 223-229.
Pavlicevic, M. (1990a). Dynamic interplay in clinical improvisation. Journal of British Music Therapy, 2, 5-9.
Pavlicevic, M. (1990b). The interplay of dynamic forms in clinical musical improvisation. Vorlesung Fachtagung Klang-Kunst-Kommunikation, Hamburg.
Pedersen, I. Nygaard (1992). 'Musikterapi med autistiske klientmaalgrupper.' Nordisk Tidsskrift for Musikkterapie, 1 (1), 5-13.
Pedersen, I. Nygaard (1993). 'Music therapy with autistic clients.' Musiikkiterapia. The Finnish Journal of Music Therapy, 1-2, 48-68.
Peeters, T. (1994). Autisme. Van begrijpen tot begeleiden. Hadewijch, Antwerpen-Baarn.
Rapin, I. (1987). 'Searching for the cause of autism: a neurologic perspective.' In: D.J. Cohen & A.M. Donnellan, Handbook of autism and pervasive developmental disorders. Wiley & Sons, New York.
Robbins, C. (1990). Edward. Paper presented at the Nordoff & Robbins Music Therapy Centre, London.
Roeyers, H. &. K. Impens (1993). 'Onderzoek naar de perspectiefnemingsvaardigheden van kinderen met autisme.' Tijdschrift voor Orthopedagogiek, 32, 271-281.
Rogers, C.R. (1961). On becoming a person. Houghton Mifflin Company, Boston.
Rutter, M. (1985). 'The treatment of autistic children.' Journal of Child Psychology and Psychiatry, 26, 2, 193-214.
Rutter, M. (1992). Genetic aspects. Paper presented at the IVth Congress on Autism, Den Haag.
Rutter, M. & E. Schopler (1987). 'Autism and pervasive developmental disorders: concepts and diagnostic issues.' Journal of Autism and Developmental Disorders, 17, 2, 159-186.
Schulz, M. (1987). 'Stereotypic movements and music therapy.' Journal of British Music Therapy, 1987, 11- 16.
Schumacher, K. (1994). Musiktherapie mit autistischen Kindern. Gustav Fischer Verlag, Stuttgart.
Smeijsters, H. (1987). Muziek en psyche. Thema's met variaties uit de muziekpsychologie. Van Gorcum, Assen/Maastricht.
Smeijsters, H. (1991a). De muzikale ontwikkeling van foetus tot adolescent. Hogeschool Nijmegen, Nijmegen.
Smeijsters, H. (1991b/1994). Muziektherapie als psychotherapie. Van Gorcum, Assen / Maastricht. Gustav Fischer Verlag, Stuttgart.
Snijders-Oomen, A.W.M. (red), M.M.E. Tuinsma, M.E. & R.H. van der Eijk (1990). Autisme en verwante communicatiestoornissen, behandeling bij jonge kinderen. Dekker & Van de Vegt, Assen.

Soraci, S., C.W. Deckner, C. McDaniel & R.I. Blanton (1982). 'The relationship between rate of rhythmicity and the stereotypic behaviors of abnormal children.' Journal of Music Therapy, XIX (1), 46-54.

Standley, J.M. & C.K. Madsen (1990).'Comparison of infant preferences and responses to auditory stimuli: music, mother, and other female voice.' Journal of Music Therapy, XXVII (2), 54-97.

Thaut, M. (1988). 'Measuring musical responsiveness in autistic children: A comparative analysis of improvised musical tone sequences of autistic, normal, and mentally retarded individuals.' Journal of Autism and Developmental Disorders, 18 (4), 561-571.

Tinbergen, N. & E.A. (1984). Autismus bei Kindern. Verlag Paul Parey, Berlin.

Tustin, F. (1981). Autistic states in children. Routledge & Kegan Paul, London.

Verhey, F. & H. van Loon (1993). 'Aan autisme verwante stoornissen; een ontwikkelings-psychopathologische benadering als model voor hulp op maat.' Tijdschrift voor Psychiatrie, 35, 9, 577-589.

Verhey, F., J.E. de Boer & R.B. Minderaa (1988). 'Aan autisme verwante contactstoornissen.' Janssen Medisch-Wetenschappelijk Nieuws, 3, 257-264.

Verhulst, F.C. (1990). 'Psychosen op de kinderleeftijd.' In: J.A.R. Sanders-Woudstra & H.F.J. de Witte, Leerboek kinder- en jeugdpsychiatrie. Van Gorcum, Assen/Maastricht.

Videsot, M. & G.M. Rossi (1992). An experience of music therapy with autistic subjects. Paper presented at the conference Music Therapy in Health and Education in the European Community, Cambridge.

Warwick, A. & P. Müller (1993). 'Autistic children. The effects of maternal involvement in music therapy.' In: M. Heal & T. Wigram (eds), Music therapy in health and education. Jessica Kingsley Publishers, London.

Weber, C. (1991). 'Musiktherapie als therapeutische Möglichkeit beim autistischen Syndrom.' Musik-, Tanz-, und Kunsttherapie, 2, 66-74.

Wigram, T. (1991a). A model of assessment and differential diagnosis of handicap in children through the medium of music therapy. Paper.

Wigram, T. (1991b). 'Music therapy for a girl with Rett's syndrome: balancing structure and freedom.' In: K.E. Bruscia (ed), Case studies in music therapy. Barcelona Publishers, Phoenixville-PA.

Wigram, T. (1992). Developmental strategies with autistic children in music therapy. Paper presented at the conference Music Therapy in Health and Education in the European Community, Cambridge.

Wing, L. (1991). Diagnosis of disorders in the autistic continuum. Paper presented in Skive-Denmark.

Wing, L. & A. Attwood (1987). 'Syndromes of autism and atypical development.' In: D.J. Cohen & A.M. Donnellan (eds), Handbook of autism and pervasive developmental disorders. John Wiley & Sons, New York.

Wing, L. & J. Gould (1979). 'Severe impairments of social interactions and associated abnormalities in children: epidemiology and classification.' Journal of Autism and Developmental Disorders, 9, 11-29.

8 Heilpädagogische Musiktherapie mit geistig Behinderten

Der nachfolgende Text behandelt die heilpädagogische Musiktherapie mit geistig Behinderten. An einigen Stellen wird darüber hinaus eine Verbindung zur Psychotherapie gelegt. Unter Berücksichtigung des Ausgangspunktes dieses Buches werden die heilpädagogischen Zielsetzungen in der Erörterung der Musiktherapie mit geistig Behinderten mit den psychotherapeutische Zielsetzungen gleichgestellt, wenn nachgewiesen werden kann, daß auch sie dem Analogie-Kriterium der Indikation entsprechen.

Der Gedankengang beinhaltet entsprechend dem Analogie-Kriterium, daß mit den spezifischen Kennzeichen der Störung bzw. der Behinderung als Ausgangspunkt angedeutet werden sollte, wie die kennzeichnenden (psychischen) Prozesse der Behinderung im musikalischen Verhalten zum Ausdruck kommen und wie diese (psychischen) Prozesse mit Hilfe von musikalischen Prozessen beeinflußt werden können. Bei der Arbeit mit heilpädagogischen Zielsetzungen handelt es sich hierbei nicht um "Heilung", sondern um "Entwicklung" und "Wachstum".

8.1 Wichtige Kennzeichen der geistigen Behinderung und die daran anschließende heilpädagogische Behandlung

Es würde zu weit führen eine vollständige Übersicht der Information wiederzugeben, die über die geistige Behinderung zur Verfügung steht. Dazu wird unter anderem auf die Handbücher von Van Gennep (1987, 1988) und Sanders-Woudstra (1990) verwiesen. Hier wird auf die Kennzeichen der geistigen Behinderung eingegangen, die für eine heilpädagogische und musiktherapeutische Behandlung Anhaltspunkte bieten.

8.1.1 Kennzeichen der geistigen Behinderung

Körperliche und motorische Aspekte

Allgemein gilt, je früher der Entwicklungsrückstand auftritt, desto größer ist der Grad der geistigen Behinderung (Van Gennep, 1987).

Was sich als erstes manifestieren kann, sind Beeinträchtigungen der sensomotorischen Entwicklung während des ersten Lebensjahres. Kennzeichnend für schwerst geistig Behinderte ist ein Eintwicklungsrückstand in der sensomotorischen Entwicklung. Hierbei handelt es sich beispielsweise um das Maß, in dem der Behinderte die Umgebung wahrnimmt, wie er mit der Umgebung in Kontakt treten und sich in dieser Umgebung bewegen und äußern kann.

Die sensomotorischen Probleme der schwerst geistigen Behinderung können durch sichtbare körperliche Kennzeichen und Verhaltensprobleme (Aggression, Selbstverstümmelung, Hyperaktivität usw.) begleitet werden. Oft ist hierbei die Rede von einer Mehrfachbehinderung (motorische Behinderung, Epilepsie).

Sozial-emotionale Aspekte

Bei schwer geistig Behinderten wird der Rückstand vor allem in der mangelhaften Fähigkeit zur Selbsthilfe und Kommunikation während des zweiten und dritten Lebensjahres sichtbar. Auch bei schwer geistig Behinderten kann außerdem die Rede von körperlichen Kennzeichen, Verhaltensproblemen und einer Mehrfachbehinderung sein.

Die mittelschwere geistige Behinderung manifestiert sich in einem Rückstand im Bereich der Sozialisation und der schulischen Fähigkeiten während des vierten Lebensjahres.

Kognitive Aspekte

Kognitive Aspekte haben unter anderem einen Bezug auf das Konzentrationsvermögen, das Gedächtnis, die Sprache und das Lernvermögen (Van Gennep, 1987). Konzentrationsmangel kann sowohl durch Angst vor dem Versagen, als auch durch Unvermögen relevante Stimuli zu entdecken verursacht werden.

Das weniger gute Funktionieren des Gedächtnisses scheint vor allem die Folge von (unzureichenden) Übungstrategien zu sein, die die Information vom Kurzzeit- zum Langzeitgedächtnis übertragen.

Die Sprachentwicklung bleibt zurück und das Lernvermögen wird durch das unzureichende Vermögen zur Informationsstrukturierung gehemmt.

8.1.2 Funktionsebenen

Timmers-Huigens (1982) erwähnt vier Erfahrungsphasen, die zum Teil den Entwicklungsstadien Piagets (1970) entsprechen.

Bei Timmers-Huigens ist von der "körpergebundenen Erfahrungsphase" die Rede, in der der Behinderte die Welt durch seinen Körper erfährt und der "assoziativen Erfahrungsphase", in der eine einfache Beziehung zwischen einem Gegenstand und dessen Funktion entsteht. Außerdem nennt er die "strukturierende Phase", in der Verbindungen zwischen mehreren Dingen gelegt werden und die "gestaltende Erfahrungsphase", in der die Informationen aus der Umgebung kreativ verarbeitet werden.

Die Stadien von Piaget werden von Sanders-Woudstra (1990), die eine Verbindung zwischen diesen Stadien und den Ebenen der geistigen Behinderung legt, integral übernommen.

Sie hält die sensomotorische Phase (Funktionsalter 0-2 Jahre), die vor allem durch das Entdecken und Anwenden von Zusammenhängen zwischen Bewegungen und deren Folgen gekennzeichnet ist, als bezeichnend für die schwer geistig Behinderten (IQ 20-34). Bei den mittelschwer geistig Behinderten (IQ 35-49), hierzu gehören Personen mit dem Down-Syndrom, bezeichnet sie das Kleinkindhafte und das Denken in magischen Zusammenhängen als kennzeichnend. Dieses wurde von Piaget dem prälogischen

Stadium zugeordnet (Funktionsalter 2-7 Jahre). In diesem Stadium kann aus der Sicht des Kindes ein Stein Schmerzen erleiden, können Träume Wirklichkeit sein und scheint die Umgebung durch geheimnisvolle Mächte beeinflußt zu werden. Im zweiten Teil dieses Stadiums entwickelt das Kind Begriffe und ist es in der Lage, Objekte zu klassifizieren.

8.1.3 Heilpädagogische Fürsorge

Heilpädagogische Fürsorge kann aus "Behandlung", "Entwicklung", "Umgang" und "Emanzipation" bestehen (Van Gennep, 1987).

Bei der "Behandlung" handelt es sich um das Beheben von Problemen im sozial-emotionalen Funktionieren. Behandlung schließt an die Psychotherapie an. So kann beispielsweise von aggressivem und selbstverstümmelndem Verhalten, von Angst und Zurückgezogenheit, Hyperaktivität, stereotypem Verhalten oder Pica die Rede sein. Abhängig von der dahinter stehenden Theorie findet die Behandlung mit Medikamenten, mit Spieltherapie und Beziehungstherapie, durch Verhaltensmodifikation oder Milieutherapie (Van Gennep, 1987) statt.

Von "Entwicklung" ist die Rede, wenn bei der Fürsorge die üblichen Erziehungsziele im Mittelpunkt stehen. Diese Erziehungsziele werden durch den geistig Behinderten, im Vergleich zu einem nicht-geistig Behinderten, langsamer erreicht und auf einer niedrigeren Ebene realisiert. Das betrifft die Entwicklung der Motorik, der Wahrnehmung, des Denkens, der Sprache, der Emotion, des sozialen Umgangs, des Übernehmens kultureller Errungenschaften und der Entwicklung des "Selbst". Charakteristisch für die heilpädagogischen Methoden sind unter anderem die Arbeit in kleinen Schritten, die Aufmerksamkeitserregung und das Fördern der Konzentration durch Signale und Stimulusmanipulation (Kraijer, 1991 [1]), das Lernen durch Beobachten, das Fördern von Erfolgserlebnissen durch intrinsische und extrinsische Verstärkung, Übung und Wiederholung, damit Informationen in das Langzeitgedächtnis übermittelt werden und die Koppelung von Worten an die Handlung (Van Gennep, 1987).

Bezüglich der Entwicklung in Tagesstätten kann festgestellt werden, daß die Zielsetzungen in der Schulsituation (ZMLK[2]) einen breit gefächerten Charakter haben, in dem es hauptsächlich um den Erwerb von unterschiedlichen Kenntnissen und Fähigkeiten geht, wohingegen in Einrichtungen wie dem KDV[3] und DVO[4] hauptsächlich soziale Fähigkeiten und Integration zentral stehen.

---

[1] Siehe hierzu das Kapitel über Autismus.

[2] ZMLK = Schule für Kinder, die sehr große Lern-Schwierigkeiten haben (IQ 35-49, mittelschwer geistig behindert, prälogisches Denken)

[3] KDV = Kindertagesstätte für geistig und mehrfach Behinderte (IQ 20-34, schwer geistig behindert, sensomotorisch)

[4] DVO = Tagesstätte für Ältere (mit dem KDV vergleichbar, jedoch etwas höheres Niveau)

“Umgang” weist auf das Zusammenleben in einer “so gewöhnlich wie möglichen Wohnumgebung” (Van Gennep, 1987) hin. Die Lebensart geistig Behinderter wird, soweit wie möglich und gewünscht, auf das Leben nicht-geistig Behinderter abgestimmt. Es ist die Absicht, daß der geistig Behinderte sich in der Gesellschaft zurechtfinden kann. Hieraus ergibt sich, daß danach gestrebt wird, den geistig Behinderten nicht in eine Einrichtung aufnehmen zu lassen oder, wenn doch die Rede von einer Aufnahme ist, ihn wieder in die Gesellschaft zurückkehren zu lassen.

“Emanzipation” bedeutet, sich durch den Einfluß auf die Mentalität anderer und auf die polistische Führung für die gesellschaftliche Position geistig Behinderter einzusetzen. Es handelt sich hierbei um die Abschaffung von Bevormundung und Beherrschung und eine neue Sicht auf die gesellschaftliche Rolle (Van Gennep, 1987).

8.2 Musiktherapeutische Methoden

Wenn von den Problemen und Entwicklungsaspekten und den dazugehörigen heilpädagogischen Arten der Fürsorge ausgegangen wird, die nach Van Gennep (1987) skizziert wurden, kann die Frage gestellt werden, worauf sich die bestehenden musiktherapeutischen Methoden richten. Die Zielsetzung dieses Abschnittes ist, diese Frage mit Hilfe einer Inventarisierung zu beantworten.

Obwohl sich dieser Streifzug nur auf die Kategorien “Behandlung” und “Entwicklung” beschränkt, wird als Einstieg auf die heilpädagogische Musiktherapie, wie sie von Goll (1993) erarbeitet wurde, eingegangen. Er wählt als Ausgangspunkte die “Normalisierung” und die “Integration”, die den Konzepten “Umgang” und “Emanzipation” gleichen. Normalisierung beinhaltet, daß geistig Behinderten keine kindischen oder unnatürlichen Situationen angeboten werden (z.B. Kinderlieder, einfache Instrumente, ein pränataler Raum). Geistig Behinderte sollten, laut Goll, dasselbe musikalische Instrumentarium und Material zur Verfügung haben wie nicht-geistig Behinderte.

In diesem Zusammenhang gleicht Goll auch die Bedeutung des ISO-Prinzipes an. Anstatt einer Behandlung, die sich dem geistig Behinderten anpaßt, setzt er eine Behandlung an, die mit der Behandlung einer nicht-behinderten Person vergleichbar ist.

Dieser Ausgangspunkt scheint Musiktherapieformen, in denen versucht wird beim vorausgesetzten kognitiven Funktionsniveau geistig Behinderter anzuschließen, zu widersprechen. Die Frage, um die es sich hierbei eigentlich handelt, ist die, ob die Emanzipation nur dadurch gefördert werden kann, daß bei Behinderten genau angesetzt wird wie bei Nicht-Behinderten, oder daß man ihr Anderssein akzeptiert. Es ist eine schwierige Frage, weil sowohl die Beziehung zwischen dem kognitiven und emotionellen Funktionsniveau als auch ethische Aspekte hiermit verbunden sind.

Da das Konzept von Goll sich auf schwer geistig Behinderte bezieht, taucht die Frage auf, ob die dargestellte Vorgehensweise auch von geistig Behinderten als solche begriffen wird und ob dadurch, daß nicht mit spezifisch entworfenen Situationen gearbeitet wird, die Musiktherapie nicht zu kurz kommt. Ein derartiges Problem entsteht außerdem in einem größeren Zusammenhang bezüglich des Diagnostizierens.

Diagnostizieren wird oft als "Etikettierung" verurteilt. Trotzdem ist es so, daß eine richtige Diagnose es ermöglicht, eine richtige Indikation zu stellen, die geeignetste Behandlung zu wählen und damit dem Klienten am besten zu helfen. Goll schlägt jedoch vor, Begriffe wie "Diagnose", "Indikation" und "Behandlung" aus der heilpädagogischen Musiktherapie zu streichen. Diese Begriffe stammen tatsächlich aus dem medizinischen und psychotherapeutischen Modell. Wenn es sich ausschließlich um Umgang und Emanzipation handeln würde, dann wären diese Begriffe fehl am Platze. Aber geistig Behinderte bedürfen manchmal einer Behandlung und auch für den Bereich der Entwicklung gilt, daß die inhaltliche Aussage von Diagnose und Indikation wichtiger ist als ihr Ursprung. Bei Entwicklung handelt es sich ja auch um Fragen wie: "Was kann jemand oder was kann jemand nicht?" (Diagnose) und "Warum kann Musiktherapie von Bedeutung sein?" (Indikation).

Integration hat, aus der Sicht Golls, einen Bezug auf die Teilnahme des Klienten an musikalischen Aktivitäten außerhalb der Musiktherapiesitzung (z.B. Konzertbesuch). Derartige Aktivitäten sind von allgemeiner heilpädagogischer Art und es ist die Frage, ob sie zu dem spezifischen Gebiet der Musiktherapie gehören.

Für Goll ist die heilpädagogische Musiktherapie keine Psychotherapie und obwohl er den Begriff "Förderung" zentral stellt, kann seine Anschauung doch am besten als eine Art Musiktherapie, die ein Teilstück einer breit angelegten heilpädagogischen Begleitung ist, gesehen werden, in der es vor allem um Umgang und Emanzipation geht.

Kehren wir jetzt zurück zu den Konzepten "Behandlung" und "Entwicklung". In einem älteren Artikel schreibt Alley (1977) der Musiktherapie als besonderes Potential zu, daß sie die Aufmerksamkeit vergrößert, daß sie besondere verstärkende (reinforcing) Möglichkeiten bietet und daß mit Hilfe von Musiktherapie einfache Ursache-Folge Prozesse gelehrt werden können.

Aus dieser Aufzählung ergibt sich, daß hier verschiedene Variablen kombiniert werden: die Art des kognitiven Prozesses (Aufmerksamkeit und kausale Zusammenhänge) und das therapeutische Modell (Musik als Verstärker). In den letzten Jahren wurde diesen einzelnen Variablen stets mehr Aufmerksamkeit gewidmet. Das geistige Niveau wird dann auch in den folgenden Abschnitten so weit wie möglich differenziert und es werden daraus Zielsetzungen und therapeutische Vorgehensweisen abgeleitet.

Zu Beginn stellt sich die Frage, was am musikalischen Verhalten der geistig Behinderten "abgelesen" werden kann. Anschließend wird nach musikalischen Prozessen gesucht, die aufgrund von spezifischen musikalischen Kennzeichen, passend zu einem bestimmten Niveau der geistigen Behinderung, zur Behandlung sozial-emotionaler Probleme und zum Stimulieren von Entwicklungsaspekten geeignet sind.

8.2.1 Das musikalische Verhalten

Bruscia stellt sich in einem Artikel aus dem Jahre 1982 die Frage, was bei Echolalie im musikalischen Sinn pathologisch geschieht. Unter Echolalie versteht man, daß das, was jemand sagt, wiederholt wird. Das kann sofort oder nach einiger Zeit geschehen. Das Wiederholte kann eine genaue Kopie oder ein wenig modifiziert sein und es kann von selektiver und nicht-selektiver Echolalie die Rede sein. Bei selektiver Echolalie werden nur bestimmte Wörter wiederholt. Bruscias Frage nimmt Bezug auf die pathologisch-musikalischen Prozesse, die im dritten Kapitel des Buches schon erläutert wurden: Wie spiegelt sich die Störung oder Behinderung, in diesem Fall die Echolalie, im musikalischen Verhalten wider?[1] Die Antwort auf diese Frage bildet die Basis des musiktherapeutischen Behandlungsplanes, weil aus dem pathologisch-musikalischen Verhalten heraus musiktherapeutische Zielsetzungen formuliert werden können.

Verweilen wir eben noch bei Bruscias Überlegungen. Er betrachtet Echolalie im musikalischen Sinn als das ausschließliche Benutzen einer Gestaltungsart der musikalischen Antwort (a-a) mit dem Ausschluß anderer Formen wie die Variation (a-a'), die Ergänzung (a-b) oder den Kontrast (a-x). Diese Gebundenheit in der Form, der Mangel an Flexibilität und Kreativität, schließt sehr nahe bei der Art und Weise an, mit der Störungen und Behinderungen in der Kreativen-Prozeßtheorie formuliert wurden (Smitskamp, 1988). Wir sehen in diesem Beispiel, wie eine bestimmte Methode, in diesem Fall die Kreative-Prozeßtheorie, dem Analogie Kriterium entspricht. Da die Kreative-Prozeßtheorie mit einer Definition des kreativen Prozesses (oder dem Fehlen eines kreativen Prozesses), die zu diesem gestörten psychischen Prozeß paßt, arbeitet, ist sie für die Behandlung von Echolalie (und bei anderen Störungen, die umschrieben werden können mit "in der Form gefangen sein") indiziert.[2]

Ein anderes Beispiel von Analogie zeigt Gale (1989). Bei einem geistig Behinderten mit wenig Selbstwertgefühl und Kontaktproblemen stellte man fest, daß er außerhalb der Musiktherapie andere leidenschaftlich umarmte und anschließend wieder abrupt von sich wegstieß. In der Musiktherapie gab er mit einem Schlegel einen Schlag auf die Trommel und stieß anschließend die Trommel um. Sowohl außerhalb als auch innerhalb der Therapie wurde die Machtlosigkeit im Kontakt demonstriert: ganz kurz Kontakt schließen, darauf eingehen, aber anschließend den Kontakt schnell wieder abbrechen, weil es zu bedrohlich ist. Wir erkennen hierin die Analogie, in der Verhalten nicht in einem spezifisch musikalischen Zusammenhang zum Ausdruck kommt, sondern sich im allgemeinen Sinn in der Musiktherapie manifestiert.

Die Frage, zu welchen musikalischen Fertigkeiten der geistig Behinderte in der Lage ist, kann ebenfalls im Zusammenhang mit den pathologischen Prozessen gesehen werden. Eine Forschungsarbeit von DiGiammarino (1990) ergab, daß die musikalischen

---

1 Das Wort "Pathologie" ist in bezug auf geistig Behinderte nicht der Ausdruck, der am besten geeignet ist. Aus Gründen der Parsimonie wird hiervon jedoch nicht abgewichen.

2 Der Ausgangspunkt der kreativen Prozeßtheorie weist in bezug auf "in der Form feststecken" Übereinstimmungen mit dem gestalttherapeutischen Ansatz auf. Für beide Methoden gilt jedoch, daß diese Art von Problemdefinition nicht bei jeder Störung oder Behinderung verwendet werden kann.

Fähigkeiten vom Niveau der geistigen Behinderung abhängig sind. Dieses unterstützt die Annahme, daß die Behinderung sich im musikalischen Verhalten widergespiegelt.

Zu den 27 "Functional Music Listening Skills" die von DiGiammarino verwendet wurden, gehören Verhaltensweisen, die nicht spezifisch musikalisch sind, wie die Bedienung des An- und Ausschalters, aber auch Verhaltensweisen, die sehr wohl einen Bezug auf musikalische Parameter haben, beispielsweise das Regeln der Lautstärke. Dasselbe gilt für die 18 "Music Performance Skills". Analysiert man diese Daten, dann kann eine Einteilung in Kategorien von Verhaltensweisen gemacht werden:

1. Fähigkeiten, bei denen kein Unterschied zwischen leicht, mittelschwer und schwer/schwerst geistig behindert besteht[1]. Dieses gilt nur bei einer Handlungsform: das Ausführen einer einzigen Bewegung zur Musik: zum Beispiel in die Hände klatschen (± 83%[2]).
2. Fähigkeiten, bei denen die Prozentzahl abnimmt von leicht, mittelschwer über schwer/schwerst geistig behindert. Beispiel: das Singen mit einer guten Stimmqualität (63%, 43%, 19%); selbständig die Dynamik während des Singens verändern (58%, 45%, 27%); selbständig das Tempo während des Singens verändern (55%, 40%, 19%); unisono singen (70%, 57%, 27%); harmonisch zusammen singen (30%, 19%, 0%).
3. Fähigkeiten, bei denen kein Unterschied zwischen leichter und mittelschwerer, aber wohl zwischen leichter/mittelschwerer und schwerer/schwerster geistiger Behinderung besteht. Beispiel: zur gleichen Zeit zwei Bewegungen ausführen (60%/62% - 42%); mehrere Bewegungen nacheinander ausführen (48%/47% - 31%); einen angenehmen Klang auf einem Melodie-Instrument erzeugen können (23%/21% - 0%).
4. Fähigkeiten, bei denen ein Unterschied zwischen leichter auf der einen Seite und mittelschwerer/schwerer und schwerster geistigen Behinderung auf der anderen Seite besteht. Beispiel: ein bekanntes Lied singen/summen (68% - 45%/46%).
5. Verhalten, das relativ am häufigsten bei mittelschwer geistig Behinderten vorkommt. Beispiel: ein wiedererkennbares rhythmisches Muster spielen (23%, 36%, 15%); eine wiedererkennbare Melodie spielen (8%, 28%, 8%); selbständig die Dynamik während des Spiels verändern (13%, 23%, 8%); ein Lied unisono mit anderen spielen (10%, 23%, 4%); ein Lied harmonisch mit anderen spielen (10%, 13%, 0%).
6. Verhalten, das relativ am häufigsten bei schwer/schwerst geistig Behinderten vorkommt. Beispiel: Klänge auf Perkussions-Instrumenten produzieren (30%, 40%, 46%); auf Perkussions-Instrumenten mitspielen bei live aufgenommener Musik (33%, 32%, 46%).

---

1 Schwere und schwerst geistig Behinderte wurden in dieser Untersuchung nicht voneinander unterschieden.

2 Der Prozentsatz zeigt, wieviele der geistig Behinderten dieses Verhalten vorweisen.

Hieraus kann der Schluß gezogen werden, daß nicht alle Fertigkeiten das abnehmende Niveau des kognitiven Funktionierens widerspiegeln.

Bei einer einzigen Fähigkeit findet keine Differenzierung statt, während andere Fähigkeiten auf zwei Niveaus in demselben Maße auftreten. Außerdem gibt es Fähigkeiten, die gerade auf einem niedrigeren Niveau häufiger ausgeübt werden. Letzteres ist nicht unbedingt eine Folge davon, daß Behinderte auf einem höheren Niveau diese Fertigkeiten nicht beherrschen, sondern daß höhere Niveaus andere Fähigkeiten wählen, die von Behinderten auf einem niedrigeren Niveau nicht bewältigt werden können.

Es ist möglich, für jedes Niveau Fähigkeiten hervorzuheben, das heißt Fähigkeiten, die bei dem diesbezüglichen Niveau am häufigsten vorkommen (Tabelle 11). Das impliziert nicht, daß die Fähigkeiten auf einem anderen Niveau insgesamt nicht vorkommen.

Tabelle 11: Kennzeichnende musikalische Fähigkeiten entsprechend dem Grad der geistigen Behinderung

Leicht	• singen, summen • singen oder summen bekannter Liedern • selbständig die Dynamik und das Tempo während des Singens verändern • unisono singen • in Harmonie mit anderen singen
Mittelschwer	• wiedererkennbare Rhythmen auf einem Instrument spielen • wiedererkennbare Lieder auf einem Instrument spielen • selbständig die Dynamik und das Tempo während des Spielen verändern • unisono mitspielen • in Harmonie mitspielen
Schwer/Schwerst	• Klänge auf Perkussions-Instrumenten erzeugen • auf Perkussions-Instrumenten mit klingender Musik mitspielen

(Quelle: DiGiammarino, 1990)

Mit Hilfe solch einer Übersicht wird deutlich, bei welchen Fähigkeiten der Musiktherapeut ansetzen kann.

Eine andere Möglichkeit ist das Erstellen einer Hierarchie, in der abgelesen werden kann, welche Fähigkeit häufiger und welche weniger häufig auftritt (Grafik 5). Wenn der Musiktherapeut versucht Fähigkeiten zu entwickeln, können die unterschiedlichen Schritte in der Hierarchie als Leitfaden dienen.

Grafik 5: Musikalische Fähigkeiten mit steigendem Schwierigkeitsgrad bei schwer/schwerst geistig Behinderten

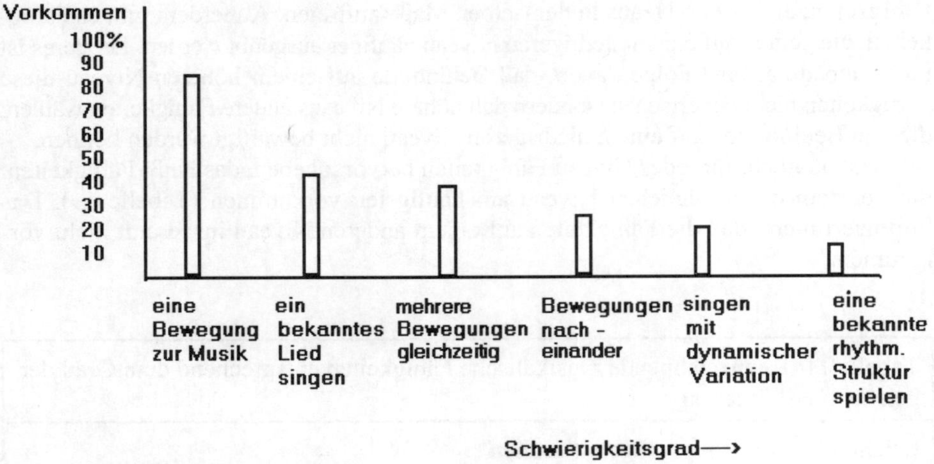

(Quelle: DiGiammarino, 1990)

Die Prozentsätze haben einen Bezug auf das Maß, in dem die Fähigkeit bei schwer/schwerst geistig Behinderten vorkommt.

Ein hoher Prozentsatz deutet auf eine Fähigkeit, die viele zeigen, ein niedriger Prozentsatz auf eine Fähigkeit, die nur wenige beherrschen.

Die beschriebenen Fähigkeiten haben einen leistungsorientierten Charakter. Sie beziehen sich auf das, was ein geistig Behinderter musikalisch kann oder nicht kann und in welche Richtung diese Fähigkeiten weiter entwickelt werden können. Das Entwickeln dieser Fähigkeiten ist eher ein Bestandteil des Musikunterrichtes, als der Musiktherapie. Für den Musiktherapeuten ist es jedoch wichtig zu wissen, auf welcher Ebene er den geistig Behinderten ansprechen kann. Außerdem kann durch das Entwickeln der musikalischen Fähigkeiten an rezeptiven, kognitiven und motorischen Fähigkeiten gearbeitet werden. Kennzeichnend für die heilpädagogische Musiktherapie ist ja im gewissen Sinne, daß zugleich an musikalischen und psychologischen Zielsetzungen gearbeitet wird (Nordoff & Robbins, 1986, S. 79). ("Im gewissen Sinne", weil dieses für die eher psychotherapeutischen Zielsetzungen nicht gilt).

Bezieht man die eher leistungorientierte Arbeitweise auf das Analogie-Kriterium, dann impliziert das, daß nachgewiesen werden sollte, daß bestimmte musikalische Fähigkeiten psychische Prozesse widerspiegeln und daß das Entwickeln dieser musikalischen Fähigkeiten einen positiven Einfluß auf die beabsichtigten psychischen Prozesse hat.

Inwiefern die Rede von einer Analogie ist, ist hierbei entscheidend. Je mehr von typisch musikalischen Fähigkeiten, die nicht im Zusammenhang mit anderen psychischen Prozessen stehen, die Rede ist, desto kleiner wird der Einfluß der Musiktherapie auf nicht-musikalische Verhaltensweisen sein. Aber auch ein hohes Maß an Analogie bietet noch keine Garantie für den "Transfer" zu Situationen außerhalb der Musiktherapie.

Das Problem des Transfers kommt auch noch in dem Abschnitt "soziale Fähigkeiten" zur Sprache.

8.2.2 Behandlung in der Musiktherapie

8.2.2.1 Einige sozial-emotionale Probleme

Sozial-emotionale Probleme treten vor allem bei Kindern in Einrichtungen und in Kindertagesstätten für Behinderte auf. In diesem Abschnitt werden vor allem die sozial-emotionalen Probleme behandelt, bei denen es aufgrund theoretischer Erwägungen oder Forschungsresultate möglich ist, einige Schlußfolgerungen zu ziehen.

Angst

Da geistig Behinderte die Konzentration und Imitation, die bei den üblichen Entspannungstechniken erforderlich sind, nicht aufbringen können, ist das Hören von Musik eine geeignete Alternative. Hooper & Lindsay (1990) untersuchten den Einfluß von ruhiger Musik auf Angst, operationalisiert als Pulsschlag und als Bewegungen des Körpers.

Sie verwendeten klassische Musik (eine Kombination von Adagios von Albinoni/Giazotto, Corelli, Manfredini, Pachelbel u.a., zusammen 11.39 Minuten, ± 70 dB), ruhige Musik, die von dem Musiktherapeuten gespielt wurde (Gitarrenbegleitung, ± 10 Minuten, ± 65 dB) und verglichen beide Test-Situationen mit einer Kontroll-Situation (die darin bestand, daß eine Tasse Tee getrunken wurde, ± 13 Minuten).

Aus den Ergebnissen ergibt sich, daß der Pulsschlag und die Bewegungen der Körperteile am Ende der meisten Sitzungen mit komponierter Musik abgenommen hatten. Bei 60-80% der Sitzungen war der Pulsschlag hinterher niedriger. Bei Bewegungen hatte dieser Prozentsatz dieselbe Größenordnung. Die Menge der Kontrollsitzungen, bei denen hinterher Pulsschlag und Bewegungen des Körpers abgenommen hatte, lag jeweils bei 20% und 60%. Als die Testgruppe und die Kontroll-Gruppe miteinander verglichen wurden, ergab sich, daß der Pulsschlag vor allem von der Musik abhängig war. Es wurde jedoch kein Unterschied gefunden zwischen der Baseline (den Messungen bevor die Behandlung anfing) und der letzten Sitzung gefunden. Komponierte Musik scheint also keinen Einfluß auf das allgemeine Unruheniveau zu haben, kann dieses Niveau jedoch zeitweilig, während der Sitzung, verringern. In dem einzigen Fall, in dem die Unruhe von der Baseline aus deutlich abnahm, trat diese Wirkung auch in der vorangegangenen Kontroll-Situation auf. Hier spielte wahrscheinlich der Aspekt der Gewöhnung eine Rolle.

Bei Live-Musik stieg der Pulsschlag einer Klientin nach der ersten Sitzung. Ab der sechsten Sitzung war die Frequenz des Pulses nach dem Ende jeder Sitzung jedoch niedriger. Da die Bewegungen des Körpers ab der ersten Sitzung abnahmen, wird deutlich, daß Puls und Bewegung bei einer Person unterschiedlich reagieren können. In diesem Fall brauchte der Puls Gewöhnungszeit. Die totale Wirkung von Live-Musik auf den Puls von mehreren Klienten war durch diese eine Klientin weniger groß. Hier war gerade der Einfluß auf die Bewegungen stärker (in 80-90% der Sitzung eine Verminderung der Anzahl Bewegungen gegenüber dem Puls: in 70-80% der Sitzung niedriger. In der Kontroll-Situation: jeweils 40% und 60%).

Weiterhin fiel bei der eben erwähnten Klientin auf, daß die Bewegungen zwischen der Baseline und der letzten Sitzung unterschiedlich waren. Ruhige Live-Musik war bei dieser Klientin scheinbar imstande, das allgemeine Maß an unruhigen Bewegungen zu vermindern.

Läßt man diese Klientin außer acht, dann wurde wieder eine größere Wirkung auf den Pulsschlag gefunden und der Unterschied zwischen Studioaufnahmen und "live" Musik verschwand.

Da diese Untersuchung sich nur auf individuelle Fälle bezog (im Ganzen 4 Klienten) und ebensowenig statistische Tests für Einzelfallstudien verwendet wurden, ist im Hinblick auf eine Verallgemeinerung Vorsicht geboten. Mit Verallgemeinerungen sollte jedoch auch, wenn größere Gruppen von Klienten untersucht werden, vorsichtig umgegangen werden, weil sich aus den individuellen Verlaufskurven der Klienten ergibt, daß sich die individuellen Muster ziemlich unterscheiden können. Vor allem die Faktoren "psychophysiologische Konstitution" und "Störung des Klienten" sind hier-bei von Bedeutung.

Es gibt Klienten, bei denen die Unterschiede des Pulsschlages in den Vordergrund treten und andere Klienten, bei denen die Bewegungen des Körpers ins Gewicht fallen.

Angst wird häufiger mit aktiver Musiktherapie behandelt als mit rezeptiver Musiktherapie. Angst hängt oft mit einem geringen Selbstwertgefühl zusammen. Indem das Selbstwertgefühl in diesem Fall verstärkt wird, verringert sich die Angst. So kann der Musiktherapeut den Klienten in seinem Spiel bestätigen und ihm Erfolgserlebnisse ermöglichen.

Aggressives Verhalten

Aggressives Verhalten kann eine Reaktion auf tieferliegende emotionale Probleme sein. Anhand einer Fallstudie, die Schalkwijk (1988) beschrieb, ist es möglich zu illustrieren, wie ein musikalischer Prozeß auf die tieferliegende Problematik einspielen kann.

Die geistig Behinderte zeigte aggressives Verhalten (zerstören, schreien und weinen), welches nach der Meinung des Musiktherapeuten durch emotionale Bindungsprobleme verursacht wurde. Dies entnahm er der Tatsache, daß die Aggression nach der Scheidung der Eltern entstand und der Tatsache, daß die Klientin beim Beenden der Sitzung aggressiv reagierte. Offensichtlich, so dachte der Musiktherapeut, hatte sie Schwierigkeiten mit dem Loslassen.

Die musiktherapeutische Behandlung bestand aus der Arbeit an der Bindungsproblematik. Als Folge auf die Vergrößerung des Selbstbewußtseins durch "musikalische Verschmelzung" nahm der Musiktherapeut allmählich musikalisch mehr Abstand, beispielsweise indem er etwas ganz anderes spielte. Diese Kombination von

Annäherung und Entfernung im musikalischen Spiel, das "Zusammensein" und "Getrenntsein", ist ein gutes Beispiel für einen analogen musikalischen Prozeß. Die Bindung und das Loslösen aus der Bindung, hat in diesem Fall mit musikalischen Mitteln stattgefunden. Mit anderen Worten: über den therapeutisch-musikalischen Prozeß konnte auf den pathologisch-musikalischen Prozeß eingespielt werden.

Stereotypes Verhalten, Echolalie

Diese Verhaltensformen sind kennzeichnend für Autisten, kommen aber auch bei geistig Behinderten vor. Die Methoden, die an dieser Stelle behandelt werden, wurden vor allem in der Arbeit mit geistig Behinderten entwickelt.

Eine häufig verwendete Methode zur Beeinflussung des stereotypen Verhaltens ist das anfängliche Abstimmen der Musik auf dieses Verhalten, und, nachdem auf diese Art und Weise eine Form von Kontakt entstanden ist, das allmähliche Beeinflussen des Verhaltens, indem die Musik verändert wird (Rett, Grasemann & Wesecky, 1981; Nordoff & Robbins, 1986; Robbins, 1990, 1993). Die Veränderung kann aus der Variation im Tempo oder in der Dynamik bestehen, aber auch aus dem Hinzufügen eines anderen Rhythmuses oder der Anwendung einer Frage- und Antwortform.

Diese Methode basiert auf der Annahme, daß zunächst die Aufmerksamkeit für die Umgebung geweckt werden sollte und daß dieses am besten dadurch möglich ist, daß die Umgebung das Verhalten des Klienten widerspiegelt. Dadurch entsteht beim Klienten mehr Offenheit, so daß das, was in der Umgebung vor sich geht, aufgenommen werden kann und das eigene starre Verhalten allmählich losgelassen wird. Wenn das starre Verhalten losgelassen werden kann, wird schließlich für den Klienten der Weg zum Experimentieren mit neuen Möglichkeiten frei. Siehe hierzu auch das Kapitel über Autismus.

Schematische Wiedergabe:
- Imitation seitens des Musiktherapeuten
- Bewußte Wahrnehmung des Musiktherapeuten durch den Klienten
- Offenheit beim Klient
- Imitation und Verhaltensveränderung seitens des Klienten
- Anwenden neuer Möglichkeiten seitens des Klienten

Von Echolalie war bereits die Rede. Sie tritt in der Entwicklung bei jedem Kind auf. Sie wird jedoch dann pathologisch, wenn es nicht mehr zum Alter paßt (1-4 Jahre), häufig und bei vielen Worten vorkommt, nicht zu einer Situation paßt und auch im anderen Zusammenhang nicht funktionell ist. Wir begegenen Echolalie bei Autismus, bei der geistigen Behinderung und bei der Schizophrenie. Bei geistig Behinderten tritt Echolalie vor allem bei den geringeren Behinderungen auf.

Psychotherapeutische Techniken bei der Behandlung von Echolalie haben häufig einen verhaltenstherapeutischen Charakter. Hierbei werden durch "shaping" Verhaltensalternativen verstärkt oder durch Imitation und verbale Stimuli hervorgelockt. Bruscia behandelte Echolalie zusammen mit einer Logopädin mit Hilfe eines Liedes. Der Musiktherapeut sang den ersten Teil eines Satzes "Oh, the sun ist..." und die Logopädin antwortete darauf mit "...yellow" (modeling). Die Logopädin wies zugleich auf denjenigen, der gerade sang, und brachte allmählich den Klienten (einem 14 Jährigen, schwer geistig behindert mit autistischen Kennzeichen) dazu, mitzusingen (cueing).

Nach und nach schränkte die Logopädin ihren eigenen Gesang ein, bis der Klient die Antwort alleine gab (fading out). Die Schritte, die hierauf folgten, waren die Ausweitung der Antwort ("..sun ist yellow") und das Einfügen neuer Antworten ("...ball is red"), das Anwenden der Prozedur in anderen Situationen und schließlich das Arbeiten ohne das Lied (stimulus generalisation). Mit dieser Prozedur wurde innerhalb von 30 Sitzungen, bei der Anwendung ähnlicher Sätze, die Echolalie von 95% auf 10% verringert.

Es stellt sich die Frage, ob hier spezifische Kennzeichen von Musik verwendet wurden. Funktionierte die Therapie aufgrund musikalischer Prozesse? Dabei sollten die angewendeten verhaltenstherapeutischen Techniken (modeling, cueing, fading out, stimulus generalisation) außer Betracht gelassen werden, weil sie in ihrem Ursprung nicht musikalisch sind. Die Frage kann dann folgendermaßen formuliert werden: Würde diese Prozedur auch funktionieren, wenn Frage und Antwort ohne Musik gegeben werden?

Es gibt Anzeichen dafür, daß Letzteres nicht ohne weiteres zutreffend war, denn der Klient zeigte von Anfang an beim Singen weniger Echolalie als beim Sprechen. Dieses war möglicherweise eine Folge der Tatsache, daß der Text eines (bekannten) Liedes vorstrukturiert ist. Die Veränderung des Verhaltens während des Singens, hatte darum größere Chancen zu gelingen. Eine zweite Tatsache ist, daß Musik, durch Vor- und Nachsätze derartig strukturiert ist, daß sie die Frage- und Antwortmuster unterstützen kann. Außerdem ist es möglich, daß die neu beigebrachten Begriffe durch den musikalischen Kontext besser im Gedächtnis verankert wurden.

Eine Anzahl Fragen bleiben jedoch unbeantwortet. War die Tatsache, daß dieser Klient beim Singen weniger Echolalie zeigte Zufall, ist es von Faktoren wie musikalischem Interesse oder Begabung abhängig, oder ist diese Gegebenheit von diesen Faktoren unabhängig, jedoch für Klienten mit Echolalie kennzeichnend? Und wenn es so wäre: tritt das geringe Ausmaß von Echolalie nur dann auf, wenn mit bekannten Liedern gearbeitet wird, oder geschieht es auch mit jedem neuen Text der musikalisch untermalt wird? Je nachdem, wie die Antwort auf die letzte Frage lautet, sollte nach einer Erklärung gesucht werden, warum dieses so ist. Die Wirkung dieses Vorgangs sollte außerdem mit einer Arbeitsweise verglichen werden, in der mit rhythmisierten Texten, beispielsweise Texten mit Reimen, gearbeitet wird.

Erst wenn diese Antworten bekannt sind, kann festgestellt werden, ob Musiktherapie in diesem Fall tatsächlich indiziert ist.

Trauer

Ein emotionaler Aspekt, der bei geistig Behinderten vernachlässigt wird, ist die Trauer um die eigene Behinderung. Heal (1991) betont, sich dem Psychoanalytiker Sinason anschließend, daß das Leben eines geistig Behinderten ständig durch Trauer begleitet wird, durch Geschehnisse, wie beispielsweise nicht in der Lage zu sein, eine normale Schule zu besuchen und bei der Aufnahme in eine Einrichtung, Abschied von Zuhause nehmen zu müssen. Der Abschied ist dabei ein zentrales Thema. Die Analogie dieses Unvermögens, Abschied zu nehmen, kommt bei einem Klienten, der nicht in der Lage ist, musikalisch zu improvisieren und eine Improvisation zu beenden zum Ausdruck. Die emotionale Problematik ist auch hier im musikalischen Verhalten hörbar, und sie kann mit musikalischen Prozessen, die sich auf Gestalten und Abschließen richten, behandelt werden.

Heal verwendet die "Phänomenologie der musikalischen Elemente" und gibt beispielsweise der Tonhöhe (hohe Töne drücken Spannung aus), der Dynamik (eine starke Intensität kann auf das Unterdrücken von Gefühlen hinweisen), dem Tempo (als Ausdruck von oder Reaktion auf das "verlangsamte" geistige Vermögen) und dem Rhythmus (unzusammenhängend sein zu können) eine psychische Bedeutung. In Heal's Beschreibung eines musikalischen Spiels mit einem geistig Behinderten wird sichtbar, wie der Klient das Verhalten, dessen Opfer er selber war, in der Musiktherapie übernahm. Immer wieder versuchte er, die Musiktherapeutin im musikalischen Spiel an der Nase herumzuführen. Weil die Musiktherapeutin sich mit Hilfe von empathischer Gegenübertragung realisierte, daß ihre eigene Verärgerung darüber, daß sie gehänselt wurde, dieselbe Erfahrung ist, die der Klient in seinem Leben gemacht hatte, konnte ein Trauerprozeß in Gang gesetzt werden.

8.2.2.2 Musiktherapeutische Methoden und deren therapeutische Hintergründe

Im vorigen Abschnitt ging es um sozial-emotionale Probleme, bei denen eine Behandlung notwendig ist. In diesem Abschnitt steht die Frage, inwieweit Musik-therapie bei bestehenden Behandlungsformen anschließt, im Mittelpunkt.

Außer der Tatsache, daß verhaltenstherapeutische Techniken in der Musiktherapie einen Platz bekommen haben und zwar losgelöst von Musik, ist es möglich Musik als Stimulus oder Verstärker in der verhaltenstherapeutischen Methode zu verwenden. Musik kann Aufmerksamkeit auf sich ziehen, zur Entspannung führen, eine Aktivität in Gang setzen, mit dem Text eine Aktivität unterstützen, Musik kann Verhalten verstärken und indem Musik entzogen wird, kann störendes Verhalten vermindert werden. Diese Arbeitsweise ist in der verhaltenstherapeutisch orientierten Musiktherapie weit verbreitet (z.B. Steele, 1967; Dileo, 1975; Holloway, 1980; Rett, Grasemann & Wesecky, 1981; Hanser, 1983, 1987). Dileo beschreibt beispielsweise, wie sie bei geistig Behinderten (Down-Syndrom) "token economy" anwendete. Den Klienten wurde hierbei gesagt, bei welchem Verhalten sie "tokens" erhalten konnten und bei welchem Verhalten sie "tokens" abgeben mußten (z.B. jeweils: mitsingen und ruhig sitzen bleiben +, gegenüber reden und Streit suchen -). Die "tokens" berechtigen beispielsweise zum Tanzen zur Musik aus der Jukebox, zum Spielen auf der Gitarre oder auf dem Schlagzeug. Angepaßtes Verhalten nahm signifikant zu und unangepaßtes Verhalten nahm signifikant ab. Die Untersuchung von Holloway ergab, daß es nichts ausmacht, ob von passiver (rezeptiver) oder aktiver Verstärkung (selber spielen dürfen) die Rede ist.

Was in diesem Zusammenhang interessant ist, sind die Voraussetzungen, denen ein Stimulus entsprechen sollte, um als Verstärker dienen zu können.

Ein- und dasselbe Musikstück wirkt nicht bei jedem belohnend. Es scheint außerdem so zu sein, daß die Vorliebe für ein bestimmtes Musikstück nicht ohne weiteres für den verstärkenden Wert verantwortlich ist (Chesney, 1980). Wenn jemand ein Musikstück mag, bedeutet das nicht, daß dieses Musikstück als Verstärker genutzt werden kann. Ob Musik verstärkend ist, hängt dahingegen von der Tatsache ab, ob der Klient in einer bestimmten Situation diese Musik auswählen oder nicht auswählen würde, unabhängig davon, ob er diese Musik mag. Auswahl und Vorliebe können zusammenhängen, gehören aber nicht automatisch zusammen. In dem Kapitel über Depression haben wir gesehen, daß Menschen unterschiedliche "Strategien" im Umgang mit Emotionen und Stimmungen verwenden und daß die Strategie ausschlaggebend dafür ist, welche Musikauswahl sie treffen. Der eine wählt Musik, um dadurch die Stimmung zu vertiefen, der andere wählt Musik, um der Stimmung entgegenzuwirken.

Eine Situation, die hiermit vergleichbar ist, entsteht, wenn Menschen zur eigenen Belohnung nicht die Musik auswählen, die sie am meisten mögen, sondern andere Musik. Chesney beschreibt ein Beispiel, in dem ein spastischer Klient nicht die schnelle Musik, die ihm gefällt auswählt, sondern weniger schnelle Musik. In diesem Fall wird auch verdeutlicht, warum das so ist: dem emotionalen Bedürfnis nach schneller Musik wird absichtlich nicht entsprochen, weil der Klient weiß, daß zuviel stimulierende Musik einen negativen Einfluß auf die Muskelbewegungen hat. Es ist wie bei Betäubungsmittel: was angenehm ist, muß nicht immer gesund sein. Darum ist es wichtig zu wissen, ob Klienten Musik hören und nicht ob sie Musik mögen.

Chesney bestimmte bei einer Untersuchung mit 18 Klienten mit dem Down-Syndrom (mittelschwer geistig behindert) zuerst die "Hörzeiten" dadurch, daß gemessen wurde, wie lange die Klienten unterschiedlichen Musikstücken zuhören (Dvorák VIIe Symphonie, Pendenrecki's Capriccio für Geige und Orchester und Diskomusik). Anschließend gab er den Klienten eine motorische Aufgabe, bei der eine Art Plattenspieler-Arm auf eine drehende Scheibe gehalten werden mußte. Wenn der Arm mit der Scheibe in Kontakt kam, dann ertönte Musik. Es wurde eine hohe Korrelation zwischen der Hörzeit und der Leistung bei der Aufgabe festgestellt. Das heißt, die Leistungen waren besser, wenn die Handlung mit der Musik, die die Klienten zuvor lange zu hören wünschten, belohnt wurde.

Trotzdem ergibt diese Untersuchung nicht, anders wie die Untersucher suggerierten, daß ein Unterschied zwischen Hörzeit und Vorliebe besteht. Daß Klienten sich bei der einen Musik mehr bemühten als bei der anderen, kann nur mit der Annahme erklärt werden, daß sie die eine Musik lieber hören als die andere.

Die Spieltherapie beinhaltet die Veränderung des Verhaltens durch Wachstum, das heißt, es wird Raum für die eigenen Möglichkeiten des Klienten geschaffen. Ob der Klient diesen Raum nutzt, ob er sich traut, ein unbekanntes Gebiet zu betreten, sich traut zu experimentieren, ist von einer Situation abhängig, die nicht auf Leistung ausgerichtet ist und in der das, was der Klient macht, akzeptiert wird und Teil des musikalischen Spieles ist. Auf diese Art wird der Klient angespornt, auch ein musikalisch unbekanntes Gebiet zu betreten.

Dieser Ansatz trägt einen humanistischen Charakter und kann im psychotherapeutischen Sinn mit Begriffen wie subjektive Validität (Rogers, Kinget, 1974), innerliche Wertbestimmung (Rogers, 1979) und Funktionalität (Smitskamp, 1988) angedeutet werden. Diese Arbeitsweise ist kennzeichnend für die "kreatieve therapie" und die klientenzentrierte Musiktherapie (Smeijsters, 1991b, 1991c).

In der Arbeit mit geistig Behinderten kommt diese Arbeitsweise als Basisphilosophie in Begriffen wie "Vertrauen und Anerkennung", "auf eigene Art und Weise äußern" und "positive Erfahrungen" (Van Rest, 1986) zum Ausdruck. In der Methode von Nordoff und Robbins (1986; Robbins 1990, 1993) ist von dem "Music child" die Rede. Das Ziel der Musiktherapie ist die Aktualisierung der angeborenen Musikalität des Kindes.

Musiktherapeutische Techniken, die hierbei verwendet werden, haben einen empathischen Charakter (z.B. Imitation und Reflexion seitens des Musiktherapeuten).

Ein anderes Beispiel für den humanistischen, vor allem für den gestalttherapeutischen, Ansatz in der musiktherapeutischen Behandlung geistig Behinderter, finden wir bei Boxill (1985).

Ihr geht es um "awareness", das Wahrnehmen und sich bewußt werden von sich selber, dem anderen und der Umgebung, das "Anfühlen" dessen, was in jedem Moment im Hier-und-Jetzt passiert. Außer diesem sich auf Perls beziehenden Gedankengang finden wir bei ihr auch andere, zur humanistischen Psychologie gehörende und auf Maslow und Rogers basierende Ideen, wie die Auffassung, daß der Mensch einen authentischen Kern besitzt. Während Rogers annahm, daß durch bedingte Belohnungen in der Umgebung ein Selbstkonzept, das nicht immer eine richtige Widerspiegelung der ursprünglichen Eigenschaften einer Person ist, entsteht, liegt die Betonung von Boxill mehr auf dem Vermögen der Person, mit der Umgebung in Kontakt zu treten. Dieser Kontakt ist, laut Boxill, für die Entwicklung des Selbst notwendig. Im Kontakt mit der Umgebung entstehen "meine Eindrücke", die innerhalb der Umgebung zum Ausdruck kommen können.

Sie versteht psychische Gesundheit als eine Situation, in der der authentische Kern einer Person innerhalb der Umgebung Möglichkeiten zum Ausdruck und zum Wachstum findet. In der Terminologie der "kreativen Prozeßtheorie" (Smitskamp, 1988) könnte man sagen: in der Umgebung können Appelle wahrgenommen werden, die das persönliche Bedürfnis zum Ausdruck bringen können. Die kreative Prozeßtheorie und die Arbeitsweise von Boxill haben offensichtlich einige Übereinstimmungen.

Aus den Akzenten, die sie setzt ergibt sich, daß "awareness" eine Voraussetzung zur Erfahrung des authentischen Kerns ist. Um die eigenen Bedürfnisse in der Umgebung entdecken und ausdrücken zu können, ist es nicht nur notwendig, daß die Umgebung hierfür Raum schafft, sondern auch, daß die Person sich zugleich den Möglichkeiten in der Umgebung öffnet. Das Erschaffen einer bedingungslosen Umgebung findet Anschluß bei den Konzepten von Rogers und das Stimulieren von "awareness" referiert an die Gestalttherapie. In Boxills "three main strategies" gehen beide Ansätze ineinander über.

Diese Strategien richten sich darauf, die "awareness" bei geistig Behinderten aus unterschiedlichen Altersgruppen und mit unterschiedlichen Funktionsgraden zu vergrößern. Über "reflection", "identification" und "our contact song" arbeitet sie an der Vergrößerung der "awareness" für die Umgebung und schließlich für die aktive Teilnahme an der Umgebung. "Reflexion" stimmt mit der Anwendung von bedingungsloser Akzeptanz und empathischen Techniken überein. Die Musiktherapeutin spiegelt musikalisch die vokalen, instrumentalen oder kinästhetischen Äußerungen des Klienten wider. Damit gibt sie dem Klienten Bestätigung und macht ihn zugleich empfänglich für eine Umgebung, die das, was er ist, wiedergibt. Diese Arbeitsweise kam im Vorangegangenen schon einige Male zur Sprache. Bei "Identifikation" tritt die Musiktherapeutin als Alter ego ("das andere Ich") auf, sie singt von dem Klienten und über das, was der Klient im Hier-und-Jetzt tut. Identifikation bedeutet hier, daß sie "identifiziert", was der andere macht und was den anderen zur "Identität" macht. Auf diese Art vergrößert sie das Selbstvertrauen des anderen. Vom Kontaktlied kann erst die Rede sein, wenn ein Dialog entsteht, wenn der Klient etwas einbringt, das bei dem Handeln der Musiktherapeutin anschließt.

Liegt eine eher psychotherapeutische Arbeitsweise vor, die von dem Mutter-Kind-Dialog, Übertragung und von symbolischer Bedeutung der Instrumente und der musikalischen Elemente ausgeht, arbeitet der Musiktherapeut mit einem psycho-analytischen Hintergrund (Heal, 1991).

8.2.3 Entwicklung in der Musiktherapie

"Entwicklung" ist eine Zielsetzung, die in der Musiktherapie häufig verfolgt wird. Hierbei sollte zwischen der musikalischen Entwicklung und der Entwicklung anderer Fähigkeiten, die mit Hilfe von Musik stimuliert werden können, unterschieden werden. Die musikalische Entwicklung kann, so scheint es, mit Hilfe des kognitiven Entwicklungsmodells von Piaget (z.B. Hildebrandt, 1987; Hargreaves, 1988; D. Taylor, 1990; Smeijsters, 1991a) beschrieben werden. Trotz der auftretenden Parallellen bleibt jedoch die Frage, ob die musikalischen Aufgaben in ihrer Essenz dieselben sind, wie die ursprünglichen, von Piaget mit Kinder durchgeführten kognitiven Aufgaben.

Obgleich die Schlußfolgerung gezogen werden kann, daß die musikalische Entwicklung in groben Linien übereinstimmend mit den Stadien des Entwicklungsmodells von Piaget verläuft, impliziert dieses nicht, daß Intelligenz und musikalische Entwicklung kovariieren. Dasselbe gilt bei der Entwicklung der Motorik und der Sprache in bezug auf die musikalische Entwicklung (Gardner, 1983; S. Rogers, 1990; J. Taylor, 1990). Das alles impliziert, daß bei geistig Behinderten innerhalb der Grenzen, die durch die Behinderung gegeben sind, die musikalische Entwicklung unabhängig von dem geistigen Vermögen stattfinden kann. Die musikalischen Möglichkeiten gleichen nicht den Möglichkeiten Nicht-Behinderter, sie sind jedoch funktionsfähiger als das geistige Funktionsalter vermuten läßt. Dieser Aspekt wurde von Musiktherapeuten schon immer hervorgehoben (Alvin, 1983). Das geistig behinderte Kind kann musikalisch mehr als es geistig kann. Musik ist darum zur Förderung eines positiven Selbstbildes, dem Vermögen Gefühle ausdrücken zu können und zur Entwicklung von sozialen Fähigkeiten geeignet. Die musikalischen Fertigkeiten sind jedoch als Folge von emotionalen

Problemen und Verhaltensproblemen, die durch die Behinderung entstanden sind, häufig weniger entwickelt. Aus diesem Grund sprechen Nordoff und Robbins (1986) von dem "music child", das mit Hilfe des Musiktherapeuten aktualisiert werden sollte.

Musiktherapeuten, die mit geistig Behinderten arbeiten, erkennen die Musik häufig sowohl als "Mittel" als auch als "Ziel" an (z.B. Nordoff & Robbins, 1983, 1986). Da Musiktherapie nicht als Musikunterricht aufgefaßt werden sollte, ist es wichtig, wenn eine kognitive Entwicklung angestrebt wird, daß die musikalischen Spielformen an das Stadium der kognitiven Entwicklung anschließen. Gerade weil es an erster Stelle nicht um die musikalische Entwicklung geht und diese nicht mit anderen Aspekten der Entwicklung kovariiert, ist der Gedankengang unzureichend, daß, wenn der geistig Behinderte zu musizieren lernt, dieses ohne weiteres auf die kognitive Entwicklung in seiner Allgemeinheit übertragen werden kann, mit anderen Worten: wenn mit der musikalischen Entwicklung eine kognitive Entwicklung beabsichtigt wird, sollte die Spielform beim kognitiven Niveau des geistig Behinderten anschließen.

Im nächsten Abschnitt wird die musiktherapeutische Arbeit so weit wie möglich mit den Stufen der kognitiven Entwicklung in Beziehung gebracht.

8.2.3.1 Motorik

Die Entwicklung der Motorik kann ein für sich stehendes Ziel sein, sie kann sich jedoch auch an eine kognitive Entwicklung anschließen (Laufer, 1988; Davis, 1992). Es ist die Rede von zwei "Einflußbahnen": die Bewegung beeinflußt die Kognition und die Kognition beeinflußt die Bewegung. Begriffe wie "hoch" und "tief" eignet sich ein Kind beispielsweise an, indem es sich auf und ab bewegt. Umgekehrt wird die Bewegung durch kognitive Prozesse vorbereitet und gesteuert. In bezug auf die erste Einflußbahn gilt, daß geistig Behinderte sich schlechter konzentrieren und sich schlechter Dinge merken können, wenn sie still sitzen müssen. Wenn sie sich bewegen dürfen oder mit der Bewegung etwas darstellen, dann verbessern sich die Wahr-nehmung und das Verständnis (Sekeles, 1988).

Daß Musik zur Entwicklung der Motorik beiträgt, hängt vor allem mit der Tatsache zusammen, daß sie die Zeit bis ins Detail strukturiert und dadurch ein kognitives Schema bietet, in dem die motorische Handlung eingebettet wird. Das kognitive Schema erleichtert die Vorhersagbarheit des Geschehens und dadurch das Timing der motorischen Handlung und führt schließlich zu automatisierten motorischen Mustern (Thaut, 1988). Die Wirkung von Musik nimmt zu, wenn die Musik in bezug auf Tempo, Rhythmus und Melodie nach dem Modell der auszuführenden Handlung aufgebaut ist. So kann beispielsweise eine aufsteigende Bewegung durch eine steigende Melodie begleitet werden. Das Vorbereiten und Beenden der Bewegung wird in der Musik durch musikalische Bestandteile wie Pause, Kadenz, Tonika-Akkord etc. widergespiegelt. Wenn die Musik einen Text hat, kann der Text sich auf die auszuführende Handlung beziehen.

Musik ist außerdem durch Eigenschaften gekennzeichnet, die zur Bewegung gehören: stillhalten und bewegen (Sekeles, 1988; Smeijsters, 1991b). Eine Bewegung vollzieht sich, indem sie von einer Position zur anderen verläuft. Musik "bewegt", indem sie sich ausgehend von relativ ruhigen Momenten, über relativ unruhige Momente in Richtung neuer relativ ruhiger Momente bewegt. Darum ist die Rede von einer Bewegungsanalogie zwischen Musik und Bewegung. Auch wenn Bewegung in der Musik vor allem psychischer Art ist, kann sie als solche einen Einfluß auf die Motorik haben und die motorischen Bewegungen koordinieren. Wie schon bemerkt wurde, hat die Bewegung wiederum einen Einfluß auf die Kognition. Die Wirkung dieses Feedbacks ist wiederum abhängig von der Bewegung in der Musik. Auf diese Art können, indem Tempo und Dynamik gesteigert und die musikalischen Phrasen allmählich verlängert werden, Aufmerksamkeit und Konzentration zunehmen.

Zusammengefaßt: Musik ordnet die Zeit und dadurch die Bewegung, die geordnete Bewegung hat ihrerseits einen Einfluß auf kognitive Aspekte wie Wahrnehmung, Konzentration und Gedächtnis.

8.2.3.2 Wahrnehmung und Kognition

Befindet sich der geistig Behinderte in einer körpergebundenen Erfahrungsphase (Timmers-Huigens, 1982), dann ist für den Musiktherapeuten wichtig, daß der geistig Behinderte durch seinen Körper mit der Umgebung in Beziehung tritt und die Gelegenheit gegeben sein sollte, die Umgebung "zu berühren" und durch die Umgebung "berührt zu werden".

Ein Beispiel hierfür ist die in vielen Instituten verwendete "Matratzen-Therapie", bei der durch die Bewegung auf der Matratze die Umgebung mit dem Körper erkundet wird. In der Musiktherapie von Vogel (1991) für schwerst geistig Behinderte, die sich auf einem niedrigen Niveau sensorischer Intelligenz befinden, entsteht der Kontakt mit der Umgebung dadurch, daß der geistig Behinderte mit seinem Körper die Bewegungen des Wasserbettes erfährt und die Schwingungen der tiefen Tönen, die durch Lautsprecher unter dem Wasserbett erklingen, mit seinem Körper fühlt. Er erfährt Schwingungen von Instrumenten, wie Klangstäbe und Stimmgabeln, die auf dem Körper zum Klingen gebracht werden. In einer späteren Phase kann er schließlich selbst Instrumente mit den Händen festhalten. Bei dieser Arbeitsweise haben die Klänge, außer der auditiven Funktion auch eine basale körperliche Funktion, sie bringen den Körper in Schwingung.

Höhere kognitive Prozesse, an die musikalische Spielformen appellieren können und die unterschiedliche Schwierigkeitsgrade besitzen, sind:

- Erkennen von einfachen Zusammenhängen
- Lernen von etwas Neuem
- Behalten des Gelernten
- Erkennen von etwas, das schon mal gehört wurde
- Differenzieren zwischen Stimuli
- einem Klang eine symbolische Bedeutung geben

Befindet sich der geistig Behinderte in der assoziativen Erfahrungsphase (Timmers-Huigens, 1982) und verfügt über Vermögen, die kennzeichnend sind für schwer geistig Behinderte, die sich auf einem höheren Niveau der sensomotorischen Phase befinden (Sanders-Woudstra, 1990), dann ist er dazu imstande, einfache Zusammenhänge zwischen Handlungen und Wirkungen zu erkennen. Hier sind musiktherapeutische Spielformen möglich, in denen Zusammenhänge entdeckt werden können.

Bestimmte Bestandteile des "snoezelens" (das selektive Anbieten von primären Reizen in atmosphärischer Umgebung, mit dem Ziel der primären Aktivierung von schwer geistig Behinderten; Hulsegge & Verheul, 1986, Seite 33) appellieren beispielsweise an dieses Vermögen, einfache Zusammenhänge zu erkennen (Hulsegge & Verheul, 1986)[1]. Durch das "snoezelen" erfahren die geistig Behinderten nicht nur unterschiedliche körperliche und sensorische Eindrücke (hierbei gibt es ein "Wasserbett", ein "Bad gefüllt mit Bällen", "Fühlkisten", Wände zum betasten", "Duftpaletten" etc.), sie werden auch durch Objekte, wie dem "Lichtboden" stimuliert, Zusammenhänge zwischen den Farben der beleuchteten Bodenfliesen und bestimmten Klängen, die hiermit verbunden sind, zu entdecken. Dasselbe passiert bei der "Echo-Unit". Hier hört der geistig Behinderte seine Stimme durch ein Mikrophon wie ein Echo zurückkommen. Geräte wie "Lichtorgeln", mit denen selbst gemachte Klänge sichtbar gemacht werden, und das "Fuß-Glockenspiel", daß dadurch klingt, daß auf unterschiedlichen Stellen herumgesprungen wird, wodurch unterschiedliche Töne erklingen, haben dasselbe Ziel. In diesen Fällen wird an das Vermögen, Zusammenhänge zu erkennen, appelliert.

Spielformen, in denen das Erkennen von Zusammenhängen zentral steht, sind, ergänzt mit dem Lösen von einfachen Problemen, dem Anwenden von einfachen Variationen und planmäßiger Überlegung, ebenfalls für die musiktherapeutische Arbeit in einer Kindertagesstätte geeignet. Weil die Anwendung von Begriffen und Klassifikations-Aufgaben nur bei mittelschwer geistig Behinderten geeignet ist (Schule für Kinder mit großen Lern-Schwierigkeiten), da diese sich auf einer höheren prälogischen Denk-Ebene befinden, ist es fraglich, ob Spielformen, in denen an Begriffe appelliert wird, in der Kindertagesstätte sinnvoll sind. Wenn das Trommeln auf einer Handtrommel "Regen" darstellen soll und das Blasen durch ein Blasrohr "Wind", setzt man voraus, daß Gegenstände auf etwas verweisen können, das sich von den Gegenständen selbst unterscheidet. Weil der Grad der Behinderung der Kinder in einer Kindertagesstätte sich unterscheiden kann - es gibt Kinder, die in eine Sonderschule versetzt werden - sind diese Spielformen in einer Vielzahl von Fällen vielleicht anwendbar, jedoch sollte das bei jeder Gruppe eigenständig abgewogen werden. In einer Einrichtung kann das Instrument als Imitationsobjekt verwendet werden, wenn von einem hohen Funktionsgrad die Rede ist (Adriaansz & Stijlen, 1986).

---

1 Die Autoren unterscheiden unzureichend zwischen der schweren und schwerst geistigen Behinderung. Einmal ordnen sie das "snoezelen" den schwerst geistig Behinderten zu (z.B. S. 26 und 142) und ein anderes Mal wird es als eine "...primäre Aktivierung von schwer geistig Behinderten" (z.B. S. 33) definiert. Die körperlichen und sensorischen Bestandteile der Methode sind für schwerst geistig Behinderte geeignet, die auf Zusammenhänge beruhende sensomotorischen Aktivitäten eignen sich besser bei schwer geistig Behinderten.

Das Spiel, in dem man so tut “als ob” symbolisches Spiel Wirklichkeit ist, eines der Ausgangspunkte in der kreativen Therapie (siehe z.B. Grabau & Visser, 1987; Smitskamp, 1988; Boomsluiter, 1990), ist hinsichtlich des Vorausgegangenen nur dann möglich, wenn das Kind sich in dem prälogischen Stadium befindet oder dieses Stadium erreichen kann. Dementsprechend gilt auch für das Fördern von Kreativität, daß diese Zielsetzung nur dann indiziert ist, wenn der geistig Behinderte in der Lage ist, kreativ mit dem (musikalischen) Material umzugehen.

Begriffe

Musik eignet sich ganz besonders dazu, Begriffe erfahren zu lassen, die kennzeichnend für die Musik selber sind. Beispiel: “lang” und “kurz”, “schnell” und “langsam”, “laut” und “leise”. Da Musik ein Geschehen in der Zeit ist, erfährt das Kind auch Begriffe wie: “aufhören”, “unterbrechen”, “verändern”, “Beginn”, “Pause”, “Ende”, “Signal” und ähnliches.

Andere Begriffe können mit Musik kombiniert werden. “Hoch” und “tief” in der Musik, die im Gegensatz zu den vorigen Begriffen nicht buchstäblich dasselbe sind wie “hoch” und “tief” im Raum, können einfach mit “dich groß machen” und “dich klein machen” verbunden werden. Dasselbe gilt für Begriffe wie “eng” und “weit”, “hell” und “dunkel”.

Aufmerksamkeit, Konzentration, Differenzierung und Gedächtnis

Zielsetzungen wie Aufmerksamkeit und Konzentration, die einer Differenzierung vorausgehen, können in vielen Fällen ausgezeichnet mit Musik verfolgt werden. Das geht aus der Tatsache hervor, daß Aufmerksamkeit und Konzentration erforderlich sind, um Musik nachvollziehen und ausführen zu können. Im Gegensatz zu einem Gegenstand innerhalb des Raumes, der bestehen bleibt, wenn die Aufmerksamkeit abschweift, hört für den Zuhörer Musik auf zu bestehen, sie verschwindet, wenn sich die Aufmerksamkeit schwächer wird. Langen (1991) nennt Musik darum die meist subjektive Zeitgestalt, die nicht nur in der Zeit verläuft, aber zugleich vollkommen subjektiv ist, weil selbst das allerkleinste Detail nicht außerhalb der Person im Raum besteht. Beim Sehen eines Gegenstandes kann die Person abschweifen und zu dem Gegenstand zurückkehren, ohne daß etwas verloren gegangen ist, beim Hören von Musik ist das unmöglich. Daß dieses in unserer heutigen Kultur dennoch passiert, ist eine Folge des Phänomens der “Hintergrundmusik”, die keine bewußte aber unbewußte Funktion erfüllt. In der Musiktherapie wird mit Hilfe von zielgerichteten Aufgaben an ein bewußtes Nachvollziehen appelliert.

Eine Bewegung ist vergleichbar mit Musik, hat jedoch als Ausgangspunkt eine Haltung im Raum und wird erst danach zu einem subjektiv eingeprägten Phänomen in der Zeit. Musik hat keinen solchen Ausgangspunkt und ist darum völlig subjektive Zeitstruktur.

Aufmerksamkeit und Konzentration sind Zielsetzungen, denen man in mehreren Methoden begegnet. Nordoff & Robbins (1983) entwickelten eine Methode für die

Sonderschulklassen. Sie verwenden Lieder, die, weil sie einen bezug auf Aktivitäten haben, die die Kinder ausführen können und auf Geschehnisse, die die Kinder kennen (z.B. das Wetter, die Tage in der Woche, Feste, Kleider), die Aufmerksamkeit festhalten. Die instrumentalen Stücke mit Klangstäben, Tröten, Becken, Trommeln, Vogelflöten und anderen Instrumenten sind so arrangiert, daß das Stück erst durch das Zusammenspiel der Kinder entsteht. Wenn ein Kind nicht mitmacht, ist das Stück nicht vollständig. Die Arrangements appellieren im hohen Maß an das Konzentrationsvermögen des Kindes. Es muß "seine" Phrase oder "seinen" Ton, beispielsweise der höchste Ton des Stückes, im richtigen Moment spielen und darum das Musikstück vom Anfang bis zum Ende mitverfolgen (siehe auch Rett, Grasemann & Wesecky, 1981).

Konzentration und die Angst zu versagen sind, was die Reihenfolge der musiktherapeutisch verwendeten Arbeitsformen betrifft, einander entgegengesetzt. Wer sich schlecht konzentrieren kann, kann zuerst dazu stimuliert werden, auf eine eigene Art zu reagieren. Anschließend kann auf Imitation hingearbeitet werden, weil für diese Person die Imitation schwieriger ist. Denn dann muß man sich ja alles merken, was der andere macht. Wenn jedoch von der Angst vor dem Versagen die Rede ist, dann ist die umgekehrte Arbeitsweise indiziert, weil die Person mit seiner Angst sich sicherer fühlt, wenn er erst imitieren darf und nicht sofort eine eigene Antwort geben muß.

Differenzierung kann auf unterschiedliche Arten geschehen: dadurch, daß Klänge aus unterschiedlichen Instrumenten hervorgebracht werden, daß mit Hilfe eines Signals Stille und Perioden, in denen Klänge gemacht werden können, miteinander abgewechselt werden und dadurch, daß erklingende Instrumente außerhalb des Blickfeldes voneinander unterschieden werden (Adriaansz & Stijlen, 1986).

Probst & Vogel-Steinmann (1983) beschreiben Spielformen für Sonderschulkinder mit einer leichten geistigen Behinderung oder einer Lernstörung. Die Spielformen mit einer therapeutischen Funktion beziehen sich vor allem auf kognitive Ziele. Es wird nicht so sehr mit Musik gearbeitet, sondern mit Rhythmus, Klang und Bewegung. Wenn man aber die Spielformen ein wenig variiert, dann wird deutlich, daß die Musik, aufgrund von der ihr zu eigenen spezifischen Kennzeichen, ganz besonders für das Arbeiten an unterschiedlichen kognitiven Zielsetzungen geeignet ist. Die Spielformen können übereinstimmend mit einem zunehmenden Schwierigkeitgrad geordnet werden.

Beispiele:

- den Raum auf eine frei gewählte Art zur Vergrößerung des Körper- und Raumbewußtseins erforschen.
- einem Klang oder einem Musikstück zuhören, abgewechselt mit Stille. Dadurch wird auf einem elementaren Niveau die Konzentration stimuliert, denn das Kind muß hören, ob die Musik klingt oder nicht klingt.
- beide vorangegangenen Übungen werden dadurch miteinander kombiniert, daß der Raum auf eine frei gewählte Art durch Musik erkundet wird. Das heißt: bewegen, wenn die Musik erklingt und stillstehen, wenn keine Musik erklingt.

- sich auf zwei unterschiedliche Arten durch den Raum bewegen, beispielsweise rennen oder gehen. Das Kind muß sich hierzu zwei unterschiedliche Verhaltensweisen merken, darf zwischen ihnen jedoch selbständig wechseln.
- das Abwechseln von Verhaltensweisen wird durch das Erklingen oder Abbrechen von Musik angegeben. Beispielsweise soll dann, wenn Musik erklingt, gerannt werden und wenn sie abbricht, soll gegangen werden. Jetzt muß das Kind, wenn ein Signal gegeben wird, eine Handlung verändern.
- das Abwechseln zweier Verhaltensweisen wird mit einem einzelnen musikalischen Thema angegeben. Musik erklingt jetzt die ganze Zeit, aber bei einem Thema muß das Kind rennen und beim anderen Thema muß es gehen. Der Schwierigkeitsgrad ist erhöht, weil das Unterscheiden von Klängen und Stille einfacher ist, als das Unterscheiden von zwei Themen. Dadurch, daß mit Themen begonnen wird, die dem beabsichtigten Verhalten ähneln, beispielsweise erst schnell dann langsam, ist es möglich, auf einer einfachen Ebene anzufangen. Variationen hiervon wären: zuerst bei einem lauten Thema auf dem Boden stampfen, danach bei einem leisen Thema leise gehen. Die Aufgabe wird schwieriger, wenn das Thema das Verhalten nicht ohne weiteres widerspiegelt. Beispiel: bei einem Thema mit hohen Tönen vorwärts laufen, bei einem Thema mit tiefen Tönen rückwärts gehen.

Dadurch, daß einerseits das musikalische Material und die Anzahl der Veränderungen ausgeweitet werden und anderseits die auszuführende Handlung komplexer gemacht wird, sind viele Variationen möglich. Beispiel: bei dem ersten Thema mit den Händen über den Kopf nach vorne laufen, bei dem zweiten Thema mit den Händen in der Seite rückwärts gehen, bei dem dritten Thema zu dem eigenen Platz im Raum rennen.

Kennzeichnend für leicht geistig Behinderte ist, daß sie imstande sind, konkret-logisch zu denken und über die Fähigkeit zur Konservierung (Piaget, 1970; Piaget & Inhelder, 1972; Peery, Peery & Draper, 1987; Hargreaves, 1988; Smeijsters, 1991a) verfügen. Konservierung beinhaltet, daß das Kind in der Lage ist wahrzunehmen, daß sich einige Elemente eines Stimulus verändern, während andere gleich bleiben. Bevor Konservierung eintritt ist es häufig so, daß ein Kind einen Stimulus als komplett neu erfährt, wenn ein Element des Stimulus verändert wird. Spielt man beispielsweise dieselbe Melodie auf einem anderen Instrument, in einer anderen Tonhöhe oder in einem anderen Tempo, dann hört das Kind dieses als ein neues Lied. Aber bei Konservierung erfährt es, daß es dasselbe Lied ist, auch wenn es auf einem anderen Instrument, einer anderen Tonhöhe oder in einem anderen Tempo gespielt wird. Das Vermögen zur Konservierung bringt mehr Ordnung in die kognitive Verarbeitung von Stimuli aus der Umgebung. Die Umgebung wird zum Teil vertraut und erkennbar.

Konservierung taucht, ohne Verweis auf die kognitive Psychologie von Piaget und die damit verbundene musikpsychologische Forschung, in der Musiktherapie als Technik auf. In den Methoden für Musiktherapie finden wir regelmäßig den Hinweis, daß geistig behinderte Kinder häufiger Wiederholungen bedürfen. Zur Vermeidung von Monotonie kann dasselbe Musikstück jedoch z.B. mit unterschiedlicher Dynamik oder im unterschiedlichen Tempo gespielt werden (Rett, Grasemann & Wesecky, 1981; Alvin, 1983; Nordoff & Robbins, 1983). Auf diese Art wird einerseits der notwendigen

Wiederholung entsprochen (externe Redundanz), andererseits werden jedoch Veränderungen auf eine dosierte Weise angeboten. Die Technik, bestehend aus Konservierung und Variation, nimmt einen wichtigen Stellenwert in der Arbeit mit geistig Behinderten ein[1].

Bei der Verwendung dieser Technik sollte das Funktionsalter des geistig Behinderten noch mehr berücksichtig werden. Ist der geistig Behinderte tatsächlich in der Lage, die beabsichtige Konservierung als solche zu erfahren? Und gibt es eine bestimmte Hierarchie von musikalischen Elementen, die der Musiktherapeut variieren oder nicht variieren kann? In einigen Methoden wird die Technik auch bei niedrigen Funktionsgraden angewendet, ohne daß Rechenschaft über einen notwendigen Entwicklungsgrad abgelegt wird.

Die methodische Vorgehensweise von Nordoff & Robbins (1983) stellt ein ausgezeichnetes Beispiel einer Stimulusausweitung dar (Kraijer, 1991), mit einer andauerenden Wechselwirkung zwischen dem Alten und dem Neuen. Schematisch kann die Arbeitsweise folgendermaßen wiedergegeben werden:

Spontane vokale Äußerungen des Kindes
1. Das von dem Kind spontan gesungene Motiv wird übernommen.
2. Das Motiv wird um einige Töne erweitert.
3. Es wird zum ursprünglichen Motiv zurückgekehrt.
4. Das ursprüngliche und das erweiterte Motiv wechseln miteinander ab.
5. Das erweiterte Motiv wird stabilisiert.
6. Das Motiv wird erneut ausgebreitet.
7. Es wird zum vorhergegangenem Motiv zurückgekehrt.
8. Das vorhergegangene und das erweiterte Motiv wechseln miteinander ab.
9. usw.

Das Erlernen eines Liedes auf einem Instrument
1. Das Lied vorspielen und beobachten, wie das Kind es nachspielt
2. Das Lied auf die Art und Weise, wie das Kind es spielt, nachspielen (z.B. in derselben Taktart, demselben Tempo)
3. Auf diese Art Kontakt entstehen lassen
4. Das Lied allmählich in seine ursprüngliche Form zurückführen
5. Das Kind zur Imitation des ursprünglichen Liedes stimulieren

Die Wechselwirkung zwischen dem Neuen und dem Bekannten können wir auch im Aufbau der gesamten Sitzung entdecken. In einer Sitzung bilden das Anfangslied und Abschlußlied und die Wiederholungen von Liedern aus der vorigen Sitzung den gleich-

---

[1] Diese Technik eignet sich auch ausgezeichnet zum allmählichen Einführen von Variationen bei autistischen Personen (siehe entsprechendes Kapitel).

bleibenden Faktor, in den das Erlernen von neuen Liedern eingefügt wird (z.B. Van Rest, 1986).

Die geistige Behinderung kann im Allgemeinen als eine verminderte Fähigkeit Informationen zu entdecken und zu strukturieren beschrieben werden.

Alvin (1983) nennt Musik ein "non-academic subject". Alley (1977) spricht von "the lack of content area". Beim Musikhören und Musizieren ist es nicht notwendig, daß man über Begriffe, Sprachverständnis oder Aussprache verfügt. Der Gedanke, daß Musik jedem Niveau einer geistigen Behinderung angepaßt werden kann, kommt hierbei zur Geltung. Sprache hingegen verliert ihren eigenen Charakter, wenn Wörter weggelassen werden oder wenn die Satzstruktur verändert wird.

Bei Musik ist das nicht so. Musik bleibt Musik. Es ist egal, ob die Rede von einer einfachen Aufeinanderfolge von Tönen und Tonlängen ist oder ob es eine komplexe Tonreihe ist. Musik verliert ihren Charakter nicht. Musik kann darum so gestaltet werden, daß sie für jeden "verständlich" bleibt.

Morton, Kershner & Siegel (1990) studierten den Einfluß von Musik auf das Gedächtnis. Wie ein dichotomischer Hörtest ergab, konnten die (nicht behinderten) Kinder mehr Worte durch das Ohr auf welches sie sich richten sollten, behalten und wurden sie weniger durch das andere Ohr abgelenkt, wenn der Aufgabe das Hören von Musik (die ersten 5 Minuten von Pink Floyd's "The Wall") vorausging. Die Untersucher zogen die Schlußfolgerung, daß: "information processing may be enhanced by music-induce arousal". Sie nahmen also an, daß Musik, die einer Aufgabe vorausgeht, die Erregung ("arousal") erhöht und daß dadurch das Informations-verarbeitungs-System positiv beeinflußt wird, was durch eine verminderte Ablenkung bezüglich irrelevanter Stimuli und einem verbesserten Gedächtnis für relevante Stimuli sichtbar wird.

Die Tatsache, daß Musik "arousal"-erhöhend wirkt und dadurch einen Einfluß auf die Aufmerksamkeit für Stimuli hat, erklärt jedoch nicht, warum relevante Stimuli von nicht-relevanten Stimuli unterschieden werden. Dieses war nur möglich, weil die Musik mit einer Instruktion kombiniert wurde, die angab, welche Stimuli relevant waren.

Die Erklärung mit Hilfe des "arousal"-Niveaus übergeht auch die spezifischen Eigenschaften von Musik. Wenn Musik nur das "arousal"-Niveau erhöht, scheinen die Gestaltaspekte untergeordnet zu sein. Dennoch kann nicht ausgeschlossen werden, daß die Art, wie Musik strukturiert ist, einen Einfluß auf das Informationsverarbeitungs-System hat. Nähere Untersuchungen müssen dieses noch nachweisen.

Die Autoren gedenken dieses bei autistischen Kindern und hyperaktiven Kindern anzuwenden. Weil geistig Behinderte ebenfalls Aufmerksamkeitsprobleme haben und in einer Lernaufgabe relevante Stimuli erst nach einiger Zeit entdecken (Van Gennep, 1987), ist Musik auch bei geistig Behinderten dazu geeignet, einer Aufgabe vorausgehend und mit richtigen Instruktionen kombiniert, die Aufmerksamkeit auf die relevante Information zu richten.

8.2.3.3 Sprache, Kommunikation und soziale Fähigkeiten

Sprache

Zwischen Musik und Sprache besteht ein enger Zusammenhang. Musikalische Elemente wie Dynamik und Tempo verleihen der emotionalen Ladung der Sprache Ausdruck. Worte besitzen aber auch, losgelöst von der emotionalen Ladung, musikalische Kennzeichen wie Rhythmus und Melodie. Musik kann Laufer zufolge (1987) das Unterscheidungsvermögen für Klang, das antizipierende Denken und das rhythmische Element von Sprache positiv beeinflussen. Sie untersuchte in einer experimentellen Studie mit geistig Behinderten (Down-Syndrom) die Transfer-Wirkung musikalischer Aktivitäten auf die Auswahl der richtigen Abbildung zu dem ausgesprochenen Wort durch den Testleiter (Peabody Picture Vocabulary Test), die Artikulation (Bremer Artikulationstest) und das spontane Sprechen. Die Testgruppe erhielt Musikunterricht, der Singen, instrumentalen Unterricht, Musikhören und Bewegungen zur Musik beinhaltete.

Laufer entdeckte einen Unterschied zwischen der Testgruppe und der Kontroll-Gruppe zu Gunsten der Testgruppe bei dem PPVT und dem Artikulationstest. Dasselbe Resultat tauchte beim spontanen Sprechen nicht auf. Vor allem bei der reproduktiven Sprache scheint der Einfluß also positiv zu sein.

Die Untersuchung weist jedoch zwei Schwachpunkte auf: eine Baseline fehlte und beim Artikulationstest erzielte die Testgruppe zu Beginn sehr niedrige Ergebnisse, wodurch statistische Regression nicht ausgeschlossen werden kann. Es wurden keine statistischen Prüfungen verwendet.

Das Erlernen von Worten geschieht häufig durch das Singen von Worten in Liedern und die Ergänzung des Gesungenen mit Texten, die nicht vollständig sind. Nordoff & Robbins (1983) passen bei dem Erstellen von Liedern mit Text den Takt, die Melodie und den Rhythmus an die Prosodie der Sprache an.

Michel & Jones (1991) verwenden, durch Abbildungen unterstützt, Lieder mit Ergänzungssätzen, wobei allmählich die Abbildungen weggelassen werden und die Musik "ausgedreht" wird. Im Gegensatz zu Nordoff & Robbins berücksichtigen sie kaum die Prosodie der Sprache.

Analoge Kommunikation

Kunst (1988) beschreibt, wie es möglich ist, "primitive Strukturen" zu verstehen, Verhalten, das hinsichtlich der bestehenden Normen-Muster nicht als Struktur gilt, jedoch bei geistig Behinderten schon die Funktion von Struktur hat (siehe Van der Maat, 1992 über Bedeutungen, die Erzieher dem Verhalten von schwerst geistig Behinderten zuschreiben). Die Beispiele, die Kunst darstellt, haben einen Bezug zur Analogie. Dadurch, daß die musikalischen Rhythmen und Klänge, die der primitiven Struktur zugrunde liegen, übernommen werden, bringt die Musiktherapeutin einen musikalischen Prozeß in Bewegung, der eine Widerspiegelung der psychischen Dimension ist, die der geistig Behinderte anwendet. Sie "plaudert" mit den geistig Behinderten dadurch, daß sie den Rhythmus, mit dem der Klient Laute von sich gibt, übernimmt. Diese Arbeitsweise können wir auch bei dem sogenannten "Jabbertalk" (Van der Staaij, 1991) finden. Mit Hilfe von bedeutungslosen Wörtern, wobei jedoch musikalische Elemente der Kommunikation betont werden, "spricht" der Musik-therapeut mit den geistig Behinderten, die diese Form von Expression erkennen. Auf diese Art und Weise spielt der musikalische Prozeß nicht nur auf den kognitiven Prozeß ein, sondern entspricht außerdem der ursprünglichen, nicht-semantischen Form der Kommunikation von Emotionen.

Vos & Olminkhof (1991) betrachten Musik als ein geeignetes Mittel, um dem Erfahrungsaspekt der Kommunikation bei einer schlecht entwickelten Sprachfertigkeit eine Gestaltungsmöglichkeit zu geben.

Soziale Fähigkeiten

Schon im ersten Teil dieses Buches wurde auf eine Untersuchung von Schalkwijk u.a. (1992) eingegangen. Die musiktherapeutische Methode bestand darin, daß einander zugehört wurde, daß aufeinander gewartet wurde, daß ein Rhythmus weitergeben wurde und daß mit der improvisierenden Interaktion gearbeitet wurde. So wurde eine Voraussetzung für die Interaktion und für das Stimulieren von Interaktion an sich geschaffen. Obwohl die Untersucher bemerken, daß der Zusammenhang zwischen den Musik-Items der Beobachtungs-Liste und dem sozialen Verhalten statistisch nicht eindeutig ist, scheint die Analogie zwischen den musikalischen Aktivitäten und den sozialen Fähigkeiten groß zu sein, denn jemandem zuzuhören, jemanden ausreden zu lassen, etwas an jemanden weitergeben und mit jemandem im Gespräch zu sein sind Fähigkeiten, die in der alltäglichen Wirklichkeit einen wichtigen Stellenwert ein-nehmen.

Daß der Transfer zur Lebenssituation fehlt, regt angesichts dieser Analogie und angesichts des festgestellten Zusammenhanges zwischen den Meßinstrumenten innerhalb und außerhalb der Musiktherapie, zum Nachdenken an.

Das Fehlen des Transfers illustriert vielleicht die geringe Generalisierbarkeit, die eine Folge des geringeren kognitiven Vermögens ist. Wenn es notwendig ist, Verhaltensweisen innerhalb des betreffenden Kontextes an sich (der alltäglichen Lebenssituation) zu erlernen, stellt sich die Frage, welche Rolle dazu die Musiktherapie hat. Anstelle einer selbständigen Methode, die das Verhalten verändert, ist sie in diesem Fall eine unterstützende Methode, die Verhaltensveränderungen vorbereitet.

8.2.3.4 Körperbewußtsein, Selbstbild, Ich-Bewußtsein, Ich-Verstärkung und Selbstwertgefühl

Körperbewußtsein kann durch Lieder, die vom Körper und von Körperteilen handeln (Adriaans & Stijlen, 1986; Nordoff & Robbins, 1983), gefördert werden.

Gale (1989) vergleicht die Emotionen bezüglich des Behindertseins, mit der Unsicherheit, in der Pubertierende sich befinden. Unsicherheit und Angst vor Ablehnung entstehen durch ein geringes Selbstwertgefühl und sie können zum Zurückzug aus Kontakten führen. Weil Musik ein Mittel ist, das jemanden in die Lage versetzt, Beziehungen mit anderen einzugehen, hält Gale Musiktherapie für indiziert, wenn bei dem geistig Behinderten die Rede von der obengenannten Problematik ist.

Dieser Gedankengang unterstellt implizit, daß Musik zum Kontaktknüpfen motiviert. Aber auch wenn eine musikalische Improvisation ganz besonders dazu geeignet ist die Beziehung mit einem anderen zu erforschen, muß, wenn jemand in seinem eigenen Vorgehen unsicher ist, zuerst ausreichend Sicherheit entstehen, so daß die Person dazu bereit ist, eine Interaktion einzugehen.

Darum sind für die Behandlung zwei Phasen erforderlich: eine individuelle Phase, in der das Selbstwertgefühl (das heißt, das Gefühl etwas zu können) verstärkt wird und eine sich auf die Gruppe richtende Phase, in der der Klient aufgrund des erhöhten Selbstwertgefühls mit anderen in Beziehung tritt. Die erste Phase ist die schwierigste, weil der Klient sich auch dann schon in einer Situation befindet, in der er sich durch sich selber, aber auch durch den anderen (den Musiktherapeuten) abgelehnt fühlen kann. Der Musiktherapeut sollte darum die eigenen musikalischen Äußerungen des Klienten konsequent in dieser Phase bestätigen oder, wenn eine eigene Äußerung im Großen und Ganzen fehlt, zuerst versuchen eine eigene Äußerung hervorzulocken. Letzteres wird beispielsweise dadurch ermöglicht, daß man etwas vormacht, das nicht auf Leistung gerichtet ist und dadurch, daß im Spiel des Musiktherapeuten für die Reaktion des Klienten Raum gelassen wird ("Elicitating techniques": Bruscia, 1987).

Wenn eine musikalische Äußerung beim Klienten entsteht, kann der Musiktherapeut Techniken wie z.B. die Imitation dessen, was der Klient macht, die Übernahme der Intensität, die der Klient zeigt, das Reflektieren der Stimmung, die im Spiel des Klienten klingt, die Übernahme dessen, was der Klient macht, in das eigene Spiel usw. ("Techniques of empathy": Bruscia, 1987).

Andere Techniken sind die Ergänzung des letzten Wortes und die Übernahme des "Fehlers" vom Klienten (Schalkwijk, 1988).

Nachdem die musikalische Expression des Klienten bekräftigt ist, entsteht ein erhöhtes Selbstwertgefühl und ein verbessertes Selbstbild (das heißt, die Eigenschaften, die jemand sich selbst zuschreibt), wodurch die Unsicherheit vermindert und dadurch der Mut zur Erforschung und zum Kontakt mit anderen vergrößert wird. Auf diese Art wird Ich-Verstärkung[1] ermöglicht.

Zusammengefaßt kann die erste Phase folgende Bestandteile enthalten: Einladung und Bestätigung seitens des Musiktherapeuten, Erforschung und Kontakt knüpfen seitens des Klienten. Erforschen bedeutet hier, daß der Klient sein musikalisches Verhalten ausweitet (mehr Instrumente, mehr Töne u.a.). Kontakt sollte als eine Situation aufgefaßt werden, in der nicht nur der Musiktherapeut auf den Klienten reagiert, sondern auch der Klient auf den Musiktherapeuten. Anders als bei der Einladung und Bestätigung geht der Klient auf das ein, was der Musiktherapeut macht. Es entsteht ein Zusammenspiel, in dem der musikalische Beitrag des einen zum musikalischen Beitrag

---

1 Ich-Stärke wird hier als "Ego"-Stärke aufgefaßt, wobei das EGO (Ich) imstande ist, ein Gleichgewicht zwischen Es und Über-Ich zu finden und eine befriedigende Beziehung mit der Umgebung, mit ausreichender Offenheit für die Umgebung und ausreichender eigener Individualität, aufzubauen.

des anderen paßt (derselbe Takt oder Rhythmus, eine einander ähnelnde Melodie, Tempi, die aneinander anschließen oder Veränderungen in der Dynamik, Form usw.). Man kann dieses mit dem schon erwähnten Kontakt-Lied von Boxill vergleichen.

Auch die zweite Phase, in der der Klient mit einem oder mehreren Mit-Klienten in Beziehung tritt, ist nicht problemlos. Musikalische Interaktion ist zwar eine Spielsituation, in der verhindert werden kann, daß Fehler und dadurch Gefühle des Versagens entstehen. Dieses ist jedoch keine Garantie dafür, daß ein erhöhtes Selbstwertgefühl entsteht. Das Vergrößern des Selbstwertgefühls verlangt nach Bestätigung, die dadurch entsteht, daß aus einer Situation mit wenig Individualität und wenig Risiko heraus, auf mehr Individualität hingearbeitet wird.

Der erste Schritt besteht darin, daß zusammen mit der Gruppe dasselbe musikalische Motiv gespielt wird. Niemand weicht davon ab und das Risiko ist relativ klein. Daß daraufhin ein Klient das Gruppengeschehen dadurch beeinflußt, daß andere ihm folgen, vergrößert den Einfluß und damit das Selbstwertgefühl dieses Klienten. Dadurch daß anschließend jedem Teilnehmer in der Gruppe eine individuelle Aufgabe zuerkannt wird, wird eine Situation erschaffen, in der der Klient sich traut, seine Individualität von anderen Individualitäten zu unterscheiden. Auf diese Art entsteht zugleich Ich-Bewußtsein (das Bewußtsein, eine eigene Identität zu besitzen). Da die eigene Individualität in vorhergehenden Phasen bestätigt wurde und auch jetzt genügend Raum erhält, nimmt die Angst vor anderen ab und die Akzeptanz von anderen zu.

Dadurch daß geeignete Arrangements gemacht werden, kann die individuelle Rolle auf den Klienten abgestimmt werden. Derartige Arrangements dienen nicht nur zur Konzentration. Die Musikstücke für Klangstäbe und andere Instrumente in der Methode von Nordoff & Robbins (1983) sind so aufgebaut, daß durch eine Aufzählung der unterschiedlichen individuellen Rollen, die den Kindern zugeteilt werden, ein Ganzes entsteht. Jedes Kind ist wichtig, es kann nicht fehlen. Das eine Kind spielt den Vorsatz, das andere Kind spielt den Nachsatz, ein drittes Kind spielt die Klangeffekte (z.B. einen "bird call"), ein viertes Kind spielt den höchsten Ton in einem Stück usw. So wird jedes Kind optimal in seiner Individualität bestätigt. Da die Kinder eine individuelle Rolle erfüllen, müssen sie aufpassen und dafür sorgen, daß sie im richtigen Moment reagieren, denn es fällt sofort auf, wenn sie nicht richtig spielen[1]. Die Bestätigung der Identität und das Erhöhen der Konzentration gehen also Hand in Hand. Weil das Kind Fehler machen kann, sollte der Musiktherapeut dafür sorgen, daß jedes Kind eine Aufgabe bekommt, die es erfüllen kann.

Auch Techniken wie das Nennen der Namen der Kinder in den Liedern, jedem Kind ein Instrument oder eine Stimme zu geben und das einander Imitieren lassen, fördern das Ich-Bewußtsein (für Beispiele siehe Nordoff & Robbins, 1983; Van Rest, 1986).

---

[1] Siehe auch den Abschnitt über Konzentration.

8.3 Analyse der Spielformen

Eine Art, die bestehenden Spielformen und die Zielsetzungen aufeinander abzu-stimmen, ist die Verwendung einer Matrix. Mit Hilfe der Fallstudie von Miranda (Schalkwijk, 1988) wird ein Beispiel einer derartigen Matrix gegeben. Die von den Musiktherapeuten genannten Spielformen und Zielsetzungen werden jeweils in Zeilen und Spalten angegeben.

	Zielsetzungen															
Spielformen	SE	SF	KV	SA	R	Z	ER	AB	SÄ	V	U	KB	RD	FF	W	ZA
weitergeben eines Rhythmus' im Kreis	+	+	+	-	+	+	-	+	-	+	-	+	-	-	+	+
nachmachen, was ein anderer vormacht	+	+	+	-	+	+	-	+	+	+	+	+	+	+	+	+
nicht nachmachen, aber eine eigene Reaktion geben	+	+	+	-	+	+	+	+	+	+	+	-	+	-	+	+
"Was hast Du gehört?"	-	+	+	-	+	+	+	-	+	+	+	-	-	-	+	-

Legende: SE=Struktur erfahren, SF=sozial funktionieren, KV=Konzentration vergrößern, SA=Struktur anbringen lassen, R=aufeinander richten, Z=zuhören, ER=eine eigene Reaktion zeigen, AB=von der eigenen Anwesenheit bewußt werden, SÄ=sich selbst äußern, V=sich von dem anderen bewußt werden, U=Unterschiede zwischen sich selbst und anderen, KB=Kontakt erfahren, der nicht bedrohlich ist, RD=Rigidität durchbrechen, FF=führen und folgen, W=warten, ZA=zusammenarbeiten

Die Matrix kann horizontal oder vertikal gelesen werden. Wenn man die Matrix horizontal liest, dann ergibt sich, daß ein und dieselbe Spielform vielen Zielsetzungen dienen kann. Vertikal ist zu lesen, ob eine Zielsetzung wirklich durch eine oder mehrere der Spielformen erreicht werden kann. In dieser Matrix ist es beispielsweise auffallend, daß die Zielsetzung SA (Struktur anbringen lassen) mit den verwendeten Spielformen nicht realisierbar ist. In allen vier Spielformen, beim Weitergeben eines Rhythmus, beim Vormachen/Nachmachen, beim Zeigen einer eigenen Reaktion und bei der Frage "Was hast Du gehört?", wurde der Klient nicht dazu aufgefordert, selber Struktur anzubringen. Die Struktur ist nämlich jedesmal festgelegt: a-a-a- usw., im Kreis, a-a' Vormachen und Nachmachen und a-b eigene Reaktion geben.

Dieses Beispiel illustriert nicht nur die Notwendigkeit solch einer Analyse, sondern auch einer genauen Beschreibung der Begriffe. Gespräche mit Studenten ergaben, daß eine geringe Abweichung der Definitionen von Zielsetzungen und Spielformen zu einer abweichenden Eintragung führt.

Bei der Matrix ist es weiterhin auffallend, daß eine Zielsetzung nicht durch jede Spielform realisiert wird, aber gerade durch eine bestimme Spielform am stärksten vergegenwärtigt wird. Die Zielsetzung "führen/folgen", kommt beispielsweise in der Spielform "vormachen/nachmachen" zum Ausdruck, weil einer sich etwas ausdenkt und andere folgen. Dieses trifft nicht für die Spielform "Eine eigene Reaktion zeigen" zu, weil hier das Folgen im genauen Sinn fehlt und der Beitrag desjenigen, der reagiert, einen gleichwertigeren Charakter besitzt.

Weitere Analysen solcher Spielformen ermöglichen eine gute Abstimmung auf die Diagnose und die Zielsetzungen.

8.4 Richtlinien und Zusammenfassung

Die Behinderung

Abhängig vom Schweregrad der Behinderung treten Probleme in der sensomotorischen Entwicklung, in der Fähigkeit zur Selbsthilfe und Kommunikation (schwer geistig Behinderte) und in kognitiven Aspekten wie Konzentrationsvermögen, Gedächtnis, Sprach- und Lernvermögen auf.

Die kognitiven Mängel werden durch das Unvermögen, relevante Stimuli zu entdekken, das Fehlen von Übungsstrategien und das unzureichende Vermögen Information zu strukturieren, verursacht. Der Grad der geistigen Behinderung kann anhand der Entwicklungstadien von Piaget beschrieben werden.

Die schwerst und schwere geistige Behinderung kann mit körperlichen Kennzeichen, anderen Behinderungen und Verhaltensproblemen parallel verlaufen.

Kennzeichen des musikalischen Verhaltens

Kennzeichen der geistigen Behinderung sind in der Art der musikalischen Gestaltung zu beobachten.

Was die unterschiedlichen Funktionsniveaus betrifft, gilt, daß bei einigen musikalischen Fähigkeiten keine Unterschiede zwischen den Niveaus bestehen, andere musikalische Fähigkeiten bei mehr als einem Funktionsniveau auftreten und wieder andere typisch für ein einzelnes Funktionsniveau sind. Wenn man von den musikalischen Fähigkeiten ausgeht, die für ein Niveau kennzeichnend sind, kann der Musiktherapeut optimal bei der geistigen Behinderung anschließen. Daran anschließend kann in die Richtung angrenzender Niveaus und auf die dazu gehörigen Fertigkeiten hingearbeitet werden.

Behandlung und Entwicklung

Heilpädagogische Hilfeleistung ist in der Form der Behandlung sozial-emotionaler Probleme (z.B. Angst, Aggression, Stereotypien) und dem Entwickeln kognitiver, motorischer, sozialer und emotionaler Fähigkeiten möglich.

Musik kann im verhaltenstherapeutischen, klientenzentrierten, gestalttherapeutischen oder psychoanalytischen Rahmen angewandt werden. Hierbei wird unter anderem mit musikalischer Einladung, musikalischer Empathie, bedingungsloser Akzeptanz, Aktualisierung des eigenen Vermögens, Erfolgserfahrungen, "awareness" im Hier-und-Jetzt, mit der Umgebung in Kontakt treten, symbolischen Spielformen und Übertragung gearbeitet.

Je mehr die musikalischen Fähigkeiten psychische Prozesse widerspiegeln, desto mehr ist die Rede von Musiktherapie und je größer wird der Einfluß von der Musiktherapie auf nicht-musikalische Verhaltensweisen sein. Das Üben von nicht-musikalischen Fähigkeiten in ihrem eigenen Kontext ist häufig eine notwendige Ergänzung der in der Musiktherapie erlernten Fertigkeiten.

BEHANDLUNG

Emotionale Probleme

- Komponierte Musik und Live Musik können zeitweilig Symptome von Angst, sowie den Pulsschlag und die Anzahl der Körperbewegungen positiv beeinflussen. Die individuellen Unterschiede sind jedoch groß.
- An Problemen die mit einer zu großen Abhängigkeit zu tun haben kann mit Hilfe musikalischer Improvisationen gearbeitet werden, in denen das "Zusammensein" und "Getrenntsein" miteinander abgewechselt wird.
- Trauerverarbeitung ist durch das Gestalten und Abschließen von musikalischen Prozessen möglich.

Verhalten

- Das Verändern von Stereotypien wird mittels der folgenden Sequenzen ermöglicht: 1) die Imitation seitens des Musiktherapeuten 2) musikalisch Kontakt knüpfen 3) das Einschieben von Variationen durch den Musiktherapeuten 4) das Imitieren der Variationen durch den Klienten.
- Musik kann als verhaltensauslösender Stimulus wirken und in Abwesenheit oder Anwesenheit als Auslöscher oder Verstärker für Verhaltensweisen dienen.
- Die verstärkende Wirkung von Musik hängt nicht nur von der Vorliebe, die jemand für Musik hat, ab, sondern auch von der Tatsache, ob jemand bei der Ausführung einer bestimmten Aufgabe diese Musik wählen würde.

ENTWICKLUNG

Motorik

- Musik steuert die motorischen Fähigkeiten mittels ihrer Struktur in der Zeit, mittels des begleitenden Textes und der Kennzeichen der unterschiedlichen Parameter.
- Das Bewegen zur Musik, die Berührung mit klingenden Instrumenten und das in Schwingung setzen von Körperteilen durch musikalische Klänge schließt bei der körpergebundenen Erfahrungsphase an.

Kognition

- Das Erzeugen von Klängen mit Instrumenten, eventuell durch visuelle Abbildungen begleitet, schließt bei der assoziativen Erfahrungsphase an.
- Spielformen, die an Symbolisierung appellieren, beispielsweise das Nachahmen von Personen, Dingen und Geschehnissen durch Klänge, sind sinnvoll, wenn von einer prälogischen Ebene des Denkens die Rede ist.
- Es ist möglich musikalische Spielformen mit einem steigenden Schwierigkeitsgrad zu entwickeln, die an die Konzentration, an das Timing, an die Erfahrung und das Erlernen von Begriffen, an die Differenzierung des Wahrnehmungsvermögens, des Reaktionsvermögens, des Gedächtnisses und an das aufeinander Abstimmen von Kognition und Motorik appellieren.
- Die Wiederholung des gesamten Musikstückes, die Variation, in der einige Parameter konstant gehalten werden und das Anpassen von Parametern an den Funktionsgrad des geistig Behinderten sind wichtige methodische Prinzipien.
- Musik kann, was die kognitive Information anbelangt, an jede Funktionsebene angepaßt werden.
- Musik kann, vorausgesetzt daß sie durch richtige Instruktionen begleitet wird, die Konzentration für die relevante Information von einer Aufgabe steigern.

Selbstwertgefühl, Selbstbild, Ich-Bewußtsein, Ich-Verstärkung

- Musikalische Bestätigung und Erfolgserlebnisse in der aktiven Musiktherapie verstärken das Selbstwertgefühl (das Gefühl etwas zu können) und vermindern somit Unsicherheiten und Ängste.
- Mit Musik beschäftigt zu sein, kann bei dem geistig Behinderten zu einem positiven Selbstbild (eine positive Einstellung über sich selbst haben), zum Ausdruck von Emotionen und dem Erwerben von sozialen Fertigkeiten führen, weil der geistig Behinderte auf musikalischem Gebiet häufig mehr kann, als auf anderen Gebieten.
- Musikalische Interaktion führt zur Ich-Verstärkung (die Kontakterhaltung mit der Umgebung, auf eine ausgeglichene Art).
- Das Erfüllen einer Rolle in einem musikalischen Spiel führt zum Ich-Bewußtsein (das Bewußtsein als gesonderte Identität zu bestehen).

Kommunikation

- Das Verändern und Ausbreiten des Wortschatzes ist durch Ergänzungslieder, begleitet durch “cueing” und anschließend “fading out”, möglich.
- Musik kann die auditive Differenzierung und Artikulation von Wörtern und das Finden von Abbildungen zu den Wörtern verbessern.
- Kommunikation ist durch Vergrößerung der musikalischen/emotionalen Elemente der Sprache möglich.

Literatur

Adriaansz R. & L. Stijlen (1986). 'Muziektherapie in de zorg voor volwassen verstandelijk gehandicapten.' In: R. Adriaansz, F. Schalkwijk, L. Stijlen (red), Methoden van muziektherapie. Intro, Nijkerk.

Alley, J.M. (1977). 'Education for the severely handicapped: The role of music therapy.' Journal of music therapy, XIV, 2, 51-59.

Alvin, J. (1983). Music for the handicapped child. Oxford University Press, Oxford.

Annink, T. (1991). De mogelijkheden van een directieve en non-directieve werkwijze in de muziektherapie met geestelijk gehandicapten. Eindscriptie. Enschede: Conservatorium.

Boomsluiter, J. (1990). 'Over spelen en maken.' In: Module basisbegrippen der kreatieve therapie. Hogeschool Nijmegen, Nijmegen.

Boxill, E.H. (1985). Music therapy for the developmentally disabled. Pro-ed, Austin-Texas.

Bruscia, K.E. (1982). 'Music in the assessment and treatment of echolalia.' Music Therapy, 2, 1, 25-41.

Bruscia, K.E. (1987). Improvisational models of music therapy. Charles C Thomas, Springfield-Illinois.

Chesney, J. (1980). 'Keeping in tune with the patient:Choosing music for therapy.' British Journal of Music Therapy, 11, 2, 8-14.

Davis, W.B. (1992). 'Music therapy for mentally retarded children and adults.' In: W.B. Davis, K.E. Gfeller & M.H. Thaut (eds), An introduction to music therapy theory and practice. W.C. Brown Publishers, Dubuque-IA.

DiGiammarino, M. (1990). 'Functional music skills of persons with mental retardation.' Journal of Music Therapy, XXVII, 4, 209-220.

Dileo, C.L. (1975). 'The use of a token economy program with mentally retarded persons in a music therapy setting.' Journal of Music Therapy, XII (3), 155-160.

Frohne-Hagemann, I. (1990). Musik und Gestalt. Junfermann Verlag, Paderborn.

Gale, C.P. (1989). 'The question of music therapy with mentally handicapped adults.' Journal of British Music Therapy, 3, 2, 20-23.

Gardner, H. (1983). Frames of mind. Basic Books, New York.

Geffen, F. van (1991). "Mario". Muziektherapie met laag nivo zwakzinnigen. Eindscriptie. Enschede: Conservatorium.

Gennep, A.T.G. van (1987). 'Orthopedagogische hulpverlening aan geestelijk gehandicapten.' In: R. de Groot, K. Doornbos, J.D. van der Ploeg & P.A. de Ruyter (red), Handboek orthopedagogiek. Wolters-Noordhoff, Groningen.

Gennep, A.T.G. van (red) (1988). Inleiding tot de orthopedagogiek. Boom, Meppel.

Goll, H. (1993). Heilpädagogische Musiktherapie. Grundlegende Entwicklung eines ganzheitlich angelegten ökologisch-dialogischen Theorie-Entwurfs, ausgehend von Jugendlichen und Erwachsenen mit schwerer geistiger Behinderung. Verlag Peter Lang, Frankfurt am Main.

Hegi, F. (1986). Improvisation und Musiktherapie. Junfermann Verlag, Paderborn.

Hanser, S.B. (1983). 'Music therapy: a behavioral perspective.' Behavior Therapist, 6, 5-8.

Hanser, S.B. (1987). Music therapist's handbook. Warren H. Green, St. Louis-MI.

Hargreaves, D.J. (1988). The developmental psychology of music. Cambridge University Press, Cambridge.

Heal, M. (1991). 'Psychoanalytisch orientierte Musiktherapie bei geistig Behinderten.' Musiktherapeutische Umschau, 12 (2), 110-127.

Hildebrandt, C. (1987). 'Structural-developmental research in music: conservation.' In: J.C. Peery, I.W. Peery & T.W. Draper (eds), Music and child development. Springer Verlag, New York.
Holloway, M.S. (1980). 'A comparison of passive and active music reinforcement to increase preacademic and motor skills in severely retarded children and adolescents.' Journal of Music Therapy, XVII (2), 58-69.
Hooper, J. & B. Lindsay (1990). 'Music and the mentally handicapped - The effect of music on anxiety.' Journal of British Music Therapy, 2, 19-26.
Hulsegge, J. & A. Verheul (1986). Snoezelen. Een andere wereld. Intro, Nijkerk.
Kraijer, D.W. (1991). Zwakzinnigheid, autisme en aan autisme verwante contactstoornissen. Swets & Zeitlinger, Amsterdam/Lisse.
Kunst, M. (1988). 'Spéél nou eens ! Het herkennen en hanteren van primitieve strukturen bij zwakzinnigen.' Tijdschrift voor Kreatieve Therapie, 2, 33-35.
Langen, A. (1991). 'Aufmerksames Verhalten und Musikerleben - eine Problemanalyse unter besonderer Berücksichtigung Lernbehinderter.' In: H. Moog (Hrsg), Musizieren mit Behinderten. Peter Lang, Frankfurt am Main.
Laufer, D. (1988). 'Transfereffekte musikalischer Aktivitäten auf die sprachlichen Leistungen Geistigbehinderter der Mittelstufe der Schule für Geistigbehinderte.' In: H. Moog (Hrsg), Musik bei Behinderten. Peter Lang, Frankfurt am Main.
Maat, S. van der (1992). 'Communicatie tussen personen met een diep mentale handicap en hun opvoed(st)ers.' Tijdschrift voor Orthopedagogiek, 31, 336-353.
Michel, D.E. & J.L. Jones (1991). Music for developing speech & language skills in children. MMB Music Inc., St. Louis-MI.
Morton, L.L., J.R. Kershner & L.S. Siegel (1990). 'The potential for therapeutic applications of music on problems related to memory and attention.' Journal of Music Therapy, XXVII, 4, 195-208.
Nordoff, P. & C. Robbins (1983). Music therapy in special education. MMB Music Inc., Saint Louis-MI.
Nordoff, P. & C. Robbins (1986). Schöpferische Musiktherapie. Gustav Fischer Verlag, Stuttgart.
Peery, J.C., I.W. Peery & T. W. Draper (eds)(1987). Music and child development. Springer-Verlag, New York.
Piaget, J. (1970). De psychologie van de intelligentie. Academische Paperbacks, Amsterdam.
Piaget, J. & B. Inhelder (1972). De psychologie van het kind. Lemniscaat, Rotterdam.
Pratt, R.R. & H. Moog (eds)(1986). First research seminar of the ISME commission on music therapy and music in special education. McNaughton & Gunn, Ann Arbor-MI.
Probst, W. & B. Vogel-Steinmann (1983). Musik, Tanz und Rhythmik mit Behinderten. Gustav Bosse Verlag, Regensburg.
Rest, E. van (1986). 'Muziektherapie op een kinderdagverblijf.' In: R. Adriaansz, F. Schalkwijk, L. Stijlen (red), Methoden van muziektherapie. Intro, Nijkerk.
Rett, A., F. Grasemann & A. Wesecky (1981). Musiktherapie für Behinderte. Verlag Hans Huber, Bern.
Robbins, C. (1990). Edward. Lecture at the Nordoff-Robbins Institute, London.
Robbins, C. (1993). 'The creative process is universal.' In: M. Heal & T. Wigram (eds), Music therapy in health and education. Jessica Kingsley Publishers, London.
Roelvink, Y. (1995). "Hé, hallo !". Communicatie in de muziektherapie met verstandelijk gehandicapte kinderen. Eindscriptie. Enschede: Conservatorium.
Rogers, C.R. (1979). Entwicklung der Persönlichkeit. Klett-Cotta, Stuttgart.

Rogers, C.R. & G.M. Kinget (1974). Psychotherapie en menselijke verhoudingen. Bert Bakker, den Haag.
Rogers, S.J. (1990). 'Theories of child development and musical ability.' In: F.R. Wilson & F.L. Roehmann (eds), Music and child development. MMB, St. Louis-MI.
Sanders-Woudstra, J.A.R. (1990). 'Zwakzinnigheid.' In: J.A.R. Sanders-Woudstra & H.F.J. de Witte (red), Leerboek Kinder- en jeugdpsychiatrie. Van Gorcum, Assen.
Schalkwijk, F. (1988). Muziek in de hulpverlening aan geestelijk gehandicapten. Intro, Nijkerk.
Schalkwijk, F.W., A. van Gennep, L. Stijlen & J.C. van der Wolf (1992). 'Het effect van orthoagogische muziekbeoefening op de sociale vaardigheden van mensen met een geestelijke handicap.' Tijdschrift voor Kreatieve Therapie, 11 (3), 88-94.
Sekeles, C. (1986). 'Veränderung der psychomotorischen Aktivität durch Musiktherapie bei hypotonischen Down-Syndrom-Kindern.' In: H. Moog (Hrsg), Musik bei Behinderten. Peter Lang, Frankfurt am Main.
Smeijsters, H. (1987). Muziek en psyche. Van Gorcum, Assen/Maastricht.
Smeijsters, H. (1991a). De muzikale ontwikkeling van foetus tot adolescent. Hogeschool Nijmegen, Nijmegen.
Smeijsters, H. (1991b). Kreatieve therapie - Muziektherapie. Hogeschool Nijmegen, Nijmegen.
Smeijsters, H. (1991c/1994). Muziektherapie als psychotherapie. Van Gorcum, Assen / Maastricht. Gustav Fischer Verlag, Stuttgart.
Smitskamp, H. (1988). 'Het kreatief proces in therapie.' In: H. Smitskamp & J. te Velde (red), Het kreatief proces. Phaedon, Culemborg.
Staaij, J. van der (1991). Jabbertalk. Lezing Studiedag Regio Oost, Ede.
Steele, A.L. (1967). 'Effects of social reinforcement on the musical preference of mentally retarded children.' Journal of Music Therapy, June, 57-62.
Taylor, D.B. (1990). 'Childhood sequential development of rhythm, melody and pitch.' In: F.R. Wilson & F.L. Roehmann (eds), Music and child development. MMB Music Inc., St. Louis-MI.
Taylor, J.A. (1990). 'The development of musical performance skills in children.' In: F.R. Wilson & F.L. Roehmann (eds), Music and child development. MMB, St. Louis-MI.
Thaut, M.H. (1988). 'Rhythmic intervention techniques in music therapy with gross motor dysfunctions.' The Arts in Psychotherapy, Vol. 15, 127-137.
Timmers-Huigens, D. (1982). Vreugde beleven aan je mens-zijn. De Tijdstroom, Lochem.
Vogel, B.(1991). Lebensraum Musik. Gustav Fischer Verlag, Stuttgart.
Vos, R.C. & L.L.J.M. Olminkhof (1991). 'Communicatieve aspecten in muziektherapie met zeer moeilijk lerende kinderen.' Tijdschrift voor Kreatieve Therapie, 2, 46-50.

Schlußwort

Dieses Buch analysiert und integriert die durch Forschung und Fallstudien zur Verfügung stehenden Informationen in bezug auf die theoretische Fundierung und Methodik der Musiktherapie bei der Behandlung verschiedener psychischer Störungen und Behinderungen. Darauf aufbauend wird versucht, eine allgemeine Theorie und verschiedene Methoden zu entwickeln. Dieses Buch stellt sicherlich keinen definitiven Endpunkt der musiktherapeutischen Entwicklung dar.

In Zukunft müßten Forscher in Zusammenarbeit mit praktizierenden Musiktherapeuten die in diesem Buch entwickelten Thesen näher untersuchen.

In den nächsten Jahren wäre zu prüfen, ob die in diesem Buch entwickelte und gebrauchte Definition von Indikation einer Anpassung bedarf. Auf der einen Seite stellt sich sicherlich die Frage, inwieweit der Begriff Indikation nicht zu sehr mit einer medizinischen Sichtweise in Verbindung gebracht wird, zum anderen müßten die Begriffe Indikation und auch Diagnose an sich neu reflektiert werden.

Ob diese Begriffe überhaupt verwendet werden, scheint vom musiktherapeutischen Status abhängig zu sein. In der Vergangenheit wurde deutlich, daß eine unzureichende Indikationsstellung nicht zum positiven Image der Musiktherapie beiträgt. Dennoch sollten die neuen Denkmodelle zur Indikation immer wieder hinterfragt werden und auf ihre Aussagekraft im Hinblick auf das eigene musiktherapeutische Handeln überprüft werden. Auch wenn es so scheint, daß das grundsätzliche Denken bezüglich Indikation zur Zeit eine "Conditio sine qua non" für die weitere Entwicklung der musiktherapeutischen Methodik ist, sind Gedanken zur Verwendbarkeit dieses Begriffs notwendig. Man denke beispielsweise an den im letzten Kapitel erwähnten Ansatz von Goll. Ebenso kann man Schwabe anführen, der eine Einteilung in "gerichtete" und "ungerichtete" Musiktherapie einführte. Die "ungerichtete" Therapie definiert er als eine Therapie für Klienten mit unterschiedlichen psychischen Störungen, aber mit denselben Symptomen. Die vielen unterschiedlichen Störungen machen eine Indikationsstellung ausgehend von der psychischen Störung unmöglich. Oder muß man, wie Strobel und Huppmann vorschlagen, Indikation nicht nur so verstehen, daß sie an eine bestimmte psychische Störung gekoppelt wird, sondern auch an ein bestimmtes Symp-tom?

Weiterhin stellt sich die Frage, ob Begriffe wie Diagnose und Indikation das musiktherapeutische Handeln im Allgemeinen beschreiben können oder ob diese Begriffe sich auf spezifische musiktherapeutische Arbeitsfelder beschränken sollten.

Hierbei taucht erneut der Unterschied zwischen psychotherapeutischer und heilpädagogischer Musiktherapie auf. Die Unterschiede zwischen beiden Arbeitsbereichen sollten sicherlich nicht außer acht gelassen werden. Dennoch wurde in diesem Buch ein gemeinsamer Begriffsrahmen für beide Gebiete entwickelt, um den gleichwertigen Status beider musiktherapeutischer Formen hervorzuheben. Die Frage bleibt, ob dieser Begriffsrahmen den Unterschieden gerecht wird. Gemessen an der Tatsache, daß Musiktherapeuten im heilpädagogischen Arbeitsfeld sowohl rekreativ, heilpädagogisch als auch therapeutisch arbeiten und vor allem die letzten beiden Arbeitsweisen ständig unter Druck stehen, ist dieses eine dringende Angelegenheit.

Der in diesem Buch eingeführte Begriff "Analogie" bedarf ebenfalls einer genaueren Untersuchung. Ist es wirklich ein Kernbegriff, der als Bezugsrahmen für Musiktherapie gelten kann?

Psychische Störungen und Behinderungen, auf die in diesem Buch kein Bezug genommen wird, können derselben Verfahrensweise unterworfen werden, das heißt, auf der Basis von bestehenden Resultaten von Fallstudien und Forschung können methodische Richtlinien entworfen werden. Ein unentbehrlicher Schritt ist sicherlich, daß die in diesem Buch entwickelten Richtlinien sich einer qualitativen oder quantitativen Untersuchung unterziehen müssen.

Ich hoffe, mit diesem Buch einen Beitrag zur wissenschaftlichen Fundierung des musiktherapeutischen Handelns zu leisten.

Henk Smeijsters